**PROF. DR. MED.
STEPHAN ROTH**

# GUT –

Ihr Navigator für
das Herz im
Unterleib – bei
Entzündungen,
Inkontinenz,
Harndrang & Co.

# ALLES

# GUT

## Dieses Buch hilft Ihnen...

... Blasenentzündungen, Urinverlust, Blasenschmerzen, anfallartige Episoden mit Harndrang, und andere Erkrankungen zu überwinden oder in den Griff zu bekommen.

... all die vielen Signale, die uns die Harnblase gibt, wahrzunehmen und zu verstehen.

... Tabus zu überwinden und Wertschätzung für ein häufig totgeschwiegenes, jedoch geniales Organ zu entwickeln.

... sich ein fundiertes Wissen über die Blase und die mit ihr verbundenen Organsysteme anzueignen.

... beim Arztbesuch die richtigen Fragen zu stellen und ergänzende oder vernachlässigte Schritte anzuregen.

... stressfreier durch den Alltag zu kommen mit mehr Kontrolle über ein zentrales Organ im Unterleib.

*Ich widme dieses Buch meiner lieben Frau Dr. Gabi Roth, unserer Tochter Theresa und meinen Söhnen Maël und Yannig mit den Schwiegertöchtern Anna und Madeleine.*

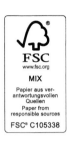

Deutsche Erstauflage
Dieser Titel ist auch als E-Book erschienen.


Copyright © by Stephan Roth


Autor: Prof. Dr. med. Stephan Roth, 40213 Düsseldorf
Umschlaggestaltung: Dorothee Menden, Berlin
Lektorat: Dr. Peter Schäfer, Gütersloh
Buchsatz/Layout: Stephan Roth und Peter Schäfer
Illustrationen: Stephan Roth
Herstellung & Verlag: BoD – Books on Demand, Norderstedt


ISBN: 978-3-75266-867-4

Die Homepage des Autors finden Sie unter www.blasendoktor.de.

# Inhalt

# Raus aus der Tabuzone!

Es ist wie so oft: Wenn alles funktioniert, nimmt man ein Organ kaum wahr. Aber wehe, die Selbstverständlichkeit wird gestört. »Ich habe meine Blase nicht mehr im Griff«, sagte eine Patientin, bei der der Drang zur Entleerung so plötzlich und schnell auftrat, dass sie nicht mehr das Haus verlassen wollte. Die junge Frau mit den wiederkehrenden Entzündungen der Blase fügte drastisch hinzu: »Meine Blase vertreibt meinen Mann.«

Nichts fürchten wir so sehr wie Kontrollverlust. Beim Gehirn ist es die Demenz, bei den Knochen die kaputte Hüfte, beim Herz der Infarkt – und bei der Blase?

Sich in der Öffentlichkeit beim Trinken zu verschlucken und dann prustend die eigenen Kleider zu bespritzen, ist peinlich. Aber die Kontrolle über die Blase zu verlieren, ist eine Katastrophe. Dann rückt nämlich dieses Organ, das am liebsten totgeschwiegen wird, ins Zentrum und beherrscht alles Denken und Tun.

Doch nicht nur der unkontrollierte Urinverlust ist eine Sache, mit der wir nichts zu tun haben wollen. Eine Blasenentzündung ist zwar keine Nierenkolik, aber sie zerstört die Tage, weil sich dann alles nur noch um die Krankheit dreht.

Oder nehmen wir das Problem des *Blitzpinkelns*. Eine Betroffene prägte dieses Wort, als ich mit ihr sprach. Wer eine entfesselte Blase hat, verspürt immer wieder ganz plötzlichen, regelrecht überfallartigen Harndrang. Einkäufe werden nicht mehr danach ausgerichtet, was man braucht, sondern wo man *im Notfall* eine Toilette findet.

Viele Menschen werden nachts aus dem Bett getrieben, der eigene Schlaf und der des Partners wird dabei gestört. Wer nachts *mal muss*, ist auf dem Weg zum Bad dem Risiko ausgesetzt, zu stürzen und dabei eine erzwungene Blasenentleerung zu erleiden. Schläfrigkeit und Dunkelheit begünstigen solche Stürze.

Wer glaubt, all dies sei selten, der irrt. Funktionsstörungen der Blase gehören geschlechterübergreifend zu den häufigsten Beschwerden.

Es ist gesellschaftsfähig, über Rhythmusstörungen des Herzens zu sprechen. Aber wer redet am Stammtisch oder im Freundeskreis über seine Blasenbeschwerden? Dabei hätten wir Menschen ohne das Speichervermögen von Blase und Darm wohl kaum die Evolution überstanden. Wir wären Opfer unseres Geruchs geworden, andere Lebewesen und Jäger hätten uns mit Leichtigkeit aufspüren und erlegen können.

Leider machen wir uns zu selten klar, wie nützlich unser tabuisiertes Organ ist. Wenn etwa der Urin blutig ist, womöglich ganz ohne Schmerzen, ist das ein wichtiges Warnsignal, denn bösartige Tumore der Blase werden immer häufiger und gehören inzwischen zu den häufigsten zehn Krebserkrankungen des Menschen. »Das wird mein Arzt schon hinbiegen«, hörte man früher. Heute suchen die Betroffenen Zweitmeinungen.

Mehr als die Hälfte meines nunmehr 63-jährigen Lebens habe ich beruflich mit ungetrübter Begeisterung als Facharzt für Urologie verbracht, davon die letzten 23 Jahre als Leiter einer der größten Urologischen Universitätskliniken in Deutschland. In der Klinik behandeln wir vordringlich Notfälle von Männern, Frauen und Kindern – von Nierensteinen, Harnsperren, blutenden Blasentumoren bis zu schwerwiegenden Entzündungen. Auch die Behandlung bösartiger Erkrankungen von Nieren, Blase und Prostata wächst stetig. Viele Betroffene können mit einem operativen Eingriff geheilt werden. Aber genau darin liegt der Unterschied zu den oft lang andauernden Funktionsstörungen der Blase, die das Leben entweder zur Qual machen oder den Alltag zerstören.

Aber ist das ein Grund, darüber ein Buch zu schreiben? Leider erlebe ich immer wieder, dass das für den Patienten verfügbare Zeitfenster zur sorgfältigen Analyse eines gesundheitlichen Problems immer kleiner wird. Es ist nicht nur eine Frage der ärztlichen Erfahrung und Patientenfürsorge, es ist auch ein gesundheitspolitisches Problem. Warum der Zeit- und Effektivitätsgedanke so übermächtig geworden sind und damit eine geduldige und forschende

Problemlösung verloren geht, kann an dieser Stelle nicht erörtert werden.

Gleiches trifft für Therapieversuche zu. Häufig müssen mehrere Ansätze kombiniert werden, um einen spürbaren Effekt zu erzielen. Die eine Wunderpille, die sofort und durchschlagend alle Probleme beseitigt, gibt es leider viel zu selten.

So wird es immer wichtiger, dass sich die Betroffenen im Sinne einer Selbstfürsorge über ihre Beschwerden und Erkrankungen informieren. Leider ist das Internet gerade bei medizinischen Fragen oft ein schlechter Ratgeber, weil es für die Ratsuchenden immer schwerer wird, zwischen Information und verkaufsorientierter Anzeige zu unterscheiden. Deshalb ist es mir ein besonderes Anliegen, die Betroffenen mit dem in diesem Buch gesammelten Wissen zu unterstützen. Ich freue mich, wenn dieses Buch Ihnen, liebe Leserin, lieber Leser, hilft, zum Experten für ein wichtiges Organ unseres Körpers zu werden. Nur wer seinen Körper gut kennt, kann verantwortungsbewusst mit ihm umgehen.

Beim Schreiben dieses Buches haben mir meine dreißig Jahre Berufserfahrung und die wissenschaftliche Neugierde geholfen. Grundlage waren aber die unzähligen Patientenschicksale, die mich immer wieder herausgefordert haben. Ich habe gemerkt, dass es oft die einfachen Fragen und Verfahren sind, mit denen eine Blasenfunktionsstörung erkannt werden kann.

Ich wünsche mir, dass das oft vergessene, tabuisierte oder totgeschwiegene Problem der Blasenfunktionsstörungen auf mehr Verständnis stößt.

Ihnen, liebe Leserin, lieber Leser, wünsche ich eine lockere, ganz unverkrampfte Lektüre dieses Navigators durch die Geheimnisse, Erkrankungen und Funktionsstörungen der Harnblase. Ich habe mich bemüht, keine Frage über unser Wunderorgan offen zu lassen.

Stephan Roth
Wuppertal und Düsseldorf 2020

# 1. Kleine Kulturgeschichte der Harnblase

## Wie Harnschauen, Urinbatterien und Pinkelplatten unsere Welt geprägt haben

Bevor wir unsere Expedition in die Geheimnisse der Harnblase antreten, möchte ich sie in eine kleine Kulturgeschichte unseres unterschätzten Organs entführen. Trotz oder vielleicht wegen der jahrtausendelangen Tabuisierung dieses lebenswichtigen Körperteils ist es eine der unterhaltsamsten Kulturgeschichten der Welt.

### Urinwäscher in der Antike

Seit einigen Jahren ist die Sensation perfekt, denn mit Urin wird man in Zukunft Geld verdienen! Urin wird als Rohstoff zur Energiegewinnung und Herstellung von Baustoffen nutzbar werden.

Was unglaublich erscheint, gab es schon im alten Rom vor zweitausend Jahren. Die Berufsgruppe der Fullonen (Urinwäscher) wurde mit der Herstellung ihres eigenen Waschmittels wohlhabend. Die Urinwäscher stellten große Gefäße auf, in die sich die Römer entleerten, und sammelten den Urin. Aber statt den frischen Urin zu nutzen, ließen sie ihn verfaulen, also durch Bakterien zersetzen. Sie setzten diesem alten Urin Asche, Wasser und Seifenkraut hinzu und weichten die Schmutzwäsche darin einige Tage ein. Um die Schmutzteile mechanisch zu lösen, wurde die durchweichte Wäsche danach mit den Händen und Füßen gestampft und gewrungen, denn Waschmaschinen gab es noch nicht.

Diese Arbeit war nicht nur hart und geruchsintensiv, sondern auch gefährlich. Denn die Bakterien bildeten aus dem Harnstoff im frischen Urin Ammoniak, der ätzend wirkt. Jeder, der einmal den Urin bei einer Blasenentzündung gerochen hat, kennt diesen stechenden Geruch, der durch das Ammoniak entsteht. Deshalb war die Haut der Urinwäscher an den Händen und Füßen oft entzündet und die Lungenschleimhaut vom Einatmen der Dämpfe gereizt.

Heute kann man den Reinigungseffekt von Ammoniak chemisch erklären. Denn das durch die Bakterien gebildete Ammoniak ist basisch, es zieht also *saure* Wasserstoffteilchen an und bindet sie. Dadurch zerfallen größere Moleküle wie Fette und Eiweiße in kleinere Bruchstücke, die einfach abzuwaschen sind. Wer dieses Phänomen, dass nur der alte und verfaulte Urin reinigend wirkt, zuerst beobachtet und daraus die richtigen Schlussfolgerungen gezogen hat, wissen wir nicht. Aber diese Kulturtechnik machte die Urinwäscher reich.

Ein noch heute bekannter Ausspruch geht im Übrigen auf die Zeit der Urinwäscher zurück. Weil sie viel Geld verdienten, kam Kaiser Vespasian im ersten nachchristlichen Jahrhundert auf die Idee, von ihnen Steuern zu verlangen. Auf den Protest, auch von seinem eigenen Sohn, sich mit einem solchen Berufsstand abzugeben, soll er seinem Sohn eine Münze gezeigt und gefragt haben, ob die Münze riechen würde. Als dieser verneinte, sagte er ihm: »Und doch stammt sie vom Urin – es stinkt nicht.« Heute wird Vespasian mit der verkürzten Version »Geld stinkt nicht« zitiert.

## Harnschau im Mittelalter: ein Spiegel der Gesundheit

Heutzutage ist das Stethoskop, mit dem man das Körperinnere abhört, das berufliche Erkennungszeichen der Ärzte. Im Mittelalter war es ein kolbenförmiges Glas zur Harnbeschau, die sogenannte Matula.

Diese Harnschau galt als unfehlbare diagnostische Methode zur Erkennung fast aller Krankheiten und war damals die wichtigste ärztliche Tätigkeit. Man schloss aus dem Geruch, der Farbe und der Beschaffenheit des Urins auf die Säftemischung des Blutes. Man unterschied zwanzig Urinfarben – von kristallklar über kamelhaarweiß, brombeerrot und fahlgrün bis schwarz. Die Beschaffenheit wurde als dünn, mittelmäßig oder dickflüssig eingeordnet. Außerdem suchte man nach bestimmten Teilchen wie Bläschen, Fetttröpfchen und sandartigen, blattartigen oder linsenartigen Niederschlägen.[1]

Diese Harnschau verkam im Lauf der Zeit zu einer Urin-wahrsagerei, weil man alles, was den menschlichen Körper betraf, wie in einem Spiegel abzulesen glaubte. Erst Ende des 18. Jahrhundert wurde es mit der weiterentwickelten Natur-wissenschaft möglich, genaue und überprüfbare Methoden der Urinanalyse zu entwickeln.

## Urin-Spende beim Gerben im Mittelalter

Die Verarbeitung von Tierhäuten ist eine der ältesten Kultur-leistungen der Menschheit. Doch die heutigen Fachkräfte für Lederherstellung und Gerbereitechnik weisen eher selten darauf hin, wie man im Mittelalter bei der Lederbearbeitung genau vorging.

Da Tierhäute im Rohzustand nicht verarbeitet werden konnten, musste das Leder durch Gerbung hergestellt wer-den. Hierzu wurden die Häute eingesalzen, um ihnen die Feuchtigkeit zu entziehen und den Fäulnisvorgang zu ver-meiden. Dann wurden die Häute mehrere Tage getrocknet, anschließend gewaschen, danach die Haare mit Urin gelöst und mit stumpfen und rundlichen Schabern entfernt. Damit die Gerber ausreichend Urin hatten, ließen sie vor ihren Werkstätten Töpfe für Passanten aufstellen.

## Brennstoff Urin

Wenn man Feuersteine gegeneinanderschlägt, erhält man Funken. Um damit ein Feuer zu entzünden, ist der Funke jedoch zu kurzlebig, er muss auf einer leicht entzündlichen Unterlage aufgefangen werden. Hierzu diente schon früher die filzartige Gewebestruktur des Zunderschwammes, ein heute unter Naturschutz stehender Pilz, der auf abgestor-benen Buchen und Birken wächst. Es gibt keinen Survival-kurs, in dem er nicht erwähnt wird.

Bei diesem Pilz wird die holzige, graue Kruste entfernt, damit die innere Zunderschicht frei gelegt wird. Wird dieser schwammartige Lappen mit Nitrat versetzt, entflammt er noch leichter. Heutzutage kann das durch eine gesättigte Lösung aus Wasser und Kaliumnitrat erfolgen. Früher hat man dies gemacht, indem man den Zunderschwamm in Urin gelegt hat und dann getrocknet hat. Denn Urin hat genügend Stickoxid-Verbindungen, Phophate und Harnstoff, die sich hervorragend entzünden.

Vielleicht wurde diese besondere Eigenschaft des Urins entdeckt, wenn die Feuerstelle abends mit Urin gelöscht wurde – aber am nächsten Morgen umso leichter zu entzünden war. Der Zunder selbst brennt übrigens nicht. Er ist eine stark glimmende Gewebeschicht, auf die dann trockenes Gras oder andere leicht entflammbare Materialien gelegt werden. Der Zunder kann eventuell sogar mehrfach genutzt werden.

## Das Geheimnis der Stradivari-Geigen

Die Geigen von Antonio Stradivari (1644–1737) sind Millionen Euro wert, und schon viele Geigenbauer haben versucht, das Geheimnis des besonderen Klangs zu lüften. Als wissenschaftlich nachvollziehbar gilt, dass das besondere Klima zur damaligen Zeit einen Einfluss auf das Holz und dessen Schwingungsfähigkeit hatte. Alle anderen Einflussfaktoren sind unbewiesen, so auch die Frage des besonderen Lacks.

Dieser Lack soll auf einer geheimen Rezeptur basiert haben, die möglicherweise noch nicht einmal Stradivari selbst kannte. Denn er bezog den Lack von einem Apotheker, der sich sehr gut mit zwei Substanzen auskannte, nämlich mit Polysacchariden (auch als »Vielfachzucker« bekannt) und Boraxsalzen. Die Boraxsalze verweben dabei die Zuckermoleküle zu einem Netz. Die wichtigste Zutat soll jedoch Jungfrauenurin gewesen sein. Ob das stimmt, wird man nie mehr feststellen können, Antonio Stradivari und der Apotheker haben das Geheimnis mit ins Grab genommen.

## Urin als Farbstoff

Aus dem Urin indischer Kühe, die ausschließlich mit Blättern des Mangobaumes gefüttert werden, ließ sich Indischgelb herstellen, ein sehr gefragtes Pigment.

Dafür mussten die Tiere dursten, damit sich der Urin mit der Konzentration dunkelgelb verfärbte. Nach dem

Verdampfen des Wassers blieb vom Urin ein gelbbrauner Rückstand übrig. Das so hergestellte Pigment wies eine sehr hohe Lichtbeständigkeit auf und eignete sich zum Lasieren. Anfang des 20. Jahrhunderts wurde die Herstellung aus Tierschutzgründen verboten. Heute sind Imitationen im Handel erhältlich.

## Die Entdeckung des Testosterons

Der Begriff Hormon wurde erst 1905 geprägt und abgeleitet vom griechischen *horman* (für »antreiben«, »anregen«, »in Bewegung setzen«) – man glaubte nämlich ursprünglich, dass alles durch das Nervensystem geregelt würde. Doch mit den Hormonen, den biochemischen Botenstoffen in unserem Körper, änderte sich die Sicht auf unseren Körperkreislauf.

Auf der Suche nach dem männlichen Geschlechtshormon beschrieb bereits im Jahre 1911 ein gewisser A. Pézard, dass der Kamm eines kastrierten Hahnes wuchs, wenn man ihm einen Extrakt aus Hoden spritzte – und zwar proportional zur verabreichten Dosis.

Dieser Kapaunenkamm-Test und ähnliche Tiermodelle waren in den folgenden zwanzig Jahren ein Prüfmodell für verschiedene Stoffe auf der Suche nach dem männlichen Geschlechtshormon. Man isolierte sie in großer Menge aus Tierhoden und dem menschlichem Harn.

Aber erst 1931 gelang es dem Biochemiker Adolf Butenandt, das erste männliche Hormon zu identifizieren, das Androsteron. Er nutzte hierfür seine Zusammenarbeit mit der in Berlin ansässigen Firma Schering-AG und man sammelte 15 000 bis 25 000 Liter Urin von Berliner Polizisten. Es gelang Butenandt, hieraus fünfzehn Milligramm von Androsteron zu gewinnen. Erst später fand man heraus, dass im Hoden das zehnfach potentere Testosteron produziert wird, das nach Verstoffwechselung im Organismus als Androsteron ausgeschieden wird.

Erst drei Jahre später gelang es dem Schweizer Chemiker Leopold Ruzicka, Androsteron chemisch zu synthetisieren, wofür er gemeinsam mit Butenandt im Jahre 1939 den Chemie-Nobelpreis erhielt.

## Urin in der Kunst: Marcel Duchamps Urinal

In der jüngeren Geschichte ist das Urinal von Marcel Duchamp zweifelsohne das bekannteste und folgenreichste Kunstwerk, das genau wegen der Assoziation mit dem tabuisierten, verachteten und mit Scham behafteten Urin so berühmt werden konnte. Der Künstler reichte es 1917 unter dem Titel *Fountain* bei einer New Yorker Kunstausstellung ein und provozierte eine Ablehnung. Dadurch wurde es jedoch zu einer Ikone und begründete die Stilrichtung der *Readymades*, bei der Alltagsgegenstände zur Kunst für alle wurden.

Das Urinal verschwand genauso wie viele andere Readymades von Marcel Duchamp, keiner weiß, wo und ob das Original überhaupt noch existiert. Damals ein Skandal, wurde das Pinkelbecken im Jahr 2004 in Großbritannien von Künstlern und Galeristen zum einflussreichsten Kunstwerk der Moderne gewählt.

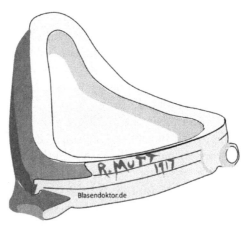

Zeichnerische Darstellung des berühmten Urinals von Marcel Duchamp, das von einigen Kunstkritikern deshalb zu einem der bedeutendsten Kunstwerke des letzten Jahrhunderts gezählt wurde, weil es auf radikale Weise mit dem bislang gültigen Kunstbegriff brach. Der Künstler hat sein Werk mit seinem Pseudonym »Richard Mutt« signiert.

## Urin zur Stromerzeugung

Derek Lovley ist heute ein Star. Vielleicht sogar einmal ein Kandidat für den Nobelpreis? Er hat etwas entdeckt, was keiner für möglich gehalten hätte. Denn es gibt Bakterien, die Strom produzieren. Wird es vielleicht einmal Kraftwerke geben, die Strom produzieren, ohne dass Abfallstoffe entstehen, weil die Abfallstoffe als Nahrung für Bakterien dienen? In der Tat ist das jetzt nicht nur möglich, sondern in Testversuchen bereits Realität.

Es war im Jahre 1987, als Derek Lovley wegen einer plötzlichen Algenplage in einem Flussgebiet in der Nähe von Washington Untersuchungen durchführte. Als Mitglied der amerikanischen geologischen Gesellschaft forschte er als Mikrobiologe seit vielen Jahren über Bakterien. Was er fand, war eine Sensation, die er in einer der berühmtesten Wissenschaftszeitungen publizierte.[2]

Der Mikrobiologe identifizierte Bakterien, die ohne Sauerstoff leben und beim Stoffwechsel frei werdende Elektronen nicht innerlich verarbeiten, sondern sie durch die Zellmembran nach außen schaufeln, wo sie dann über feinste Haare abfließen. Und dieser Fluss von negativ geladenen Teilchen, den Elektronen, ist das, was Strom ausmacht. Dieser Strom sucht sich dann eine Verbindungsstelle. In dem Fall waren es rostige Bestandteile des Wassers.

Dabei entstand ein magnetisches schwarzes Eisenoxid, aber auch gelöstes Phosphat. Und das wiederrum wirkt bei Algen wie ein Düngemittel, also wachstumsfördernd. Damit hatte Derek Lovley nicht nur die Ursache der Algenplage gefunden, sondern vielmehr ein vollkommen neues, stromproduzierendes Bakterium, das er später Geobacter metallireducens nannte.[3]

Heute, viele Jahre später, ist die Entwicklung fortgeschritten. Es wurden viele Unterarten der *stromproduzierenden* Bakterien gefunden, die alle beim Verdauen von organischen Stoffen Strom fließen lassen. Sie werden inzwischen in batterieähnlichen Behältern gezüchtet und bekommen verschiedene Substanzen als Nährstoffe. Sie werden heute als mikrobielle Brennstoffzellen (*microbial fuel cells* = MFC) bezeichnet.

## Die erste Strom-Toilette

Im Jahre 2015 stellte ein in England forschender Zypriote, Prof. Ioannis Ieropoulos, erstmals ein Strom-Klo vor. Damit war es möglich, aus dem Abfallprodukt Urin mithilfe besagter Bakterien Strom und Wasser zu machen.

Dieses Strom-Klo wurde auf dem Campus der Universität Bristol aufgestellt und sah aus wie die Urinale in provisorischen Flüchtlingscamps. Aber durch eine transparente Platte konnten Studenten und Personal beobachten, wie aus dem Urin mithilfe der Bakterien Energie entsteht.

Die erzeugte Energie wurde in Licht oder Strom zum Aufladen von Elektrogeräten genutzt. Ihr Projekt nennen die Forscher *Urine-tricity*, eine Verbindung von Urin und Elektrizität. Das Projekt wurde mit Geldern der Bill-und-Melinda-Gates-Stiftung unterstützt.

Außerdem entstand natürlich Wasser als Nebenprodukt. Denn schaut man sich die Zusammensetzung des Urins an, so besteht er zu 95 Prozent aus Wasser. Zwei Prozent der Restbestandteile sind Harnstoff. Drei Prozent bilden sonstige Bestandteile.

Bei einer Weltbevölkerung von sieben Milliarden Menschen werden täglich fast zwölf Milliarden Liter Urin produziert – eine nicht zu vernachlässigende Tatsache in Zeiten des Klimawandels, der Dürre und steigender Wasserknappheit.

## Saubere Toiletten dank Spieltrieb

Ende der 1990er Jahre hatte Aad Kienboom, Manager des Amsterdamer Flughafens, ein Problem. Die öffentlichen Toiletten der Männer im Flughafenbereich waren im Vergleich zu den Damentoiletten fast permanent verschmutzt, eine Erhöhung der Reinigungsfrequenz war kaum machbar.

Da hatte Aad Kienboom eine Idee. Er klebte in den hinteren Teil der Männer-Urinale kleine Plastikbienen – der Spieltrieb der Männer war geweckt und die Verschmutzung der

Toiletten bzw. Flächen neben den Toiletten sank um ganze achtzig Prozent! Die Methode war so einfach – und dabei so erfolgreich, dass sie vielfach imitiert wurde.

2005 hörte der Ingenieur Doug Kempel durch Zufall von dieser Idee und wunderte sich, dass noch niemand daraus eine Geschäftsidee gemacht hatte. Also gründete er eine Firma, die einklebbare Zielobjekte für Männerurinale vertrieb.

Inzwischen ist die Idee der Biene vielfältig variiert worden, etwa mit einem schwingenden Fußball, der mit dem Urinstrahl ins Tor befördert wird. Das Problem hierbei: Man(n) hat meist nur zwanzig Sekunden Zeit, dann ist bei den meisten Männern die Blase leer.

## Urin in der Bauindustrie

Ginger Krieg Dosier ist eine junge amerikanische Architektin, die 2010 nach langem Suchen ein Verfahren entwickelt hat, bei dem Bakterien durch Kalziumausscheidung Sandkörner zu einem steinartigen Gewebe verkleben, wenn sie als Nährstoff Harnstoff erhalten. Und der ist im Abfall Urin reichlich enthalten.

Das *Wunderbakterium* heißt *Sporosarcona pasteurii*. Damit fand Krieg Dosier ein Herstellungsverfahren, bei dem der Stein nicht gebrannt werden muss. Wenn man weiß, dass die Herstellung von 25 000 herkömmlichen Ziegelsteinen die Brennkraft von 400 Bäumen verbraucht, kann man die Ersparnis an Kohlendioxid für die Umwelt vorstellen. Jährlich werden rund 1,2 Billionen Ziegel produziert, die – würde man sie alle aneinanderreihen – 325 Mal für die Strecke zum Mond und wieder zurück reichen würden. Die Umweltbelastung dadurch ist immens, denn dabei werden 800 Millionen Tonnen $CO_2$ ausgestoßen.

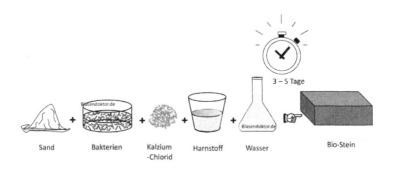

3 – 5 Tage

Sand + Bakterien + Kalzium -Chlorid + Harnstoff + Wasser → Bio-Stein

Der Bio-Stein, der aus Sand und kalkabscheidenden Bakterien ganz ohne einen Brennvorgang entsteht, braucht dafür Harnstoff, der wiederrum reichlich im menschlichen Urin enthalten ist.

Geboren wurde die Idee, als Krieg Dosier von ihrer Firma beauftragt wurde, nach umweltverträglichen Hartmaterialien zum Bauen zu suchen. Weil es die nicht gab, fing sie an, sich mit dem Thema auseinanderzusetzen. Irgendwann stellte sie sich die Frage, wie es Korallenriffe schaffen, so harte und wasserbeständige Strukturen aufzubauen. Sie setzte sich mit einem Forschungsinstitut in North Carolina in den USA in Verbindung. Irgendwann fand sie die Rezeptur, das richtige Gemisch. In einer Nährstoffkultur werden kalkabscheidende Bakterien gezüchtet und dann mit Kalzium und Harnstoff gemischt. Wenn man dieses Gemisch über Sand gießt, haben die Bakterien nach fünf Tagen so viel Kalk abgeschieden, dass die Körnchen zu einem Stein verklebt sind.

2012 haben Ginger Krieg Dosier und ihr Ehemann die Firma bioMason in North Carolina gegründet. Sie haben inzwischen zwanzig Angestellte und produzieren jede Woche 1500 Ziegel, wollen die Kapazitäten aber weiter ausbauen.

Die Idee wurde inzwischen vielfach aufgegriffen. Die südafrikanische Studentin Suzanne Lambert[4] experimentiert ebenso mit kalkabsondernden Bakterien wie Dr. Jonkers von der Universität in Delft. Seine Idee ist es, brüchig gewordenen Beton nicht durch immer mehr Stahlstreben zu verstärken, sondern die Bruchspalten erneut mit Bakterien zu füllen, die dann wieder durch Mineralstoffbildung aushärten.[5] Bezeichnenderweise nennt er sein Forschungsprojekt *the self-healing of concrete*, die Selbstheilung von Beton.

Die Idee des Betons hat auch die europäischen Weltraumbehörde aufgegriffen. Aus Mondstaub und Harnstoff aus menschlichem Urin ließen sich verschiedene betonartige Materialien bilden. Diese könnten dann mit einem 3-D-Drucker geformt werden.[6] Damit ließe sich auf dem Mond ohne zusätzliche Transportkosten mit dem täglich anfallenden Urin der Astronauten ein Baustoff produzieren.

## Die Pinkelplatte – ein Trick von DJs ?

Fragt man jemanden aus den Norden Deutschlands nach der Pinkelplatte, wird er antworten, dass sei das klassische Winteressen. Denn Pinkel ist eine Grützwurst aus Hafer- und Gerstenkörnern, die zusammen mit Kasseler und Grünkohl gegessen wird und als Pinkelplatte serviert wird. Besonders im Raum Oldenburg und Bremen ist dieses Essen eine Art winterliches Kulturgut.

Viel bekannter ist der Begriff der Pinkelplatte allerdings bei Disjockeys. Damit ist nämlich ein Musikstück gemeint, das lang genug ist, damit der DJ zwischendurch einmal zur Toilette gehen kann, ohne dass jemand aufhört zu tanzen. Die Frage nach der Pinkelplatte gehört bei jedem Interview mit einem Disjockey dazu, ähnlich wie die Frage nach dem Lieblingsbuch bei einem Buchhändler oder Schriftsteller. Der Begriff ist in der elektronischen Musikszene sehr verbreitet und gilt als Synonym für lange Einspielungen. Als Ricardo Villalobos ein Remix des Stückes *What is house muzik* von DJ Pierre veröffentlicht, wird es als neue Pinkelplatte für DJs angekündigt. Die Neuinterpretation des Klassikers dauert 32:03 Minuten.

Als die 30-jährige Helena Hauff, die eine Berühmtheit in der Welt der elektronischen Clubmusik ist, einmal in einem Interview nach ihrer Pinkelplatte gefragt wird, antwortet sie: »Ich habe keine Pinkelplatte. Mein Trick ist: auf gar keinen Fall Bier trinken während eines längeren Sets. Und Wasser nur zur Benetzung der Schleimhäute. Und dafür ganz viel Wodka. Der trocknet nämlich krass aus.«[7]

## Das Brüsseler Pinkel-Trio

Der »Manneken Pis« ist eine mehr als siebenhundert Jahre alte Brunnenfigur und eines der beliebtesten und bekanntesten Symbole der belgischen Hauptstadt Brüssel. Die Statue ist etwa sechzig Zentimeter hoch, und es ranken sich viele Legenden um diesen pinkelnden Jungen.

Eine Legende besagt, es sei die Erinnerung an einen Jungen, der dadurch die Stadt vor einem Brand gerettet habe, eine weitere Legende sagt, es sei der zweijährige Lord von Leuven, der in einem Netz an einem Baum hing, um den eigenen Truppen Glück zu bringen und dann später auf die besiegten Truppen gepinkelt habe. Einer dritten Legende zufolge sei es der Sohn eines Adeligen, der sich von einer Prozession entfernt habe, um an das Haus einer Hexe zu pinkeln. Da sei er zur Strafe von der Hexe in eine Statue verwandelt worden.

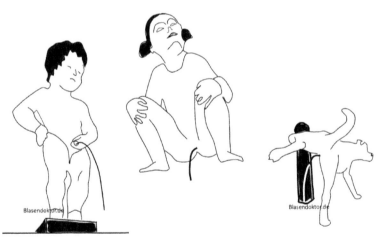

Die Statue des »Manneken Pis« hat eine jahrhundertealte Tradition, und es ranken sich viele Legenden um den Ursprung. 1985 bekam der Junge mit »Jeanneke Pis« ein weibliches Gegenstück und mit »Zinneke Pis« im Jahre 1988 den treuesten Begleiter des Menschen. Lange glaubte man, dass »Manneken Pis« über einen geschlossenen Wasserkreislauf verfügt. Aber im März 2019 wurde bekannt, dass die Statue seit der Errichtung im Jahr 1619 täglich zwischen 1500 bis 2500 Liter Trinkwassser in den Abwasserkanal geleitet hat, was dann mit der Schaffung eines geschlossenen Kreislaufs abgestellt wurde.

Der »Manneken Pis« hat nicht nur eine touristische, sondern auch eine politische Bedeutung. Die Figur wird mittlerweile mit Meinungsfreiheit, Widerstandsgeist und demokratischen Werten assoziiert. Nach dem fürchterlichen Terroranschlag auf dem Brüsseler Flughafen im März 2016 sah man in den sozialen Netzen Bilder, die zeigen, wie Manneken Pis auf die Terroristen uriniert. Das wiederrum erinnerte an eine Zeichnung von 1944, auf der das Manneken auf deutsche Wehrmachtssoldaten und das Hakenkreuz pinkelte.

Der freche Junge bekam Unterstützung, indem in Brüssel 1987 eine weibliche Figur und 1998 ein Hund in Brüssel aufgestellt wurden. Das Mädchen ist wie der Junge eine wasserlassende Brunnenfigur, der Hund jedoch hebt nur sein Bein vor einem Straßenpfahl, der nicht eingenässt wird.

## 2. Die Blase, das Herz im Unterleib

## Was macht das unterschätzte Kraftpaket aus?

Die erste Herztransplantation weltweit am 3. Dezember 1967 in Kapstadt durch Christiaan Barnard war eine Sensation. Spenderin war die 25-jährige Denise Darvall, die bei einem Verkehrsunfall auf der Straße vor der Klinik schwer verletzt wurde. Man stellte bei ihr den Hirntod fest, und der Vater erklärte sich mit der Entnahme des Herzens bei seiner Tochter für eine Transplantation sofort bereit – obwohl noch kein Kreislaufstillstand eingetreten war. Es war genau diese weltweit einmalige besondere Gesetzgebung in Südafrika, durch die es dem bis dahin unbekannten südafrikanischen Herzchirurgen Barnard möglich wurde, die Operation mit ausreichender Zeit vorzubereiten. Als die Operation gelang, hatte er die amerikanischen Pioniere dieser Technik sozusagen auf der Ziellinie überholt.

Der Empfänger des Herzens, der 54-jährige Gemüsehändler Louis Washkansky, hatte mehrere Herzinfarkte erlitten und war dem Tode nah. Er wusste genau, dass die geplante Herztransplantation riskant und weltweit noch nie durchgeführt worden war. Aber es war seine letzte Chance. Die Operation gelang, die Nachricht ging um die Welt, aber es kam zu Komplikationen. Denn Louis Washkansky bekam nach zwei Wochen Fieber. Man deutete es als eine Abstoßungsreaktion gegen das fremde Herz und gab dem Patienten hochdosiert Cortison, das das Immunsystem unterdrückt. Dies war aber eine fatale Fehlentscheidung, denn der Patient hatte eine Lungenentzündung und das Cortison unterdrückte zusätzlich die Bekämpfung der Entzündung. Er starb an der falschen Medikation und nicht an den Folgen der Transplantation.

### Warum werden Harnblasen nicht transplantiert?

Auf die erste Transplantation einer Harnblase wartet die Welt noch heute. Und sie wird vermutlich auch nie stattfinden! Denn operativ spezialisierte Urologen sind seit einigen Jahrzehnten in der Lage, aus körpereigenem Gewebe eine Ersatzblase zu bilden. Der Vorteil hierbei ist, dass kein Fremdgewebe genommen werden muss und keine Testung auf eine Gewebeverträglichkeit notwendig ist. Es müssen auch keine Medikamente verabreicht werden, die eine Abstoßungsreaktion unterdrücken.

Bei solch einer Operation werden bei dem betroffenen Patienten Teile seines Dünn- oder Dickdarms herausgelöst. Aus diesen Darmbestandteilen wird eine neue, *kugelige* Blase gebildet und die beiden Harnleiter, die den Urin aus den Nieren transportieren, an diese Ersatzblase angeschlossen. Bei Vorliegen bestimmter Voraussetzungen, wie beispielsweise einer intakten Harnröhre und einem funktionierenden Schließmuskel, wird dann diese *neue* Blase an die Harnröhre oberhalb des Schließmuskels angenäht. Diese Ersatzblasen erfüllen die Hauptfunktion der Blase sehr gut und zuverlässig, nämlich die Speicherung des Urins und dessen willentliche Entleerung über die Harnröhre.

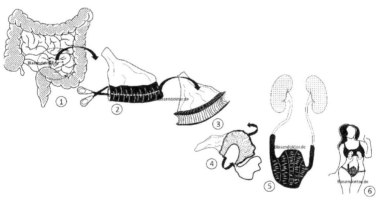

Operative Bildung einer Ersatzblase: Bei der Operation schaltet man aus dem Darm des Betroffenen ungefähr sechzig Zentimeter Dünndarm aus (1), der weiter durch die Bauchschlagader mit Blut versorgt wird. Dieses schlauchförmige Darmstück wird dann zu einem kugeligen Reservoir vernäht (5), damit es ein maximales Volumen speichern kann. Dazu wird das Darmstück auf der der Blutversorgung gegenüberliegenden Seite aufgeschnitten (2, 3) und dann umgeformt (4). Die Harnleiter aus den Nieren werden mit der Ersatzblase verbunden. Diese wird oberhalb des Schließmuskels an die Harnröhre angenäht.

Oft sprechen Fachleute von einer Neoblase, als ob man ein neues Organ schaffe. Das ist aber falsch, denn es handelt sich keineswegs um eine neuwertige Blase. Die natürliche Blase ist extrem komplex aufgebaut und vollbringt eine Vielzahl herausragender, oft nicht wahrgenommener Leistungen.

Eine Ersatzblase ersetzt zwar die Hauptfunktion der Blase, nämlich die kontrollierte Speicherung des Urins. Aber eine weitere wichtige Funktion der normalen Harnblase, beispielsweise die Meldung an das Gehirn, wann die Blase voll ist und entleert werden muss, ist nicht zu ersetzen. Diese Funktion ist nämlich an feinste Nervenverbindungen gekoppelt, die man nicht wiederherstellen kann.

Und haben sie einmal darauf geachtet, wie sich die Blase entleert? Einmal gestartet, muss man nichts machen, da sich der wie ein Turban geformte Blasenmuskel gewissermaßen automatisch zusammenzieht und den Inhalt auspresst. Bei der Ersatzblase ist das anders, denn es gibt den schlingenförmigen Blasenmuskel nicht mehr. Vielmehr muss die Ersatzblase wie eine schlaffer Beutel durch eine Bauchpresse entleert werden. Denken Sie an den Sonntagabend-Krimi: Sie müssen auf die Toilette, und der Film kann nicht angehalten werden. Man versucht, die Blasenentleerung zu beschleunigen, indem man presst und den Bauchdruck auf die Blase erhöht. Genau das machen Betroffene mit einer Ersatzblase.

Die Möglichkeit, nach einer Blasenentfernung eine Ersatzblase zu schaffen, hat in den letzten dreißig Jahren sicher viele tausende Menschenleben gerettet. Denn bei der bösartigen Erkrankung der Blase – und die wird immer häufiger – gibt es die Möglichkeit, den Krebs rechtzeitig zu erkennen, weil die Betroffenen bluten. Hat der Tumor noch nicht gestreut und ist tief in den Muskel eingewachsen, gab es früher nur die Möglichkeit, die Blase zu entfernen und den Urin in einen Beutel umzuleiten. Davor schreckten viele Betroffene zurück, bis es zu spät war. Die Möglichkeit des operativen Blasenersatzes gibt den Betroffenen ganz neue Perspektiven.

## Die Schleimhaut der Blase: hochkomplex wie Goretex

Stellen Sie sich ein Abwassersystem vor, bei dem nach einem extrem komplexen Durchlauf durch die Kläranlage das gereinigte Wasser am Ende doch wieder mit dem Klärschlamm in Kontakt kommt und erneut verunreinigt wird.

Entweder würde dann der Betrieb geschlossen oder eine Reparatur in Gang gesetzt. Ähnlich ist es mit der Blase: Wenn nach der *Blutwäsche* (also nach der Reinigung des Blutes in der Niere) der Urin als biologisches Abwasser in die Blase gelangt, sollte nichts von dem Urin wieder unkontrolliert durch die innere Schleimhaut der Blase in den Körper eindringen. Denn es würde wieder dem Blutkreislauf zugeführt werden und müsste wieder per Blutwäsche gereinigt werden. Damit würde das System aber unnötig belastet und je nach Menge der überflüssigen Wiederaufnahme kollabieren.

Deshalb muss die innere Schleimhautschicht dicht sein. Erschwerend kommt hinzu, dass sich die Blase ständig dehnt – eine flexible Filteranlage, die bei jedem Ausdehnungsgrad ihre volle Filterfunktion erhalten muss. Kein Ingenieur der Welt wäre in der Lage, so etwas zu konstruieren. Jedenfalls nicht, was jahrzehntelang störungsfrei funktionieren würde.

Außergewöhnlich ist die innere Schleimhautschicht im Harntrakt, das sogenannte Urothel. Dieses bekleidet das Nierenbecken und die Harnleiter und die Blase. Lange Zeit glaubte man, dass die innere Schleimhautschicht des Harntraktes insbesondere im Bereich der Blase vollkommen undurchlässig sei wie eine Gummihaut.

Heute weiß man, dass diese innere Membran eher als wie eine Art intelligentes Goretex-Material funktioniert – es ist zwar nicht undurchlässig, doch die Löcher sind zu klein, um Flüssigkeiten hindurchzulassen. Durch die feinsten Kanäle können bestimmte Stoffe ausgetauscht werden.

Der genaue Mechanismus und biologische Nutzen dieses hochspezialisierten Austausches ist noch nicht bekannt. Denn die eigentliche Filtration und Reinigung des Blutes findet in der Niere statt. Und es erscheint (zumindest beim Menschen) biologisch unverständlich, warum nochmals ein der

Niere nachgeschalteter hochspezialisierter Austauschmechanismus in der Blase bestehen soll.

## Von Schildkröten und Bären

Landschildkröten und Bären halten einen mehrmonatigen Winterschlaf. Spätestens nach dem Aufwachen würden sie aber sterben, wenn die Nieren nicht durchspült würden. Denn die feinen und hochsensiblen Filterkanäle würden verstopfen oder verkleben. Das passiert jedoch nicht, weil ihre Blasen wie Wasserspeicher funktionieren und Flüssigkeit in den Körperkreislauf zurückführen. Deshalb wird von Tierärzten den Zoos und den privaten Besitzern von Landschildkröten empfohlen, dass die Umgebungstemperatur beim Winterschlaf der Landschildkröten ausreichend kühl und feucht ist. Andernfalls wäre der Flüssigkeitsverlust zu hoch und der Ausgleich durch den Wasserspeicher der Blase wäre ungenügend.

Da Bären als Säugetiere dem Menschen näher stehen als Schildkröten, hat man deren Stoffwechsel intensiv studiert. Während des mehrmonatigen Winterschlafs stehen sie nicht auf und nehmen auch keine Flüssigkeit zu sich. Das ist möglich, da der gesamte Stoffwechsel um bis zu achtzig Prozent reduziert wird. So kommen die Bären mit einem Minimum an Energie aus, sie atmen nur ein bis zwei Mal pro Minute, und auch der Herzschlag ist auf etwa fünf Schläge pro Minute reduziert. Jede Unterbrechung – beispielsweise zum Trinken – wäre nur mit einer Steigerung der Körperaktivität möglich und würde einen immensen Energieaufwand bedeuten.

Damit das möglich ist, können Bären je nach Bedarf aus der eigenen Harnblase sowohl Wasser, aber auch andere ausgeschiedene Stoffe wieder aufnehmen. Dadurch können sie den mehrmonatigen Winterschlaf überstehen.

Dahinter stecken kleine Transportkanäle, die man beim Menschen lange einfach übersehen hatte, weil sie so klein sind. Die Entdeckung dieser kleinen Eiweißstrukturen war eine wissenschaftliche Sensation. 2003 ging dafür der Chemie-Nobelpreis an den US-amerikanischen Chemiker Peter Agre.

## Was macht die Zellen der Blasenschleimhaut stabil?

Der Unterschied zwischen einer vollen und einer leeren Blase beträgt bei einem gesunden Erwachsenen ungefähr einen halben Liter. Auch wenn die Frequenz der Blasenentleerung bei weitem nicht an die Kontraktions- und Füllungsfrequenz des Herzens heranreicht, muss die Blase enorme Dehnungskräfte aushalten. Würde das Herz ein Volumen von einem halben Liter speichern und auswerfen müssen, würde es sehr schnell versagen.

Aber eine Kette ist nur so stark wie das dünnste Glied – und das ist sicher die Verbindung zwischen den stark gedehnten Schirmzellen an der inneren Oberfläche der Blasenschleimhaut. Diese Verbindungen enthalten bestimmte Eiweißstrukturen, die man auch Occludine nennt. Die Forschung über diese Zellklebstoffe steht erst am Anfang, weil bislang auch die Möglichkeiten fehlten, diese extrem kleinen Eiweißstrukturen spezifisch darzustellen. Es wäre gut vorstellbar, dass ein Defekt zwischen diesen Zellverbindungen Ursache einiger bislang so schwierig zu behandelnder Erkrankungen der Blase ist, da es zum ungehinderten Eintritt giftiger Bestandteile aus dem Urin in das innere Gewebe der Blase kommt.

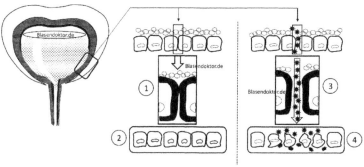

Bestimmte Eiweiße (Claudine / Occludine) zwischen den oberflächlichen Schirmzellen der inneren Blasenschleimhaut sind für den Zusammenhalt der Zellen verantwortlich (1, 2). Außerdem gibt es eine oberflächliche Schutzschicht. Wenn dieses Zusammenspiel gestört ist, können schädigende Substanzen in das Gewebe eindringen und Reizreaktionen oder chronische Erkrankungen hervorrufen (3, 4).

## Warum zerreißen die Schirmzellen der Blase so selten?

Die inneren Schirmzellen der Blase verfügen über ein einzigartiges Stabilitätsgerüst, das bislang nur in diesen Zellen gefunden wurde. Es handelt sich um Eiweißstrukturen, die als Zellgerüst auch in anderen Körpergeweben nachweisbar sind und als Cytokeratine bezeichnet werden. Bei den Blasenzellen sind sie elastischen Federzügen vergleichbar, wie man sie zur Befestigung von Gegenständen auf Dachgepäckträgern nutzt. Bei voller Blase werden die elastischen Strukturen auf das Mehrfache ihrer Grundlänge gedehnt, ziehen sich dann aber bei der Blasenentleerung wieder zusammen.

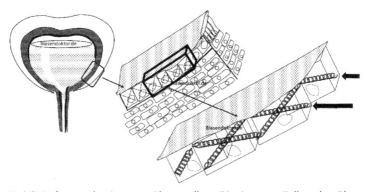

Stabilitätsfasern der inneren Blasenzellen: Die inneren Zellen der Blasenschleimhaut haben eine netzartige elastische Struktur aus Eiweißen, die sich je nach Dehnungszustand der Zelle wie ein Muskel strecken oder verdicken. Vermutlich sind diese einzigartigen expanderartigen Strukturen dafür mitverantwortlich, dass die Zellen die sehr hohen Dehnungskräfte bei der vollen Blase aushalten und dann wieder nach Entleerung in ihre reduzierte Ausgangsgröße zurückschrumpfen.

Es ist noch unbekannt, ob man die Stabilität dieser inneren Gerüststruktur eventuell unterstützen kann, um damit einer Krankheitsentwicklung vorzubeugen. Man kann nur hoffen, dass auch hier mit verbesserten diagnostischen und genetischen Untersuchungs- und Behandlungsmethoden eventuell Fortschritte erzielt werden können, die vielleicht zur Heilung von Blasenfunktionsstörungen beitragen.

## Wie wird das Hohlorgan Blase leer?

Erst 1954 wurde das Geheimnis der Muskelkontraktion durch Hugh Huxley und seine Studentin, Jean Hanson, entdeckt und als Filament-Gleittheorie berühmt. Dachte man früher, es würde sich bei Muskeln um elastische Strukturen handeln, die sich selbst stauchen und dehnen, zeigten die beiden mithilfe von speziellen Röntgenuntersuchungen eine ganz andere Struktur.

Vielmehr gibt es in den Muskeln zwei Eiweißstrukturen, die sich in ihrer Länge nicht verändern, aber wie zwei Schiebetüren ineinander gleiten. Dadurch wird bei Muskelanspannung die Gesamtlänge verkürzt. Die beiden Eiweißstrukturen, als Actin und Myosin bekannt, sind fadenförmig und liegen eng gepackt in den Muskelsträngen, ähnlich dem Stahlseil, das den Sessellift bei Bergtouren nach oben trägt und das wir immerzu anschauen, ob es nicht reißt.

Das innen liegende fadenförmige Filament heißt Myosin und hat kleine Köpfchen, die durch eine chemische Reaktion ausgelöst nach unten klappen, als ob man den Kopf senkt. Da die Köpfe an den umgebenden Eiweißfäden, dem Actin, kleben, kommt es zu dem Gleitphänomen und letztlich zu der Verkürzung der Gesamtstruktur, dem Muskel.

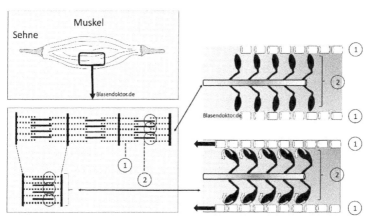

So arbeitet ein Muskel: Es gibt Innenfäden (Myosin = 2) und Außenfäden (Actin = 1), die ineinander verschoben werden und sich so verkürzen oder dehnen. Das aktive Kraftelement sind kleine Köpfchen, die am Ende von borstenartigen Haaren des Innenfadens Myosin liegen (2). Durch eine chemische Reaktion knicken sie ab und ziehen die daneben liegenden Außenfäden mit, und es kommt zu einer Verkürzung. Dann lösen sich die Köpfchen wieder und machen den nächsten Vorwärtsschub. Durch dieses Ineinandergleiten kommt es zu der Muskelspannung und einer Verkürzung des Muskels.

Muskeln können nur in eine Richtung arbeiten, sodass der Arm mit denselben Muskeln nur gehoben wird. Für die Gegenbewegung sind andere Muskeln zuständig. Es ist ein Rätsel, wie so ein Muskel einen Hohlkörper wie die Blase oder das Herz als Pumpmechanismus mit der notwendigen Kraft versehen kann. Zwar gibt es im Körper Ringmuskeln wie beispielsweise um das Auge herum, sie können aber nur eine zirkuläre Kraft ausüben. Deshalb sind diese Ringmuskeln zwar wichtig, helfen aber der Natur nicht weiter, wenn es gilt, ein Hohlorgan durch eine gleichmäßige Kraftauswirkung auszupumpen. Es würde nur zu einer Einschnürung, aber keinem kraftgelenkten Schrumpfen oder besser gesagt Auspumpen kommen.

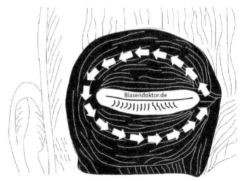

Der Ringmuskel am Auge: Der runde Augenmuskel ist ein gutes Beispiel dafür, dass bestimmte Muskeln – obwohl sie *rund* angeordnet sind, nur eindimensional wirken. Sie sind ideal als Schließmuskel, nicht nur am Auge, sondern auch an der Blase oder dem Darm. Aber zur Entleerung eines Hohlkörpers wie der Blase wäre so ein Ringmuskel ungeeignet, denn er würde nur einschnüren, aber nicht flächig wirken und entleeren.

## Welche Muskeln haben Herz und Blase?

Ohne die Entwicklung des Hohlorgans Herz, das den Körper pumpenartig mit sauerstoffreichem Blut versorgt, sähe die Erde anders aus. Es gäbe allenfalls Quallen und Nesseltiere, die keinen Blutkreislauf haben und Nährstoffe durch das Wasser aufnehmen und Abfallstoffe auswerfen.

Ein Leben ohne Blase ist hingegen zumindest theoretisch vorstellbar. Dennoch ist die Speicherung des Urins ein entscheidender Schritt in der Evolution der meisten Lebewesen. Sonst hätten Raubtiere oder menschliche Jäger ein zu leichtes Spiel mit ihren Opfern gehabt: Nichts ist so einfach, wie die Beute mithilfe ihrer Ausscheidungen zu verfolgen.

Aber selbst wenn sich der Mensch ohne Harnblase entwickelt hätte, wäre unsere Zivilisation kaum vorstellbar. Wildpinkler an Karneval oder in den Altstadtgassen von touristischen Hotspots machen einem das sehr deutlich.

Aber wie schafft es der Körper, mit ringförmig wirkenden Muskeln die Hohlkörper Blase und Herz zu entleeren oder mit Druck zu pumpen?

Denken wir doch mal an einen aufgeblasenen Gymnastikball, den wir mit in den Urlaub nehmen möchten. Wir müssen vor der Reise die Luft aus dem Ball rauslassen. Würden wir dafür – wie bei einem Ringmuskel – den Gürtel eines Bademantels nehmen und den Ball zusammen schnüren, wäre das wenig hilfreich. Der Ball würde eingeschnürt, aber kaum geleert.

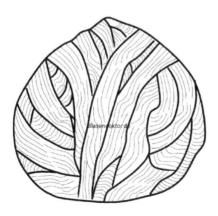

Der muskuläre Turban: Hätte man nur einzelne Muskeln, die die Blase schlingenförmig umziehen und sich zusammenziehen, käme es zu beulenartigen Ausstülpungen, aber keiner flächenartigen Kraftentwicklung mit Blasenentleerung. Der Trick der Natur sind die wie ein Korbgeflecht oder Turban verschränkten Muskeln, die gemeinsam einen Flächendruck aufbauen und damit eine Blasenentleerung ermöglichen.

Der Herzmuskel hat die Besonderheit, dass er den blutgefüllten Beutel nicht nur entleeren, sondern den Inhalt mit hohem Druck – nämlich dem Blutdruck – in den Kreislauf pumpen muss. Lange Zeit ging man davon aus, dass der Herzmuskel wie ein band- oder tauförmiger Muskelstrang ähnlich einem Schiffstau angeordnet ist und durch eine schlangenähnliche Bewegung zu einer Druckaustreibung führt. Neuere bildgebende Verfahren erlauben dynamische Analysen und zeigen ein anderes Bild: Es gibt auch hier schräge, durch andere Muskeln hindurchlaufende Muskeln, sodass eine starke und nach innen gerichtete Druckentwicklung des Herzens möglich ist.

Der Blasenmuskel ist anders. Er muss einen gleichmäßigen und stetigen Druck aufbauen, um den Urin auszutreiben. Aber der notwendige Druck beträgt maximal ein Fünftel des Blutdrucks. Deshalb ist die Muskelanordnung anders als beim Herzen, sie entspricht wie gesagt eher einem Turban oder Korbgeflecht (siehe Abbildung oben). Dadurch schaffen die einzelnen Muskeln eine flächenartig wirkende Kraft – wie eine Hand, die aus einem Schwamm das Wasser herausdrückt. Deshalb auch der lateinische Fachbegriff für den Blasenmuskel: *Musculus detrusor vesicae*. Übersetzt bedeutet das »Austreiber der Harnblase«.

## Die Blase ist voll: Wille oder Automatismus?

Werde ich beim Schreibens dieses Kapitels müde, könnte ich einen Langlauf machen, um wach zu werden. Die Entscheidung ist mein Wille und ich steuere die Umsetzung.

Dieser Lauf hat aber Folgewirkungen. Mein Blutdruck und der Herzschlag müssen sich an die sportliche Betätigung und den vermehrten Sauerstoffbedarf anpassen. Ich werde schwitzen, mein Herz schlägt doppelt so schnell, ich atme heftiger, bekomme Durst, muss mehr trinken. Und außerdem muss die Flüssigkeit vom Magen in den Darm transportiert, dann aufgenommen und dem Blut zugeführt werden.

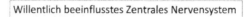

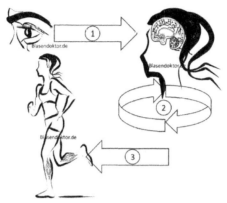

Bei willentlich gesteuerten Aktionen wird entweder aufgrund eines Gedankens oder einer Wahrnehmung im Gehirn bewusst ein Entschluss gefasst. Die Ausführung erfolgt dann über Nerven, die nachgeschaltete Muskeln koordiniert aktivieren. In jedem Fall bleibt aber das Gehirn bei willentlichen Aktionen die übergeordnete Kontrollinstanz.

Es ist mein Wille, laufen zu gehen, und ich kann willentlich die Geschwindigkeit, Länge und das Tempo bestimmen. Aber viele Folgewirkungen, die erforderliche Regulation des Blutdrucks, die Anpassung der Herzfrequenz, die Atmung und die Verdauung des Kaltgetränks erfolgen automatisiert. Müsste ich all diese Mechanismen bewusst koordinieren und kontrollieren, wäre ich überfordert. Ein Kurzschluss würde drohen, oder das Zusammenspiel würde sich *aufhängen*, wie der Computer, bei dem man dann die Reset-Taste drücken muss.

Deshalb war es in der Entwicklung der Lebewesen ein Quantensprung, einen Teil der regulierenden Maßnahmen automatisiert *im Hintergrund* laufen zu lassen. Dieses vegetative Nervensystem, auch autonomes Nervensystem genannt, übernimmt überlebensnotwendigen Funktionen, ohne dass wir eingreifen müssen. Das reicht vom Blutdruck, der Herzfrequenz, der Tätigkeit des Darmes, der Flüssigkeitsausscheidung über die Nieren bis hin zur Atmung. Wie dieses autonome oder vegetative Nervensystem funktioniert, war lange ein Rätsel. Obwohl die anatomischen Strukturen schon seit Jahrhunderten bekannt waren, gelang es erst zu Beginn des 20. Jahrhunderts dem englischen Physiologen John Newport Langley, hieraus ein schlüssiges und auch heute noch gültiges Funktionsprinzip zu beschreiben.

Das autonome Nervensystem besteht dabei aus drei Einheiten: dem Sympathikus, dem Parasympathikus und dem Darmnervensystem. Während Sympathikus und Parasympathikus stimulierend oder hemmend das Zusammenspiel vieler innerer Organe, des Blutdrucks, der Blase und letztlich auch die Erektionsfähigkeit regulieren, ist der dritte Teil nur in der Darmwand angesiedelt. Dieser als enterisches System – oder als System der Darmnerven – bezeichnete Teil des autonomen Nervensystems wurde in den letzten Jahren unter den Begriffen des Bauchhirns oder *second brains* sehr populär. Er steuert unter anderem auch den Bewegungsablauf und die Aufnahme von Nährstoffen aus dem Darmtrakt.

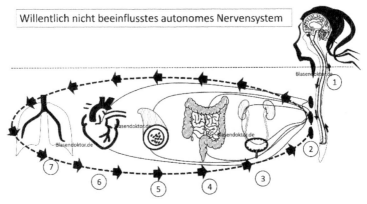

Das autonome (vegetative= Nervensystem reguliert viele Körperfunktionen automatisch. Vergleichbar einem Dimmer-Lichtschalter gibt es *Plus- und Minus-Aktionen*, wobei der Sympathikus der aktivierende Plus-Teil und der Parasympathikus der hemmende Minus-Teil ist. Wichtige Schaltstellen befinden sich beidseits vom Rückenmark (1) in perlschnurartigen Strukturen, den sogenannten Ganglien (2). Der berühmte aus Dänemark stammende Anatom Jacobus Winslow (1669–1760) bezeichnete diese Ganglien als »kleine Gehirne«. Man kann versuchen, mittels bestimmter Biofeedback-Methoden, hier steuernd einzugreifen (3 = Blasensteuerung, 4 = Darmsteuerung, 5 = Spannung der Muskelgefäße, 6 = Herzregulation, 7 = Atmung).

Wie es genau zu den Begriffen Sympathikus und Parasympathikus gekommen ist, ist leider unklar. Vermutlich hat der englischsprachige Däne Jacobus Winslow an das englische Wort sympathetic (»mitfühlend«) gedacht, um damit der Tatsache Rechnung zu tragen, dass das sympathische Nervensystem die inneren Organe vernetzt und bei Fehlfunktionen des Körpers mitreagiert.

Um zu verstehen, wie die beiden Gegenspieler Sympathikus und Parasympathikus die Körperfunktion automatisch den Umweltbedingungen anpassen, kann man den Sympathikus als *Gaspedal* und den Parasympathikus als *Bremse* charakterisieren:

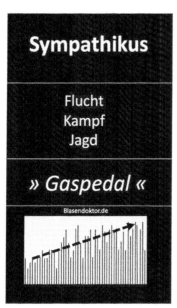 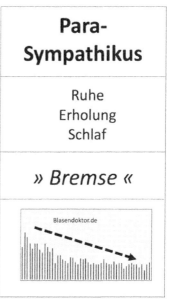

Die beiden Teile des autonomen Nervensystems, der Sympathikus und Parasympathikus regulieren das *automatisch*, unabhängig vom Willen regulierte Nervensystem mit Aktivierung und Bremse und schaffen dadurch ein stabiles Gleichgewicht je nach Anforderung.

Als *Gaspedal* sorgt der Sympathikus für die Bereitstellung von Flucht- und Kampfreflexen. Ist der Sympathikus aktiv, verengen sich die Blutgefäße, der Blutdruck steigt und die Herzfrequenz nimmt zu. Und da es im Kampf hinderlich wäre, die Blase entleeren zu müssen, hemmt der Sympathikus in der Blase das Empfinden einer Blasendehnung. Auf die Toilette muss man immer erst, wenn man nach dem Sport zur Ruhe kommt.

Genau das bewirkt der Parasympathikus. Dieser Teil des autonomen Nervensystems ist der Gegenspieler des Sympathikus. Ein Autor hat ihn einmal als »Wellnessprogramm« für den Körper bezeichnet, denn er bremst die Körperfunktionen und bringt den Menschen quasi in einen Ruhezustand. Die Blutgefäße erweitern sich, dadurch sinkt der Blutdruck und die Frequenz des Herzschlages vermindert sich. Und es sind Teile des Parasympathikus, die zur Blase und dem äußeren Genital ziehen. Durch diese Fasern wird die Blase zur Entleerung angeregt, und die Teile, die zum äußeren Genital ziehen, bewirken eine Erweiterung der Blutgefäße. Dann schwellen Klitoris und Schwellkörper an.

Sympathikus und Parasympathikus sind anatomisch unterschiedlich angeordnet. Die Nerven des *Gaspedals* Sympathikus entspringen vor allem im Brust- und Lendenbereich aus dem Rückenmark und sammeln sich wie gesagt beidseits vom Rückenmark in perlschnurartigen Strukturen, den sogenannten Ganglien. Dahingegen stammen drei Viertel aller Nerven des *bremsenden* Parasympathikus dem Hirnstamm, von wo aus die Organe des Kopfes und Oberkörpers reguliert werden. Die übrigen parasympathischen Nerven entspringen dem Rückenmark im unteren Kreuzbein, dem sogenannten Os sacrum. Diese regulieren vor allem die Organe des Enddarmes und der Blase und der Geschlechtsorgane.

Dies ist deshalb von Bedeutung, da bestimmte Blasenfunktionsstörungen durch eine sogenannte Elektrostimulation therapiert werden können. Hierbei werden Stimulationssonden genau in diesem Bereich des Kreuzbeines eingebracht. Ein weiterer Unterschied zwischen *Gaspedal* und *Bremse* ist, dass die parasympathischen Nerven ihre Schaltstationen nicht nahe dem Austrittsort am Rückenmark haben, sondern in den Zielorganen. Warum die Ganglien des Sympathikus ursprungsnahe am Rückenmark und die des

Parasympathikus in den Endorganen, also auch in der Blase liegen, ist bis heute nicht geklärt.

## Kann man das autonome Nervensystem beeinflussen?

Forschungen der letzten Jahrzehnte haben ergeben, dass die Aktionen des autonomen Nervensystems durchaus vom zentralen Nervensystem verändert werden können. Hebel ist das sogenannte Biofeedback-Training, eine Art biologisches Rückkopplungstraining. Dabei werden elektronische Lernmaschinen eingesetzt, die Funktionsabläufe im Körperinneren durch Verstärker in Licht- oder Tonsignale umwandeln – und damit für den Betroffenen wahrnehmbar und beeinflussbar werden.

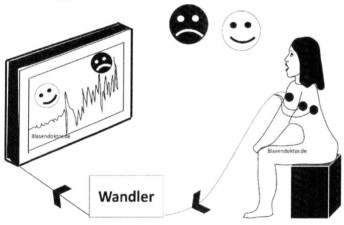

Funktionsprinzip des Biofeedbacks, bei dem Abläufe des Körperinneren, hier beispielsweise die Herzfrequenz, erst gemessen und dann in optisch wahrnehmbare Signale oder Kurven umgesetzt werden.

Erst Hinweise darauf, dass das autonome Nervensystem beeinflussbar ist, zeigte schon zu Beginn des 20. Jahrhunderts der berühmte russische Physiologe Iwan Pawlow. Jedes Mal, wenn er Hunden Futter gab, ertönte dabei ein Klingelton. Nach einiger Zeit reichte schon der Klingelton ohne Futtergabe, um den Speichelfluss auszulösen. Man bezeichnet das als Konditionierung.

An der berühmten Harvard Universität zeigte Professor David Shapiro Ende der 60er Jahre, dass man auch den Blutdruck beeinflussen kann. Er hatte Collegestudenten darauf trainiert, ihren Blutdruck zu beeinflussen. Veränderte er sich in die gewünschte Richtung, wurde ein entsprechendes akustisches Signal gesendet. Diejenigen Studenten, die es schafften, durch dauernde Beeinflussung des Blutdrucks zwanzig Signale auszulösen, erhielten eine besondere Belohnung – sie durften auf einer Leinwand fünf Sekunden lang das Bild einer nackten Frau sehen.

Am häufigsten wird dieses Biofeedback-Training heutzutage bei Rückenschmerzen, Spannungskopfschmerzen und peripheren Duchblutungsstörungen angewendet. Aber auch zur Bewusstmachung der Atemtiefe – eines meist unbewusst ablaufenden Vorganges – werden elektronische Sensoren im Sinne eines Biofeedbacks eingesetzt.

Insbesondere bei Kindern gibt es eine Funktionsstörung der Blase, die durch das Biofeedback gut geheilt werden kann. Bei dieser als Dyssynergie bekannten Fehlsteuerung kommt es zu einer Störung der Blasenentleerung. Denn anstatt wie üblich im Moment der Blasenentleerung den Schließmuskel zu entspannen, passiert genau das Gegenteil, der Muskel spannt an. Dadurch pumpt die Blase gegen den geschlossenen Schließmuskel und wird nicht leer. Blasenentzündungen und gestaute Nieren können die Folge sein. Bei der Biofeedback-Methode bringt man den Kindern bei, kleine Klebeetiketten im Dammbereich aufzutragen, die die Muskelspannung messen können. Dieses Signal wird dann kindgerecht übersetzt und man sieht auf einem Bildschirm steigende Drachen oder gefüllte Wasserbehälter. Dadurch lernen die Kinder, den Muskel zu entspannen.

Interessanterweise ist eine der möglichen Ursachen für diese Funktionsstörung der Blase, dass bei diesen Kindern zu früh eine übertriebene Hygieneerziehung erfolgte.

## Die Blase und das Großhirn

Es ist aber keineswegs so, dass die Harnblase losgelöst von der willentlichen Beeinflussung funktioniert. Denn wir können den Urindrang unterdrücken und den Reflexbogen im kleinen Becken beeinflussen. Im Großhirn gibt es nämlich im Bereich des Vorderhirns ein sogenanntes Miktionszentrum, das die Funktion der Blase mitreguliert. Schlimm ist es, wenn diese Kontrolle gestört ist. Das kann durch eine lokale Hirnerkrankung, aber auch als Folge eines Schlaganfalles auftreten.

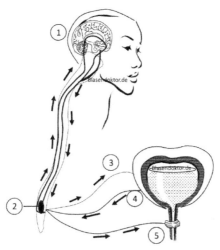

Die Regulation der Harnblase ist ein extrem komplexer Vorgang. Die Blase wird von den beiden Gegenspielern des autonomen Nervensystems, dem Sympathikus und dem Parasympathikus gesteuert. Das *Wellness-* oder *Erholungssystem* Parasympathikus aktiviert den austreibenden Blasenmuskel, das *Stress-System* Sympathikus blockiert ihn. Das alles wird im unteren Miktionszentrum im Bereich des unteren Rückenmarks koordiniert (2). Von dort ziehen aktivierende Nerven zur Blase (3) und kommen mit Informationen über den Füllungszustand zurück (4). Dann erfolgt eine Regulation des Schließmuskels (5). Eine wichtige und übergeordnete Kontrollfunktion sitzt in der Hirnbrücke (1), insbesondere aber im vorderen Großhirn.

## Phänomene des *Blasen-Alltags*: leicht erklärt

Bestimmte Alltagserfahrungen, die mit der Blase zusammenhängen, werden erst aus dem Zusammenwirken von *gasgebendem* Sympathikus und *bremsendem* Parasympathikus verständlich. Im Folgenden möchte ich das Zusammenspiel von Sympathikus und Parasympathikus näher erläutern.

*Wenn ich muss und nicht kann, warum trete ich auf der Stelle?*

Ist mit voller Blase kein Toilettengang möglich, fangen viele Betroffenen an, unruhig hin und her zu tippeln oder kneifen rhythmisch ihre Pobacken. Sie machen dabei nichts anderes, als das *Gaspedal* Sympathikus zu aktivieren, der die Blasenaktivität unterdrückt. Das ist auch mit dem Bild des Sympathikus als Stress- oder Fluchtnerven vereinbar, denn Flucht und Blasenentleerung würden sich wiedersprechen. Dieser aktivierte *Fluchtmodus* führt dazu, dass der miktionsfördernde Parasympathikus (das *Nerven-Wellness-Programm*) überspielt wird. Dadurch kann zumindest eine Zeitlang das Gefühl der Blasenfülle gehemmt werden.

*Warum müssen Sportler immer nach dem Sport auf die Toilette?*

Durch die hohe Herzfrequenz während des Sports kommt es zu einer vermehrten Durchblutung der Niere, und die Harnproduktion steigt. Da aber im Kampf- oder Fluchtmodus – und das wäre ja die sportliche Aktivität – jedes Gefühl der Blasenfülle störend ist, unterdrückt der *gasgebende* Sympathikus das Völlegefühl der Blase. Kommt es dann zur Erholungsphase, setzen die regenerierenden parasympathischen Mechanismen ein – und das Gefühl der Blasenfülle entsteht. Und der Sportler muss die Blase entleeren.

*Warum führt Nikotin zum Drang?*

Raucher kennen das Phänomen: Wenn man eine Zigarette raucht, kommt es bei ausreichender Füllung des Darmes zu einem starken Drang. Operativ tätige Urologen nutzen das für Ihre Patienten mitunter nach Operationen: Patienten, bei denen operativ bedingt eine Reizung des Bauchfelles oder der Darmschlingen auftritt, klagen oft über eine Tage anhaltende Darmträgheit. Der Bauch ist dann aufgetrieben wie ein Ballon. Wenn man dann Rauchern erlaubt, ihre Zigarette zu rauchen oder ein Nikotinpflaster klebt, kommt der Darm in Gang.

Auslöser ist die Signalübertragung des autonomen Nervensystems. Sie erfolgt durch chemische Botenstoffe, sogenannte Neurotransmitter. Für das *Bremssystem* Parasympathikus ist diese Überträgersubstanz, die die Information vom Nerv auf den Muskel überträgt, das Acetylcholin.

Da aber Nikotin ähnlich dem Acetylcholin wirkt, kommt es bei der Zufuhr von Nikotin zu einer Imitation von *Bremsfunktionen* des Körpers, also zu einer Aktivierung des Parasympathikus – der wiederrum die Blasen- und Darmentleerung anregt.

*Warum löst plätscherndes Wasser einen Harndrang aus?*

Kennen Sie das? Sie entleeren morgens nach dem Aufstehen zuerst die Blase, dann putzen Sie sich die Zähne und lassen dabei den Wasserhahn laufen. Und obwohl Sie erst kurz vorher die Blase entleert haben, entsteht erneut ein starker Harndrang. Hier spielt uns unser Gehirn einen Streich – wir hören das Wassergeräusch, und es kommt zu einer *fehlgedeuteten Gedankenverbindung*, die unser Miktionszentrum im Großhirn anspricht. Dies machen sich mitunter Urologen zunutze, wenn Patienten für eine Urinuntersuchung oder eine Röntgenuntersuchung die Blase entleeren müssen. Dann hilft das Geräusch des laufenden Wasserhahns, dem Harndrang nachzugeben.

*Die halbvolle Blase vor der Nachtruhe leeren? Klopfen hilft!*

Man bricht zu einem Spaziergang auf, war länger nicht mehr auf der Toilette, möchte aber auch keine öffentliche Toilette nutzen. Ähnlich ist es abends vor dem Zubettgehen. Die Blase ist gefüllt, aber man hat noch keinen Drang, möchte aber auch nicht nach zwei Stunden noch einmal aufstehen.

Hier hilft ein einfacher Trick: Drücken Sie mit der Hand oder der Faust die Region oberhalb des Schambeines rhythmisch in die Tiefe. Da sitzt die Blase, die durch diese Druckbelastung gereizt wird. Spätestens nach einer Minute werden Sie ein Dranggefühl bemerken, die Blase springt quasi an – und sie können sie entleeren.

*Warum sollte man vor einer Autofahrt die Blase entleeren?*

Dass eine Blase platzt, ist sehr selten. Ist die Blasenüberdehnung chronisch, weitet sie sich immer weiter aus, mitunter enthält sie dann zwei bis drei Liter oder der Urin steigt bis in die Nieren. Man sagt dann auch, dass die Nieren im eigenen Urin ersaufen.

Etwas anderes ist die plötzliche Druckbelastung einer vollen Blase, wie es bei einem Autounfall passiert. Der Fahrer wird dann durch das Aufprallen ruckartig gegen den angespannten Sicherheitsgurt geschleudert, und es kommt zur akuten Druckzunahme in der Blase und sie kann einreißen. Dann entsteht ein vernichtender Unterbauchschmerz, weil der Urin in den Bauchraum läuft und das innere Bauchfell reizt. Ist der Einriss zu groß, muss der Riss durch eine Operation genäht werden.

*Starker Harndrang ist wie Schlafentzug: weg vom Steuer!*

Und es gibt noch einen anderen Grund, nicht mit voller Blase Auto zu fahren. Je voller die Blase ist und je größer der Drang wird, desto unkonzentrierter wird man. Starker Harndrang vermindert die Konzentrationsfähigkeit wie 24 Stunden Schlafentzug oder ein niedriger Alkoholspiegel.

Also kann es beim Autofahren richtig gefährlich werden. Einen Sekundenschlaf wird es nicht geben, weil man viel zu agitiert ist. Jeder kennt das, dieses pressierende Suchen oder Aufschieben bei zum Bersten gefüllter Blase – für ruhiges Abwägen und Nachdenken bleibt da kein Raum.

Diese Erkenntnisse wurden bei achtzig Freiwilligen gewonnen, die in kurzen Abständen glasweise trinken mussten - aber ohne die Blase zu entleeren. Begleitend erfolgten Denk- und Verhaltenstests, die ausgewertet wurden. Für diese Arbeiten erhielten die australischen Forscher um Matthew Lewis im Jahre 2011 sogar die höchste Auszeichnung für skurrile Forschungsarbeiten von der Elite Universität in Harvard, den sogenannten ig-Nobelpreis.

»Ig-Nobel« ist dabei ein Wortspiel mit dem englischen Wort *ignobel*, das unwürdig bedeutet. Trotzdem freuen sich die meisten Ausgezeichneten über diese Anerkennung, weil es meistens mit einer starken medialen Aufmerksamkeit verbunden ist.

*Kann man beim Wasserlassen ohnmächtig werden?*

Dieses Phänomen gibt es tatsächlich und wird als Miktionssynkope bezeichnet. Dabei werden die Betroffenen – und es sind fast immer Männer – während oder kurz nach dem Wasserlassen ohnmächtig. Und warum heißt es Miktionssynkope? Weil Miktion vom lateinischen Wort *mingere* (»harnen«) kommt und Synkope eine akut auftretende, aber von allein wieder rückgängige Bewusstlosigkeit darstellt. Ursächlich kann das schnelle Aufstehen nach dem Wasserlassen oder eine zu warme Umgebungstemperatur, Alkoholgenuss oder langes Stehen vor der Toilette mit vermehrtem Pressen wegen einem erschwerten Harnstrahl sein.

Entweder kommt es dann zu einem Versacken von Blut im äußeren Kreislauf, sodass die Minderdurchblutung im Hirn zur Bewusstlosigkeit führt, oder es ist eine Reizung des Nervus vagus, der dann wiederrum zur Weitstellung der peripheren Gefäße und damit auch zu einem Blutverlust im Gehirn führt.

Wenn dieses Problem regelhaft auftritt, muss eine ärztliche Abklärung beispielsweise von Herzproblemen oder Nerven- und Gehirnerkrankungen erfolgen – es kann aber auch eine Folge von Medikamenten sein, die dann eventuell in ihrer Dosierung geändert werden müssen.

# 3. Die überaktive Blase

## Wenn Blitzpinkeln das Leben beherrscht

Die Harnblase ist eine versteckte und unterschätzte Heldin unseres Körpers. Wir haben uns so daran gewöhnt, dass sie funktioniert, dass sie zu einer kaum gewürdigten Mitspielerin geworden ist.

Wir erinnern uns auch nicht mehr an das kindliche Erfolgsgefühl, als wir lernten, die Blase zu spüren, dicht zu halten und uns erst auf dem Topf zu entleeren – eine Meisterleistung des Zusammenspiels von Nerven und Großhirn. Erst wenn dieses geniale Zusammenspiel nicht mehr funktioniert, wie beispielsweise nach einem Schlaganfall oder bei Erkrankungen wie dem Morbus Parkinson, wird der versteckte Held zum quälenden Terroristen. Eine Betroffene sagte es einmal so: »Das Blitzpinkeln beherrscht mein Leben«.

Wenn Kleinkinder eine gefüllte Blase haben, kommt ein Reflexmechanismus in Gang, den sie durch das Gehirn nicht steuern können. Dann werden Nerven gereizt, die zum Rückenmark ziehen. Hier werden abgehende Nervenfasern aktiviert, die mit dem Muskel der Blase verbunden sind. Der zieht sich zusammen und presst die Blase leer. Ein nicht aufzuhaltender Kreislauf von Aktion und Reaktion. Doch zum Glück haben Kleinkinder Windeln.

Später, als Kind, reift die angelegte Verbindung vom Großhirn zum Nervengeflecht im Becken. Die Füllung der Blase wird wahrgenommen, und wir lernen, den Reflexbogen im Beckenbereich zu unterdrücken. Irgendwann gelingt es, dass unsere Nerven vom Gehirn steuern können, wann und wo wir die Blase entleeren – ein sehr kompliziertes Zusammenspiel.

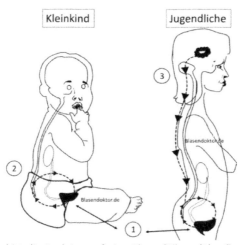

Kleinkind       Jugendliche

Beim Kleinkind ist die Reaktion auf eine Blasenfüllung (1) reflexartig. Sobald das Signal im Rückenmark ankommt (2), werden Nerven gereizt, die zu einer Blasenentleerung führen. Das Kleinkind lernt dann, dass ein übergeordnetes Kontrollzentrum im Gehirn (3) diesen Reflex unterbrechen kann. Man lernt, die Blase zu kontrollieren und willentlich zu steuern.

## Die überaktive Blase: Rückfall in unkontrollierte Zeiten

Spricht man im Volksmund von einer überaktiven Blase, meint das, dass sie zu viel arbeitet. Man ist dauernd mit der Toilettensuche beschäftigt. Das Gefühl, auf die Toilette zu müssen, kommt immer überfallsartiger.

Einer meiner Patienten sprach einmal vom »Blitzpinkeln«. Andere Betroffene sagen: »Ich gehe nicht mehr einkaufen oder nur dahin, wo ich weiß, dass Toiletten in der Nähe sind.« Das passiert allerdings auch, wenn die Blase entzündet oder durch einen Stein gereizt ist. Aber: Blasenfachleute der ganzen Welt haben sich geeinigt, nur dann von einer überaktiven Blase zu sprechen, wenn greifbare Ursachen wie Steine, Entzündung oder Tumore ausgeschlossen sind.

Dann muss man auf Spurensuche gehen. Vielleicht ist die Blasenstörung Vorbote einer neurologischen Erkrankung wie beispielsweise bei der Schüttelerkrankung, dem Morbus Parkinson. Es könnte aber auch Ausdruck einer falschen Lebensgewohnheit sein, die ich gerne »Rentnerblase« nenne.

Denn rennt man zu häufig auf die Toilette, etwa weil man sowieso zu Hause ist, verliert die Blase ihre Dehnungsfähigkeit und wird zu klein. Oder man findet keine Ursache – dann fällt die überaktive Blasenstörung in die Kategorie »idiopathisch«. Der Begriff klingt wissend, meint aber eigentlich »aus sich selbst heraus«. Wenn man von einer idiopathischen Erkrankung spricht, meint dies nichts anderes, als dass man die Ursache noch nicht gefunden hat. Aber nur weil Mediziner keine Erklärung für bestimmte Beschwerden haben, heißt das nicht, dass sie nicht vorhanden sind. Dann muss man Wege finden, wie man die Leiden oder Beschwerden trotzdem mildert.

Wer glaubt, dass es sich um eine seltene Erkrankung handelt, täuscht sich. Bei Unter-25-Jährigen tritt es nur in 5 Prozent auf, bei Über-40-Jährigen schon in 17 Prozent. Über-75-Jährige leiden in 25 bis 35 Prozent daran. Die überaktive Blase, die aus dem Takt gekommen ist, entspricht den Rhythmusstörungen des Herzens, nur im Unterleib. Nicht umsonst ist die Blase das Herz im Unterleib.

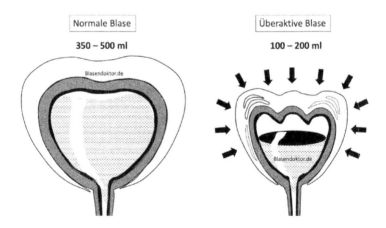

**Warum gerät die Blase aus der Kontrolle?**

Patrick Bates, ein Urologe aus Nottingham (England) soll einmal gesagt haben: »Die Blase ist ein unzuverlässiger Zeuge.« So ist es auch mit der überaktiven Blase. Geht man auf die Suche, was diesen quälenden Blasendrang auslöst, findet man zwei Gruppen. Zur ersten Gruppe gehören Störungen, die direkt von der Blase oder dessen Kontrollorgan, dem Gehirn ausgehen. In die andere Gruppe gehören blasenferne Auslöser, meist systemische Störungen, die sich auch auf die Blase auswirken.

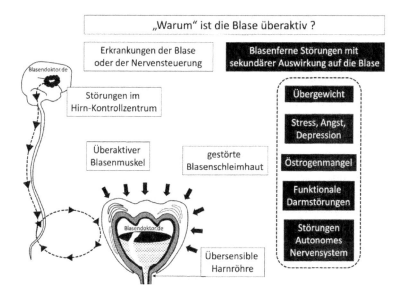

## Ursache 1: ein überaktiver Blasenmuskel

Es ist wie bei einem Muskelkrampf oder einer Spastik – auf einmal kommt es im Blasenmuskel zu einem plötzlichen und krampfartigen Zusammenziehen der Muskeln. Kaum kontrollierbar – ähnlich den Fußballspielern, die sich auf einmal hinsetzen und hoffen, dass ihnen ein Mitspieler durch Gegendruck die ineinander verkrampften Muskelfasern wieder löst. Die Spieler erleiden Muskelkrämpfe, weil sich die Muskeln ineinander *verhaken* und müssen dann durch Streckung in Gegenrichtung gelöst werden. Bei der Blase geht das nicht – also rennt man zur Toilette.

Beim Fußballspieler nimmt das Risiko, solch einen Krampf zu erleiden, mit der Länge der Spieldauer zu. Bei der überaktiven Blase ist es ähnlich, da ist es das Alter. Je älter die Betroffenen sind, desto größer ist das Risiko, daran zu erkranken. Warum das so ist, wissen wir nicht. Es wird aber mit dem Alterungsvorgang der Blase zusammenhängen, bei dem es im komplizierten Zusammenspiel von Nerven und Muskeln zu Störungen kommt. Sportler kennen das gut: Je älter sie werden, desto verletzungsanfälliger werden ihre Muskeln. Wie ein Stromstecker, der defekt ist und einen Kurzschluss auslöst.

Nachweisen kann man solche Krampfattacken der Blase mit einer Blasendruckmessung, einer »Art EKG für die Blase«. Kommt es zu einem *Anfall*, steigt die Druckkurve der Blase steil an wie ein Aktienkurs nach Bekanntgabe eines Milliardengewinnes. Ein Rätsel ist, warum bei bis zur Hälfte der Betroffenen trotz eines plötzlichen Dranggefühls in der Blase kein Druckanstieg gemessen werden kann.[8] Vermutlich ist auf der Ebene der Wahrnehmung die Informationsverarbeitung der Nervenimpulse von der Blase gestört.

## Ursache 2: eine gestörte Blasenschleimhaut

Die gesamte Blase ist mit einer Schleimhaut beschichtet, die wahre Wundereigenschaften hat. Sie ist extrem dehnungsfähig und gleichzeitig absolut dicht, sodass keine Gift- und Reizstoffe des Urins in die Blasenwand eindringen können. So haben die oberflächlichen Zellen ein spezielles inneres Zellgerüst, das wie quer gespannte Federzüge die Zellwände stabilisiert und die Zellen bei der enormen Dehnung der Blase vor dem Zerreißen schützt (siehe Kapitel 2).

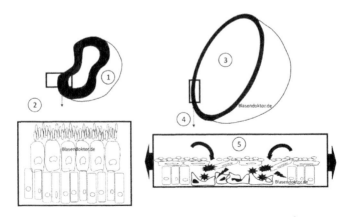

Bei der geleerten Blase (1) haben die Zellschichten genügend Entspannung, um abdichtend den tieferen Blasenmuskel zu schützen (2). Kommt es jedoch zu einer Blasenfüllung (3), wird die innere Blasenschleimhaut um ein Vielfaches gedehnt und enormen Zug- und Scherkräften ausgesetzt. Kommt es dann zur Zerreißung dieser Schleimhautgrenze (4), können Reizstoffe des Urins in die Blasenwand eindringen und dort zu Gewebeirritationen führen (5). Das kann eine Ursache für eine überaktive Blase sein.

Sind die Verbindungen zwischen den oberflächlichen Zellen geschwächt oder erkrankt, können Gift- und Reizstoffe aus dem Urin durch die Schleimhaut in das Blasengewebe eindringen und einen Harndrang auslösen. Die Blase hat ein sehr feinfühliges Nervensystem, mitunter spricht man vom »Blasen-Web«, das dann durch die Reizstoffe gestört wird.

## Ursache 3: Störung im Hirn-Kontrollsystem

Haben Sie sich mal gefragt, warum beim Schlafen eine übervolle Blase nicht einfach ausläuft? Dahinter steckt ein raffinierter Mechanismus. Die Blase meldet den Füllungszustand, belästigt aber nicht das Gehirn, denn das muss sich ja erholen und im Ruhezustand bleiben. Vielmehr werden die Nervenimpulse im Rückenmark automatisch verarbeitet, indem ein Nerv stimuliert wird, der vom Rückenmark zum Schließmuskel zieht und diesen anspannt. Erst wenn die Dehnung der Blase einen kritischen Zustand erreicht, wird der Impuls nach oben in unser Gehirn weitergeleitet und wir wachen auf.

Doch leider ist alles, was feinfühlig, aber kompliziert reguliert wird, fehleranfällig. Diese Störungen der Blasenwahrnehmung können als Folge einer jahrelangen Zuckerüberschwemmung des Körpers wie beim Diabetes mellitus auftreten, da es zu Nervenschäden kommt.

Andere Ursachen können chronische oder durch einen Unfall ausgelöste Rückenmarksschäden oder auch zentrale Nervenerkrankungen wie der Schlaganfall oder ein Morbus Parkinson sein. Bei der multiplen Sklerose treten die Nervenschäden, die zu einer Störung der Blasenfunktion führen, direkt an den peripheren Nerven auf.

**Nervenerkrankungen mit Folgen für die Blasenfunktion**

| Erkrankung | Was passiert? | Auswirkungen |
|---|---|---|
| Diabetes-Polyneuropathie | Überwiegend lokale Schädigung der Blasennerven | Sowohl Speicher als auch Entleerungsprobleme |
| Schädigung des Rückenmarks | Kontrolle durch übergeordnetes Zentrum im Gehirn eingeschränkt oder unterbunden | Meist reflexhafte, nicht kontrollierbare Blasenentleerung |
| Multiple Sklerose | Schädigung der Nervenfasern (Myelin) | Speicherprobleme, oft überaktive Blase |
| Schlaganfall | Kontrolleinschränkung oder Kontrollverlust des Miktionszentrums im Gehirn | Alle Formen der Blasenstörung, vom Verhalt bis zur Überaktivität |
| Parkinson-Erkrankung | Funktionsverlust dopaminproduzierender Zellen im Gehirn | In 60 bis 80 Prozent Speicherprobleme der Blase mit Überaktivität |

## Ursache 4: eine übersensible Harnröhre

Haben Sie einmal versucht, bei starkem Harndrang – direkt nach Beginn der Entleerung – den Harnstrahl zu unterbrechen? Dann haben Sie sicher mit Erstaunen gemerkt, dass das kaum möglich ist. Wenn einmal Urin in die Harnröhre am Blasenausgang einströmt, wird ein Automatismus in Gang gesetzt, der die Blase zusammenzieht und den Schließmuskel entspannt – und der Urin läuft.

Sie fragen sich, was das mit der überaktiven Blase zu tun hat? Bei Frauen kann im Alter oder nach Geburten das Scheidengewebe so gedehnt sein, dass es das Gewebe der Harnröhre nicht mehr ausreichend stützen kann. Dadurch fehlt der Harnröhre gewissermaßen das Widerlager nach hinten, zur Scheide. Kommt es durch Änderungen der Position oder Husten und Niesen zu einem Eintreten von Urin in den Blasenausgang, kann genau dieser Automatismus ausgelöst werden.

Die übersensible Harnröhre als Drang-Auslöser

Bei einer übersensiblen Harnröhre (1) werden die ausgelösten Nervenimpulse im Rückenmark (2) reflexartig beantwortet. Mit reizenden Impulsen (3) wird die Blase aktiviert.

Vermutet man eine überaktive Blase, kann man mit einem Medikament den Muskeltonus der Harnröhre verstärken.[9] Oder man versucht einen mechanischen Test: Man setzt in den oberen Scheidenteil ein Pessar, um am Blasenhals einen Gegendruck auszuüben und den oberen Teil der Harnröhre zusammenzudrücken. Werden die Beschwerden dadurch deutlich gebessert, kann als Alternative zum Pessar auch eine operative Korrektur des *überdehnten* Scheidengewebes beispielsweise durch Einbringen eines Bandes erfolgen, wie es auch zur Heilung bei einer Belastungsinkontinenz verwendet wird. Dieses Band stützt und verschließt dann die Harnröhre und verhindert damit den reizauslösenden Urineintritt, der den Drang zur Blasenentleerung auslöst (siehe Kapitel 9, »Die undichte Blase«).

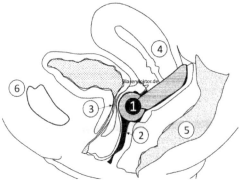

Das Pessar (1) wird in der Scheide (2) so eingesetzt, dass der Blasenhals (3) von der Scheide aus zusammengedrückt wird (4 = Gebärmutter, 5 = Enddarm, 6 = Schambeinknochen).

## Ursache 5: Übergewicht oder metabolisches Syndrom

Dass Übergewicht für eine Vielzahl von Erkrankungen verantwortlich ist, ist allgemein bekannt. Wenig bekannt ist, dass es auch die Beschwerden einer Drangblase auslösen kann. Es konnte nachgewiesen werden, dass bereits eine Gewichtsreduktion von 6 Prozent nach 18 Monaten in 70 Prozent zu einer Verbesserung der Drangepisoden führt.[10]

Warum das so ist, ist noch nicht geklärt. Viel wichtiger ist im Moment, über den Zusammenhang zwischen Übergewicht und einer Drangblase Bescheid zu wissen.

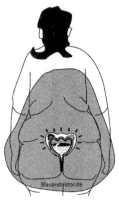

Metabolisches Syndrom: Figur einer Frau nach dem Birnen-Typ.

## Ursache 6: Stress, Angst und Depression

Ein altes chinesisches Sprichwort lautet: »Die Blase ist der Spiegel der Seele.« Viele Betroffene berichten, dass sich die Empfindlichkeit der Blase in Abhängigkeit von Stresssituationen ändert. Ein Klassiker ist die Aussage: »Im Urlaub ist alles besser.«

Solche Aussagen von Patienten sind wichtig, aber auch gefährlich. Denn der Arzt, der keine fassbare Ursache findet, stempelt den oder die Betroffene leicht als *seelisch labil* ab. Ein gefährliches Vorurteil, treibt es doch den oder die Betroffene in eine Ecke, in der die gestörte Blasenfunktion vermutlich nicht ernst genommen wird.

Tim Parks, ein englischer Schriftsteller, hat ein bemerkenswertes Buch über seine Leidensgeschichte geschrieben. Er kämpfte mit Beckenschmerzen und einem ständigen Harndrang, rannte von Urologe zu Urologe und verstand die Operationsvorschläge nicht. Bis er schließlich versuchte, mit meditativen Techniken die Funktionsstörung der Blase anders zu verarbeiten. Er gab seinem Buch den Titel *Die Kunst, still zu sitzen*.[11]

## Ursache 7: Mangel an Sexualhormonen

Sexualhormone spielen beim Alterungsprozess eine wichtige Rolle. Und einer ihrer Regulative ist das Kollagen, eine Art Stützgewebe. Wenn es seine Spannkraft verliert, wird nicht nur die Haut faltig. Der nachlassende Stützeffekt führt möglicherweise auch zu einer Zerreißung oder zumindest Schäden in der Nervenversorgung mit der Folge einer Übererregbarkeit der Blase. Für dieses Kollagen gibt es jedoch einen Reparaturmechanismus, den sich auch die Schönheitsindustrie zunutze macht und der als »Kollagen-Remodelling« bezeichnet wird. Dieser Begriff fällt oft im Zusammenhang mit Anti-Aging-Maßnahmen. Er scheint aber auch bei der lokalen Hormontherapie der Frau im Scheidenbereich zu wirken.

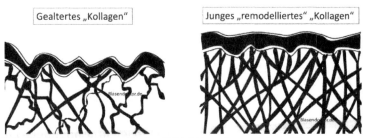

| Gealtertes „Kollagen" | Junges „remodelliertes" „Kollagen" |

Kollagen ist ein entscheidender Stützfaktor des weichen Körpergewebes. Wenn seine Dichte und Elastizität nachlässt, kommt es zum Spannungsverlust. Irritationen des Nervengewebes, auch im Blasenbereich, könnten dadurch ausgelöst werden.

Östrogene sind einer der Treibstoffe des Körpers, auch für die Gewebebildung. Es ist noch ein Rätsel, warum der lokale Ersatz von Östrogenen besser funktioniert als die systemische Gabe.[12] Aber umso besser, denn es ist inzwischen anerkannt, dass die lokale Östrogengabe im Scheidenbereich absolut unbedenklich ist. Wenig bekannt ist, dass auch der nachlassende Hormonspiegel beim Mann zu Störungen der Blasenregulation führen kann.[13]

Für Betroffene beider Geschlechter ist das wichtig, denn sowohl der Ersatz des männlichen Sexualhormons Testosteron als auch von Östrogenen ist inzwischen sehr einfach geworden. Man hat folglich einen einfachen therapeutischen Baustein, den man bei überaktiver Blase versuchen kann.

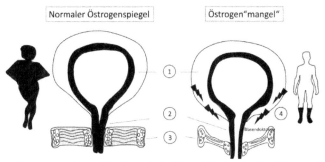

Die Strukturen von Blase (1), Blasenhals (2) und Beckenboden (3) unterliegen einem komplizierten Regelkreislauf. Neuere Forschungen haben gezeigt, dass für eine geordnete Nervenversorgung auch Östrogene wichtig sind. Ein Mangel dieses Hormons kann auch zu Überaktivitäten der Blase führen (4).

## Ursache 8: funktionelle Magen-Darm-Störungen

Manchmal kann ein Unglück auch Gutes bewirken! 2004 kam es in der norwegischen Stadt Bergen zu einer bakteriellen Verunreinigung des zentralen Trinkwasserspeichers. Mehrere Tausend Menschen erlitten eine behandlungspflichtige Durchfallerkrankung. Sechs Jahre nach dem Ereignis hatte eine Forschergruppe eine sehr pfiffige Idee. Die Mediziner wollten wissen, ob die damals Erkrankten viele Jahre nach dem Unglück noch eine höhere Rate an Blasenfunktionsstörungen hatten.[14]

Denn es gibt viele Hinweise für einen Zusammenhang zwischen Störungen des Darmes und der Blase. Beide Organsysteme haben entwicklungsgeschichtlich mit der sogenannten Kloake den gleichen Ursprung, denn sie erfüllen den gleichen Zweck, nämlich Speicherung und willentliche Entleerung des körperlichen Abfalls.

In der Studie verglich man 1252 Betroffene, die damals eine Darminfektion durch die Verunreinigung des Trinkwassers erlitten hatten mit 2504 Personen, die damals gesund waren. Sechs Jahre später hatten damals Erkrankte in fast 19 Prozent eine überaktive Blase, während sich das bei den damals Gesunden nur in 14 Prozent entwickelte. Auch diese Studie gibt einen Hinweis darauf, dass ein Krankheitszusammenhang zwischen Blase und Darm besteht.

## Ursache 9: Störungen des autonomen Nervensystems

Würde man alle Nerven eines Menschen zu einer Schnur verbinden, ergäbe dies eine Strecke von 800 000 Kilometern, einmal zum Mond und zurück zur Erde. Schier unvorstellbar, aber eigentlich nicht verwunderlich, wenn man sich vorstellt, was in unserem Körper alles passiert und reguliert und kontrolliert werden muss. Aber die Evolution hat einen genialen Trick gefunden: Aufgabenteilung. Ein Teil unserer Handlungen wird mithilfe des zentralen Nervensystems bewusst gesteuert, und sehr viele Körperfunktionen werden mit dem autonomen Nervensystem automatisch geregelt (mehr hierzu in Kapitel 2).

Es gibt Störungen des autonomen Nervensystems, die Auswirkungen auf die Blase haben. Diese werden leider nur selten bedacht. Dabei kennt jeder das Gefühl, dass man bei voller Blase immer unruhiger wird, wenn man sie nicht entleeren kann. Würde man seinen Puls messen, wäre man erstaunt, dass das Herz förmlich rast.

## Wie stellt man eine überaktive Blase fest?

Vordergründig erscheint die Diagnose einer überaktiven Blase einfach, weil die Beschwerden scheinbar so typisch sind. Leider werden aber oft einfachste Untersuchungen wie das Führen eines Blasenprotokolls nicht gemacht – vielleicht weil es zeitaufwendig ist, es den Betroffenen zu erklären, vielleicht weil man es nicht besser weiß.

*Die Beschwerden der Betroffenen: ein Wink mit dem Zaunpfahl*

Fragt man die Betroffenen, warum sie Hilfe suchen, kommen sie sehr schnell auf den Punkt. Die Betroffenen reden vom Blitzpinkeln, vom plötzlichen Harndrang, von Pinkelattacken und spontan auftretendem Urinverlust. Sie müssen sehr oft auf die Toilette, mehr als acht Mal am Tag und mehrfach in der Nacht. Viele haben es satt, ihr Leben nach der Erreichbarkeit einer Toilette auszurichten.

Im Unterschied zu einer bakteriellen Entzündung oder einem bösartigen Tumor haben die Betroffenen jedoch keine Schmerzen und keinen blutigen Urin. All das reicht nicht zur Diagnose aus, und man muss als Arzt aufpassen, keine vorschnellen Urteile zu fassen. Dennoch ist es wichtig, die Schilderungen der Patienten genau zu beachten.

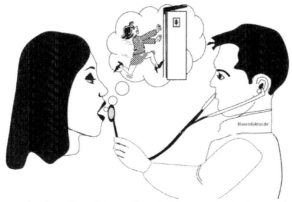

Betroffene mit einer überaktiven Blase haben ganz typische Beschwerden. Man muss als Arzt aufmerksam auf die Schilderungen der Patienten achten.

### Der Urin sollte unauffällig sein

Wenn plötzlich das Licht ausgeht, kann die Lichtquelle defekt sein – es könnte aber auch die Sicherung oder eine zentrale Störung sein. So ist es auch bei der überaktiven Blase, man muss auch anderen Spuren folgen, um zu wissen, was die Ursache der Störung ist. Ein wichtiger Befund ist der Urin – er sollte unauffällig sein.

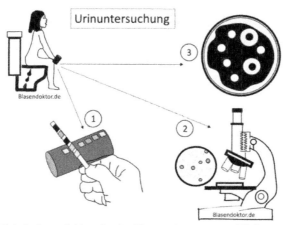

Um eine Entzündung als Ursache der Blasenreizung auszuschließen, sollte eine Urinprobe mit Teststreifen (1) und mikroskopisch (2) untersucht werden. Bei einem Verdacht auf eine bakterielle Entzündung muss entschieden werden, ob auch eine mikrobiologische Testung (3) erfolgt.

*Östrogen in der Scheide darf nicht fehlen*

Besteht ein lokaler Östrogenmangel im Scheidenbereich, kann eine überaktive Blase mit einem Östrogenersatz behandelt werden (mehr zum Östrogenmangel im vierten und fünften Kapitel). Im Wesentlichen ergibt sich der Verdacht auf einen Östrogenmangel bei der Untersuchung der Scheide, einer mit Teststreifen messbaren Verminderung des schützenden Säuregrades und einer verminderten Zellerneuerung in der Scheide. Man kann dies mit einem mikroskopischen Befund der Zellverteilung von einem Abstrich aus der Scheidenschleimhaut durchführen. Je mehr oberflächliche Schutzzellen im Unterschied zu unreifen Basiszellen vorliegen, desto besser ist der östrogenvermittelte Reifungsgrad. Man bezeichnet dieses Phänomen als Maturationsindex.

Diagnostik eines Östrogenmangels in der Scheide

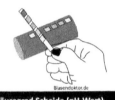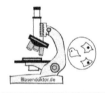

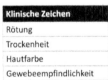

| Klinische Zeichen | Säuregrad Scheide (pH-Wert) | Mikroskopie Scheidenzellen |
|---|---|---|
| Rötung | pH 4,5-5 (milde Störung) | Verhältnis oberflächliche zu tiefen Zellen |
| Trockenheit | pH größer 5 (moderate Störung) | |
| Hautfarbe | pH größer 6,1 (schwere Störung) | Mehr als 15 % oberflächliche Zellen sind gut |
| Gewebeempfindlichkeit | | |

Ein lokaler Mangel an Östrogenen führt zu einer empfindlichen und geröteten Haut in der Scheide, einem zu geringen Säuregrad des Scheidenmilieus (weil die Laktobazillen nicht richtig arbeiten können) und zu einer verminderten Zellerneuerung der Scheidenschleimhaut. Letztere kann sehr einfach im Mikroskop festgestellt werden.

Mit diesen sehr einfachen Untersuchungen kann sehr gut ein möglicher lokaler Mangel an Östrogen festgestellt werden. Liegt ein solcher vor, bestehen gute Aussichten, Besserung durch den Ersatz von Östrogenen mithilfe von Cremes oder Zäpfchen zu erreichen.

*Ein Blasentagebuch führen*

Im Fachjargon nennt man Blasentagebücher Miktionsprotokolle. Das meint nichts anderes, als dass Patienten über einige Tage aufschreiben, wie ihre Blase funktioniert – wann man die Blase entleert, wie groß die gespeicherte Urinmenge ist und ob sich der Blasendruck normal langsam zunehmend oder überfallartig bemerkbar macht. In bestimmten Fällen muss auch aufgeschrieben werden, wann man welche Trinkmenge zu sich nimmt.

Dieses Tagebuch ist von enormer Bedeutung, da es ein unverfälschtes Bild der Alltagssituation widerspiegelt und nicht nur eine Momentaufnahme. Es gibt Auskunft, ob ...

- die Blasenkapazität zu klein ist.
- wie stark und oft tatsächlich ein Miktionsdrang spürbar ist.
- ob auffällige Veränderungen in der 24-Stunden-Flüssigkeitsbilanz vorliegen.[15]
- ein falsches Trinkverhalten vorliegt. Bettnässende Kinder haben das recht häufig. Wenn sie abends zu viel trinken, kann das die zu kleine Blase nicht speichern.

| Uhrzeit | Urinmenge | Drang vor Entleerung<br>0 = normal<br>1 = Drang<br>2 = starker Drang<br>3 = nicht aufzuhalten | Trinkmenge |
|---|---|---|---|
| 0 - 24 Uhr | jedes Mal notieren | | jedes Mal notieren |
| ..........Uhr | ..........ml | .......... | ..........ml |
| ..........Uhr | ..........ml | .......... | ..........ml |
| ..........Uhr | ..........ml | .......... | ..........ml |
| ..........Uhr | ..........ml | .......... | ..........ml |

Bei einem Blasentagebuch werden über mehrere Tage vier wichtige Informationen protokolliert. Wann wird die Blase mit welchem Volumen entleert, wann wird wie viel getrunken, und besteht vor der Blasenentleerung ein normaler oder gesteigerter Blasendrang?

Das hört sich alles einfach an, ist aber aufwendig. Oder können Sie sich vorstellen, immer mit einem Messbecher zur Feststellung der Urinmenge durch die Gegend zu laufen? Deshalb ist es praktikabler, so ein Protokoll am Wochenende zu erstellen, wenn man zu Hause ist. Für Männer ist es außerdem natürlich einfacher als für Frauen, den Urin in ein Messgefäß zu entleeren.

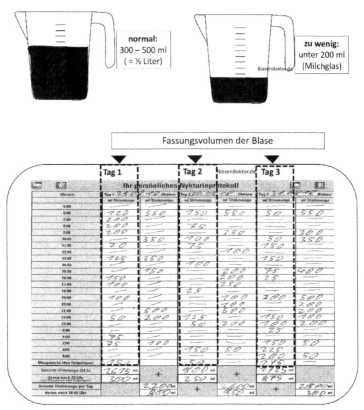

Die Patientin, die dieses Blasenprotokoll erstellt hat, klagte über das ständige Rennen zur Toilette, sie könne nirgends mehr hingehen. Im Blasentagebuch erkennt man einen Grund: Die Blase ist viel zu klein (geworden). Oft entleert sie schon 75 bis 100 ml, gerade ein Schnapsglas. Diese Blase muss wieder größer werden, sonst werden die Beschwerden bleiben. Das ist nicht einfach, kann aber gelingen.

Leider wird dieses Verfahren der Protokollierung viel zu selten angewendet – vermutlich weil die Erklärung des Ablaufs, die Auswertung und die Besprechung von Konsequenzen zeitlich aufwendig ist.

Wenn die Möglichkeit der Protokollierung jedoch nicht genutzt wird, beraubt man den Patienten und Arzt einer sehr wichtigen Informationsquelle.

*Mit Ultraschall eine Blasenentleerungsstörung ausschließen*

Wenn in einer Blase nach der Entleerung ein wenig Resturin verbleibt, ist das kein Drama – es sei denn, man hat immer wiederkehrende Entzündungen. Man darf so einen Befund jedoch auch dann nicht überbewerten und nicht zu früh von einer Entleerungsstörung sprechen.

Aber leert sich die Blase nicht richtig, führt das schneller zu einem erneuten Harndrang. Vergleichbar ist das mit einer nur teilweise geleerten Einkaufstasche, mit der man für neue Einkäufe losgeht. Die Speichermenge wird jedes Mal um die verbliebene Restmenge vermindert, es geht nicht mehr viel in die Einkaufstasche, soll bedeuten: in die Blase hinein. Man bezeichnet diesen Zustand in der Fachsprache als *Überlaufblase*.

Deshalb ist der Ausschluss einer unvollständigen Blasenentleerung so wichtig. Mit Ultraschall ist das sehr einfach und nebenwirkungsfrei machbar.

*Blasenkrebs ausschließen*

Gefürchtet ist eine bestimmte Form des Blasenkrebses, das sogenannte Carcinoma in situ. Denn diese Krebsform wächst flach auf der obersten Zellschicht der Blase und ist deshalb schwer zu erkennen. Typischerweise geben die Betroffenen brennende und ziehende Schmerzen in der Blase an, wie bei einer permanenten Entzündung.

Ein geübter Betrachter findet bei dieser Erkrankung in der mikroskopischen Urinbeurteilung stark veränderte, tumorverdächtige Zellen. Schaut man in die Blase, sieht man fleckförmige, flammend gerötete Areale. Dieser Krankheit widme ich mich im achten Kapitel.

*Die Blasendruckmessung: ein Spannungsmesser der Blase*

Bei der Entleerung der Blase kommt es zu einer Zwei-Phasen-Reaktion. Erst nimmt man den Druck wahr, der sich allmählich aufbaut. Ist irgendwann der Druck zu groß, wird die Blase entleert. Bei dieser Entleerung zieht sich der schlingenförmige Blasenmuskel zusammen, wobei gleichzeitig der Schließmuskel sich entspannt.

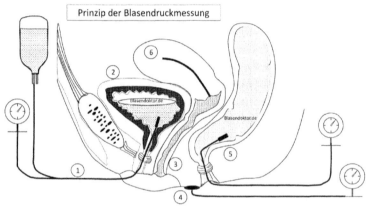

Prinzip der Blasendruckmessung

Bei der Blasendruckmessung, in der Fachsprache auch als Urodynamik bezeichnet, wird der Innendruck der Blase und deren Muskelkraft gemessen. Eine dünne Sonde (1), die mit einer Wasserpumpe kombiniert ist, wird in die Blase (2) eingeführt. Dann wird die Blase langsam gefüllt. Im Dammbereich hinter der Scheide (3) werden kleine Klebeelektroden auf die Haut (4) geklebt, die die Muskelspannung im Beckenboden messen. Um den tatsächlichen Muskeldruck der Blase messen zu können, bedient man sich eines raffinierten Tricks. Dafür wird eine weitere Sonde in den Enddarm (5) eingeführt und erfasst dadurch indirekt den Druck des Bauchraumes. Mit dieser aufwendigen, aber vollkommen schmerzfreien Untersuchung können Funktionsstörungen der Blase wie beispielsweise eine muskuläre Überfunktion als eine Art unwillkürliche Spastik gut erfasst werden (6 = Gebärmutter).

Es gibt eine Vielzahl von Erkrankungen, die den so scheinbar einfachen Vorgang der Blasenentleerung stören können. Von den Betroffenen gefürchtet ist die *hyperreflexive*

*Blasenmuskelerkrankung*, bei der es unangekündigt zu einer Art Spastik der Blase mit stärksten Muskelkrämpfen kommt. Weil der dabei entstehende Druck durch den Schließmuskel nicht aufgehalten werden kann, laufen die Betroffenen aus.

## Was kann man gegen eine überaktive Blase tun?

Die Hoffnung und Erwartung der Patienten ist, dass es eine Pille gibt, die das Problem beseitigt oder bessert. Ein Traum, leider aber meistens nicht zu erfüllen. Und dennoch: Für das Symptom oder die Erkrankung der überaktiven Blase gibt es gute Medikamente. Nur wirken sie meist nicht punktgenau, da die exakte Ursache der Störung oft nicht bekannt ist. Deshalb müssen in aller Regel mehrere Therapieansätze getestet oder miteinander kombiniert werden, um eine Besserung zu erzielen. Geduld ist aber in jedem Fall ein notwendiger Begleiter.

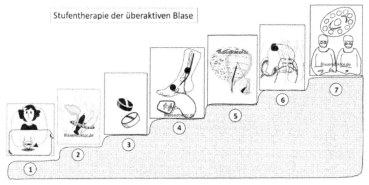

Heutzutage verfügt die Urologie über viele therapeutische Möglichkeiten, um eine überaktive Blase zu heilen. In aller Regel erfolgt das nach einer Art Stufentherapie, bei der mit Verhaltensänderungen (1) und Beckenbodentherapie (2), meist in Kombination mit Medikamenten (3), angefangen wird. Interessant sind die Möglichkeiten der sogenannten Neuromodulation (4, 6), bei der über elektrische Impulse die gestörte Nervenversorgung der Blase verbessert werden kann. Eine Revolution stellt die Gabe von Botulinumtoxin (»Botox«) in die Blasenwand dar (5), die oft hocheffektiv sowohl unkoordinierte Muskelkrämpfe der Blase als auch einen zu frühen Drang bei kleiner Kapazität beseitigen kann. Erst am Ende stehen operative Verfahren (7).

## Schritt 1: Änderungen des Verhaltens und Blasentraining

Es ist leicht, anderen Menschen zu raten: »Ändern Sie dieses und jenes, dann wird es besser.« Doch nur wenige Patienten haben Vertrauen in solche Ratschläge, man hofft lieber auf die Wunderpille – ist ja auch bequemer. Bei der Drangblase – und da gerade beim häufigen Befund der gealterten und verkleinerten Blase, die ihre Elastizität verloren hat – haben viele wissenschaftliche Studien gezeigt, dass Änderungen im Verhalten sehr wirksam sind. Ist die Blase zu klein, wirkt das Blasentraining besser als viele Medikamente.

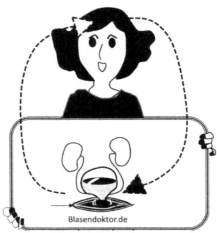

Viele Patienten haben heutzutage ein mechanistisches Verhältnis zu ihrem Körper. Ist etwas defekt, soll ein Wunderschalter umgelegt werden. Aber auch die Blase ist kein automatisch funktionierendes Organ. Sie kann falsch belastet werden, aus der Übung kommen oder durch Alterung an Elastizität verlieren. Eine Verhaltensänderung kann hier enorm viel bewirken.

*Blasentraining*

Ist das Bein gebrochen, sind Dauerläufe schlicht nicht mehr möglich. Hat die Blase eine Entzündung, macht auch ein Blasentraining keinen Sinn, dann muss erst die Ursache behandelt werden. Aber die überaktive Drangblase ist keine Erkrankung wie eine Entzündung, sie ist meist eher eine quälende Funktionsstörung, wie ein Kurzschluss mit ständigen Aussetzern.

Oft sind ältere Personen betroffen. Bei denen könnte man das Phänomen auch »Rentnerblase« nennen, denn Auslöser ist die Angewohnheit, bei jedem Drang direkt zur Toilette zu gehen. Man hat ja Zeit, muss nichts mehr verzögern. Dann wird die gealterte Blase, die bereits sechzig oder mehr Jahre gearbeitet hat, noch steifer. Sie passt sich der Unbeweglichkeit einer 65-Jährigen an, die keine Dehnübungen mehr macht.

Ein Blasentagebuch zeigt das mit großer Klarheit. Die Volumen sind meist deutlich unter dem Normalwert von 350 bis 600 Milliliter. Genau dann ist ein Blasentraining entscheidend und hocheffektiv. Man muss aber wissen, dass das nicht innerhalb von ein bis zwei Wochen geht. Es braucht Monate und viel Arbeit, bis man die Blase wieder gedehnt und vergrößert hat.

Das sollten Sie tun, um ihre Blase zu trainieren:

• Versuchen Sie die Zeit zwischen den Blasenentleerungen zu verlängern. Schaffen Sie eine Stunde? Dann verlängern sie langsam – schnellstens im Zwei-Wochen, besser im Vier-Wochen-Rhythmus – jeweils um fünfzehn Minuten.

• Um nicht ständig auf die Uhr zu schauen, können Sie sich auch auf Ihr Gefühl verlassen. Ist die letzte Entleerung erst kurz zurück, unterdrücken sie mit den Tricks (siehe unten) den Drang. Entweder zögern Sie die Entleerung hinaus oder überspringen die Blasenentleerung. Damit kann die Blase sehr gut gedehnt und damit trainiert werden.

• Wenn Sie einen Drang verspüren, versuchen Sie ihn mit Entspannungstricks zu unterdrücken. Oft verschwindet der Drang dann nach dreißig bis sechzig Sekunden. Und die Blase kann sich weiter dehnen.

• Messen Sie alle zwei bis vier Wochen Ihr Blasenvolumen mit einem Messbecher. Schreiben Sie den Wert auf, vielleicht im Notizteil ihres Handys. Denn kleine Steigerungen merkt man am Anfang nicht, man sieht sie nur als gemessene Größe.

• Versuchen Sie sich an den Zeitplan und alle Tricks des Miktionsaufschubs zu halten, um die Blase wirklich zu trainieren.

• Mehr als fünfzig Milliliter Steigerung in vier Wochen werden Sie kaum schaffen. Sie brauchen wirklich Geduld, um die Blasenkapazität wieder aufzubauen.

• Geht es trotzdem nicht, bitten Sie Ihren Urologen, Ihnen mit Medikamenten zu helfen. Es gibt gute *blasenberuhigende* Substanzen. Aber allein wirken sie nur halb – das Blasentraining ist bei einer zu kleinen Blase extrem wichtig.

*Wie schaffe ich es, den Blasendrang zu unterdrücken ?*

Nur Betroffene verstehen die *Not*-Wendigkeit dieser Frage. Jeder Betroffene sollte die verschiedenen Tipps so lange versuchen, bis er etwas Hilfreiches gefunden hat. Und keiner soll glauben, dass man das mal so eben nebenbei machen kann. Es ist harte und disziplinierte Arbeit. Aber das können Frauen oft viel besser als Männer.

*Innere Ablenkung*

• Zählen Sie von 99 ab rückwärts.
• Sagen oder lesen Sie ein Gedicht oder Witze oder Spruchweisheiten auf oder ab.
• Atmen Sie tief und langsam ein und aus, und denken Sie nur an die Atmung, an nichts Flüssiges und keinesfalls an die reizende Blase.[16]
• Schauen Sie sich auf dem Handy Fotos oder Kurzfilme an, die Sie mögen oder die Sie nur zu diesem Zweck heruntergeladen haben.

*Reizfaktoren auf die Blase verringern*

Es gibt eine Reihe von Einflussfaktoren, mit denen man die Gewalt des Dranges abmildern kann. All diese Maßnahmen wurden wissenschaftlich untersucht und als sinnvoll nachgewiesen. Dennoch sind sie meist schwer umzusetzen.

- Versuchen Sie, weniger zu rauchen oder es besser ganz einzustellen. Es gibt eine direkte Dosisabhängigkeit von Nikotinmenge und Blasenreizung.
- Wenn Sie mehr als zwei Tassen Kaffee am Tag trinken, steigt die Wahrscheinlichkeit einer Überaktivität Ihrer Blase um das 2,5-fache.[17]
- Falls Sie deutliches Übergewicht haben, wird Ihnen zur Dehnung der überaktiven Blase eine Gewichtsreduktion helfen.[18]

*Verringern Sie den Druck auf die Blase*

Was machen Sie, wenn Sie unter Zeitdruck stehen und die Blase entleeren müssen, weil beispielsweise gleich der Sonntag-Abend-Tatort kommt. Sie werden mächtig mit dem Bauch drücken, um der Blasenmuskulatur durch den Bauchdruck zu helfen. Und die Blase wird somit schneller leer. Wollen Sie die Blase entlasten, machen Sie genau das Gegenteil.

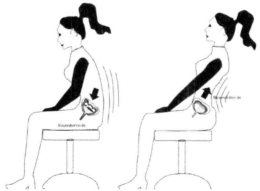

Wenn die Blase drückt und drängt, sollte man ihr Platz geben und den Druck auf sie reduzieren. Das geht mit Positionsänderungen des Körpers oder Atementlastungen durch Einziehen des Bauches.

Was machen Sie, wenn Sie sich gestoßen haben? Sie greifen impulsiv zur verletzten Stelle und halten fest *dagegen*. Damit löschen oder vermindern Sie den Schmerzreiz, weil Sie den Nerv blockieren oder gegenreizen.

Ähnliches können Sie beim Blasendrang machen:

• Machen Sie fünf schnelle Muskelaktionen Ihres Beckenbodenmuskels. Dies kann den Drang beruhigen. Sie wissen nicht, welche Muskelgruppen das sind? Dann versuchen Sie einmal bei der Entleerung der Blase den Harnstrahl zu unterbrechen. Das ist der Beckenboden.

• Auch wenn es dem Gedanken der Druckentlastung der Blase widerspricht: Manche Menschen können die Blase gut beruhigen, indem sie den *Flucht-Teil* des autonomen Nervensystems aktivieren. Auch das kennen Sie vielleicht: Wenn Sie Sport machen, verspüren Sie fast nie einen Blasendrang, das kommt erst, wenn Sie sich hinsetzen oder ausruhen. Das hängt mit der Kampf- oder Fluchtreaktion zusammen, auf die unser Gehirn programmiert ist: Es wäre für jedes flüchtende Tier fatal, wenn es seine Flucht wegen des Blasendranges unterbrechen müsste. Erst wenn wir uns ausruhen, schalten wird vom Stressmodus in den Entspannungsmodus. Wenn der Drang kommt, gehen Sie zügig ein paar Meter oder machen ein paar Kniebeugen oder laufen fünfzig Meter im langsamen Dauerlauf.

• Dieser Tipp hört sich merkwürdig an, ist aber hocheffektiv. Beobachten Sie einmal Kinder, die müssen und nicht können. Sie greifen sich in die Hose und halten scheinbar die Harnröhre zu. Dabei werden sie sich vermutlich im Schambereich reiben – weil dann der Drang weniger wird.

Die wissenschaftliche Medizin hat das schon lange aufgegriffen. Es gibt elektrische Stimulationsgeräte, die auf dem Penis oder im Bereich der Schamlippen ausgeklebt werden. Sie können dann mit einem leichten Dauerimpuls oder einem Gegenimpuls, den der Betroffene selbst auslöst, aktiviert werden.[19] Damit wird der Genitalnerv des Nervus pudendus stimuliert, der im Rückenmark zu einer Reduktion oder Löschung des ankommenden Nervenimpulses von der Blase führt. Die Blase macht das Licht an, der Gegenimpuls löscht es wieder. Neuerdings gibt es auch mechanische Reizsysteme, die im Dammbereich aufgebracht werden und ähnlich wirken.[20]

Sie können das auch ohne aufwendige Geräte machen. Reiben Sie mit leichtem Druck im Bereich der Klitoris. Bereits nach einigen Sekunden merken Sie, wie der Blasendrang nachlässt. Es ist ein ganz bestimmter Nerv oberhalb der Klitoris, der bei Reizung auf Höhe des Rückenmarks den ankommenden Nervenimpuls der gefüllten Blase löscht oder zumindest abdämpft.

## Schritt 2: Beckenbodentraining (»Kegelübungen«)

Die sogenannten Kegelübungen sind eine Referenz auf den erfolgreichen amerikanischen Gynäkologen Dr. Arnold Kegel (1894–1972), der die nach ihm benannten Übungen populär machte. Er hatte sich des Problems des geschwächten Beckenbodens und nachfolgenden Urinverlusts bei Frauen nach Geburten angenommen. Er fand heraus, dass dieses Problem als Folge von überdehnten Muskeln des Beckenbodens durch entsprechende Muskelübungen deutlich verbessert werden kann. Die Ergebnisse veröffentlichte er nach 18-jähriger Forschung im Jahre 1948 – eine wegweisende Arbeit.[21]

Vokabeln lernt man meist besser, wenn man sie spricht und schreibt. So ist es auch mit Muskelübungen. Wenn man die Anspannung nicht nur ausführt, sondern den Effekt auch durch ein Gerät angezeigt bekommt, ist es verstärkend. Heute nennt man das Biofeedback. Dr. Kegel konstruierte einen weichen, schlauchartigen und mit Luft gefüllten Hohlkörper, der mit einem Druckgerät verbunden war. Jedes Mal, wenn die Frauen den luftgefüllten Körper durch Anspannung des Beckenbodens zusammendrücken, wurde der Krafteffekt auf einer Skala angezeigt. Dr. Kegel nannte dieses Gerät »Perineometer«.

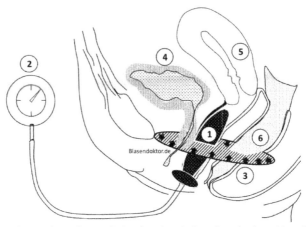

Es ist bewiesen, dass eine optisch oder akustisch wahrnehmbare Verstärkung eines Körpereffektes besser ist als nur das Erspüren einer Übung. Dies ist das Prinzip des Biofeedbacks. Das Perineometer (1) erfand Dr. Kegel, damit die Anspannung des Beckenbodens auf einem Druckmesser (2) darstellbar wurde. Durch Muskelkontraktion (3) wird der luftgefüllte Schlauch zusammengedrückt (4 = Blase, 5 = Gebärmutter, 6 = Enddarm).

*Hilft Beckenbodentraining auch bei der Drangblase?*

So unwahrscheinlich es klingt: Ja, es gibt gute Studiendaten, die das bestätigen.[22] Man fragt sich natürlich, wie das sein kann. Dass ein muskelgestärkter Beckenboden besser den Urin halten kann, leuchtet ein. Aber warum wird der nervöse Drang verbessert? Dr. Kegel gibt in seiner historischen Beschreibung einen treffenden Grund. Er sagte, dass mit den Muskelübungen diese Muskeln nicht nur an Kraft gewinnen, sondern sich wieder neu ausrichten. Anatomisch wäre nachvollziehbar, dass dadurch überdehnte und gereizte Nerven wieder reorganisiert werden und weniger Fehlreize senden.

*Gibt es auch Kegel-Übungen ohne Biofeedback-Verstärkung?*

Es gibt viele Übungen, mit denen man den Beckenboden stärken kann. Das Problem ist, den Beckenboden als verantwortliche Struktur zu spüren, um nicht die falschen Muskeln zu trainieren. Wie macht man das?

• Den *richtigen Muskel* spüren: Unterbricht man während der Blasenentleerung den Urinstrahl, spürt man den schlingenförmigen Beckenmuskel. Das Gefühl der Muskelanspannung geht – wenn man lange genug unterbricht – oft mit einem Wärmegefuhl elnher.

Diese Übung sollte nicht auf Dauer erfolgen, um den Mechanismus der Blasenentleerung mit angespanntem Blasen- und entspanntem Beckenboden nicht zu schädigen. Aber als Rückkopplung, ob man den richtigen Muskel anspannt, ist die Unterbrechung des Urinstrahl sehr hilfreich.

Sehr wichtig ist, dass bei dieser Muskelanspannung nicht die anderen Muskeln wie die Muskeln am Gesäß oder Bauch oder an den Innenseiten der Oberschenkel angespannt werden. Dies sind andere Strukturen, die nichts mit dem Beckenboden zu tun haben. Beim Beckenboden merkt man eine Bewegung nach oben und innen.

• *Spannungsübungen*: Man sollte diese Spannungs- und Entspannungsübungen des Beckenbodens mehrmals am Tag wiederholen. Dabei sollte der Beckenboden immer nur einige Sekunden gehalten werden.

Dies sollte man bis zu zehnmal am Tag wiederholen, damit es sich automatisiert. Im nächsten Schritt wird empfohlen, diese Spannungsübungen schnell hintereinander durchzuführen. Im nächsten Schritt kann man die Dauer und Intensität der Muskelanspannung weiter erhöhen.

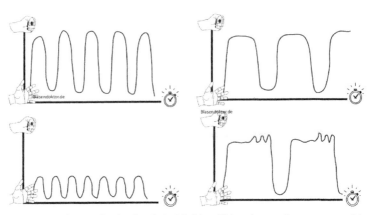

Wenn man den Beckenboden bei sich identifiziert hat, sollte man verschiedene Spannungsübungen machen: langsames Spannen und entspannen (links oben), oder nach der Spannung diese Spannung plateauähnlich halten (rechts oben) oder schnelle kleine Kontraktionen machen (links unten) oder bei gehaltenem Muskel noch mal kurzfristig verstärkende Anspannungen durchführen (rechts unten).

## Schritt 3: die Drangblase mit Medikamenten beruhigen

Es gibt sehr gute Medikamente zur Beruhigung der überaktiven Blase. Die derzeit verfügbaren Medikamente zur Blasenberuhigung wirken bei ungefähr sechzig bis siebzig Prozent der Betroffenen. Leider nehmen weniger als die Hälfte die Tabletten noch nach einem Jahr – obwohl die Beschwerden wieder aufgetreten sind.

*Wie wirken die Blasenmedikamente?*

Zur Erklärung der Steuerung biologischer Vorgänge wird immer wieder das Schlüssel-Schloss-Bild genutzt. So ist es auch bei der Auslösung von Muskelaktionen im Körper. Wird ein Nerv aktiviert, schüttet er an seinen Enden Botenstoffe aus. Die sind mit einer Empfangsstelle verbunden und lösen am Empfangsorgan einen elektrischen Impuls aus. Das führt dann zu einer Muskelreaktion.

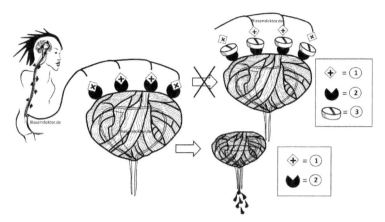

Zur Entleerung der Blase schüttet das Nervensystem nach willentlicher *Erlaubnis* durch die übergeordnete Instanz Gehirn einen Botenstoff (1) aus, der sich an Empfangsstellen, den Rezeptoren (2), anlagert und zu einer Muskelaktion mit Blasenentleerung führt (rechts, unterer Bildteil). Um eine überaktive Blase zu hemmen, gibt es Medikamente (3), die die Empfangsstellen blockieren. Dadurch wird die muskuläre Aktion abgeschwächt oder gehemmt (rechts, oberer Bildteil).

Der Nerventeil, der die Blase anregt, ist der Parasympathikus. An seinen Endstellen wird als Botenstoff sogenanntes Acetylcholin ausgeschüttet. Medikamente, die die Blase beruhigen und damit den Blasenbesitzer vor überaktivem Drang schützen, verhindern ein Ankoppeln dieses Botenstoffes am Blasenmuskel. Sie blockieren die Empfangsstellen. Es gibt eine Vielzahl von Präparaten, die in diesen Ablauf an der Blase eingreifen. Sie werden in zwei unterschiedliche Wirkgruppen unterteilt. Es gibt die Substanzen, die die Blase hemmen, also eine Muskelanspannung verhindern. Man nennt sie die Anticholinergika.

*Was man bei Medikamenten beachten muss*

• Die Medikamente haben einen guten Effekt, aber man muss zwei bis vier Wochen warten, bis der Effekt auftritt. Das ist wichtig zu wissen, denn viele Betroffene erwarten einen zu schnellen Effekt und beenden die medikamentöse Therapie vorzeitig.

- Die blockierenden Substanzen dämpfen auch andere Organe, die vom Parasympathikus reguliert werden. Deshalb kann es zu Mundtrockenheit, Darmträgheit, Übelkeit, Beschleunigung der Herzfrequenz und Sehstörungen mit verschwommenem Sehen kommen.

- **Die Abbruchrate mit den blasenberuhigenden Medikamenten** beträgt innerhalb der ersten dreißig Tage vierzig bis achtzig Prozent.

- Einige der anticholinergen Medikamente haben eine zentrale Wirkung auf die Denkfunktion. Das ist insbesondere bei älteren Betroffenen oder Menschen mit einer Vielzahl an Medikamenten von Bedeutung.

   Häufig wird die Wirkung in den Beipackzetteln aufgeführt, kann aber auch mit im Internet aufgeführten Tabellen abgeglichen werden.[23]

*Ein hilfreicher Trick, die Nebenwirkungen zu verringern*

Wie schafft es der Körper, aus den Nahrungsstoffen Energie für den Körper bereitzustellen? Indem er das, was wir essen, erst der Leber zuführt. Es ist die Leber, die Substanzen umbaut und teilweise speichert. Genau das passiert auch mit Medikamenten.

   Dabei wird aus der Substanz etwas gebildet, das sich von der Ursprungssubstanz unterscheidet. Man nennt das den First-Pass-Effekt, also eine Wirkung, die durch die Verstoffwechselung einer Substanz nach der Aufnahme durch den Darm in der Leber entsteht.

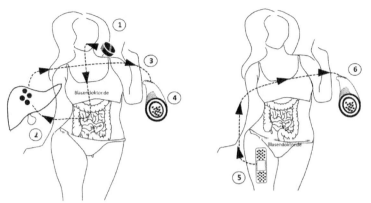

Der First-Pass-Effekt: Wenn wir eine Substanz schlucken (1), wird sie im Magen-Darm aufgespalten, aber letztlich in der Leber umgebaut (2). Dabei entstehen Substanzen, die Nebenwirkungen auslösen. Bei den blasenberuhigenden Medikamenten sind das N-DEOs (3). Diese führen zu Mundtrockenheit und Darmträgheit aus. Ein Trick gegen die Nebenwirkungen ist die Gabe des Medikaments durch die Haut. Die Substanz Oxybutynin kann in ein Gel verpackt als Pflaster aufgebracht werden. Sie wird dann langsam durch die Haut aufgenommen (5). Dadurch wirkt sie ohne vorherigen Umbau in der Leber, weil die Substanz *unverbaut* ihre Wirkung entfalten kann (6).

*Ein neues Wirkprinzip zur Dämpfung der Blasenaktivität*

Die Blase wird vom *Wellness-System* des autonomen Nervensystems, dem Parasympathikus, stimuliert und vom *Stress-System*, dem Sympathikus, gehemmt. In der Erholung entleert sich die Blase, beim Arbeiten, Flüchten und Sport ist der Harndrang störend – also wird die Blase dann gehemmt.

Während die blasenregulierenden Medikamente den parasympathischen Stimulator blockieren, kann man auch versuchen, den bremsenden Sympathikus zu verstärken. Vor mehr als dreißig Jahren hat man einen Rezeptor an der Blase entdeckt, der mit dem Sympathikus zusammenarbeitet. Schließlich gelang die Synthese einer Substanz, die ohne große Nebenwirkungen diesen Rezeptor verstärkte – und damit die Blasenaktivität dämpfte.

Diese Substanz, Mirabegron genannt, wurde schließlich vor mehr als zehn Jahren zugelassen und avancierte 2016 zum Verschreibungsschlager in den USA. Inzwischen ist das

Mittel nach einigen administrativen und politisch bedingten Umwegen auch in Deutschland zugelassen.

Die Substanz ist relativ gut verträglich, kann aber zu einer Beschleunigung der Herzaktionen und einer Erhöhung des Blutdrucks führen.

*Blasenregulierende Substanzen direkt in die Blase geben*

Ähnlich der Gabe von Antibiotika direkt in die Blase, um Nebenwirkungen im Körper zu vermeiden, kann man das auch mit blasenregulierenden Substanzen durchführen. 1989 wurde dies erstmals beschrieben und führte bei den Betroffenen zu einem guten Effekt unter weitgehender Ausschaltung der Nebenwirkungen.[24]

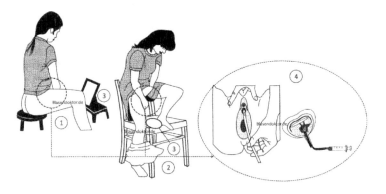

Ein blasenregulierendes Medikament wird in steriler Kochsalzlösung gelöst und zwei- bis dreimal täglich durch einen selbstgeführten, sterilen Einmalkatheterismus direkt in die Blase gegeben (4). Dies kann in sitzender (1) oder stehender Position (2) erfolgen, wobei meist ein Spiegel (3) zur Darstellung der Harnröhrenmündung notwendig ist. Die Lösung verbleibt dreißig bis sechzig Minuten in der Blase, der blasenberuhigende Effekt ist nachgewiesen, die systemischen Nebenwirkungen deutlich geringer als bei Einnahme in Tablettenform.

Interessant ist, dass das Oxybutynin, wenn man es in die Blase gibt, von der Blasenschleimhaut aufgenommen wird. Man hat Messungen im Blutspiegel durchgeführt, die eine mehrfach höhere Konzentration als bei einer Einnahme von Tabletten gezeigt haben. Dass es nur zu extrem geringen

Nebenwirkungen kommt, hat mit der bereits beschriebenen Umgehung der Leber, dem sogenannten First-Pass-Effekt zu tun.[25]

Fertigspritzen mit gelöstem Oxybutynin sind inzwischen verfügbar.[26] In naher Zukunft wird es wahrscheinlich auch »Botox« in speziellen Hüllen als Nanopartikeln geben, das in die Blase gegeben werden kann.

## Überaktive Blase und Phytotherapie

Es ist erstaunlich, wie wenig pflanzliche Präparate bei dem so weit verbreiteten Symptomkomplex der überaktiven Blase untersucht wurden und zur Verfügung stehen. Gibt man entsprechende Suchbegriffe in der größten internationalen medizinischen Datenbank ein und beschränkt sich auf Untersuchungen bei Patienten unter Ausschluss von Tierversuchen, findet man nur wenig Verwertbares.

Eines der beiden am besten untersuchten pflanzlichen Präparate enthält ein Gemisch aus Anteilen der Stammrinde eines Kaperngewächses, aus Acker-Schachtelhalm und immergrünem Fieberstrauch (Lindera aggregata). In den Jahren 2013 und 2014 wurde in Australien mit diesem Präparat eine placebokontrollierte und doppelt verblindete Studie durchgeführt.[27]

Es wussten also weder die Ärzte noch die Patienten, wer das pflanzliche Präparat und wer das Scheinpräparat erhielt. Nach acht Wochen zeigte sich, dass die Gruppe mit dem pflanzlichen Präparat im Vergleich zu den Betroffenen mit dem Scheinpräparat eindeutig besser abschnitten.

| Effekt nach acht Wochen | pflanzliches Präparat[(24)] | Placebo |
|---|---|---|
| Blasenentleerungen am Tag | 7 x | 11 x |
| Blasenentleerungen nachts | 2 x | 3 x |
| Drangepisoden der Blasen am Tag | 1,5 x | 4 x |

Das zweite gut untersuchte Pflanzenpräparat[28] kommt aus China und wurde sowohl gegen ein Scheinpräparat als auch gegen eine definierte Substanz (Tolterodine) und eine Kombination beider Präparate getestet.[29] Die verglichenen Gruppen von jeweils 52 Frauen waren für eine Wertung der Effektivität ausreichend groß.

Es zeigte sich ein guter Effekt der Heilpflanzen, sowohl allein als auch in Kombination mit der chemischen Substanz.

## Schritt 4: elektrische Neuromodulation

Jeder kennt den Defibrillator, ein Gerät, das zunehmend an öffentlichen Plätzen für jedermann zugänglich aufgehängt wird. Denn fällt jemand plötzlich bewusstlos um, besteht der Verdacht auf ein Herzversagen wegen Kammerflimmern.

Die elektrische Reizüberleitung im Herz ist gestört, es besteht quasi ein Kurzschluss, sodass das Herz keine Pumpaktionen mehr ausführt und mit bis zu dreihundert nutzlosen Schlägen *flimmert*. Hat man keinen Defibrillator, muss möglichst schnell eine Herzmassage erfolgen, damit das Gehirn mit Sauerstoff versorgt wird. Oder man nutzt den Defibrillator, bei dem durch einen starken elektrischen Impuls versucht wird, den Kurzschluss des Herzens zu durchbrechen, damit es wieder anfängt, langsamer (pumpend) zu arbeiten.

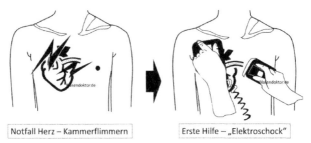

| Notfall Herz – Kammerflimmern | Erste Hilfe – „Elektroschock" |

Paradebeispiel einer Elektrotherapie ist das Herzversagen bei einem Kammerflimmern. Durch einen starken elektrischen Impuls mit einem Defibrillator wird das unkoordinierte Flimmern des Herzens durchbrochen, und es kann wieder anfangen, im Rhythmus zu schlagen. Nur dann können sich die Herzkammern wieder füllen und mit Sauerstoff angereichertes Blut in den Körper pumpen.

Letztlich macht man bei der Elektrotherapie der Blase etwas Ähnliches. Man beeinflusst über elektrische Impulse die Nervenversorgung der Blase.

*Stimulation des hinteren Tibialis-Nervs am Schienbein (PTNS)*

Wieso stimuliert man einen so weit von der Blase entfernten Nerv? Und was soll das bringen? Die Idee ist alt: Sie geht auf die traditionelle chinesische Akupunktur zurück. Einer der am häufigsten genutzten Punkte, die mit Akupunkturnadeln stimuliert wird, heißt »Milz 6«, ein Punkt an der Innenkante des Schienbeines ungefähr eine Handbreit oberhalb des Innenknöchels.

Anfang der 1980er Jahre kamen Urologen in den USA auf die Idee, diesen klassischen Akupunkturpunkt zu testen. Eigentlich war die Hoffnung, durch elektrische Stimulation den Schließmuskel trainieren und stärken zu können. Als man das durch Studien mit einer Blasendruckmessung beweisen wollte, stellte man eher durch Zufall fest, dass die Reizung dieses Nervs weniger auf den Schließmuskel wirkte als vielmehr die unwillkürlichen Aktionen der Blase verbesserte.

Notwendig ist ein kleines Gerät, das eine Batterie enthält (TENS für »Transkutane elektrische Nervenstimulation«). Das Gerät ist über Kabel mit Klebeelektroden verbunden, die auf der Haut aufgebracht werden. Über diese Hautelektroden werden schwache elektrische Reize verabreicht, die der Patient als ein leichtes Nervenkribbeln wahrnimmt. An dem Gerät können Reizstärke und auch das Stimulationsmuster eingestellt werden. Dies erfolgt einmal täglich für eine halbe Stunde und wird insgesamt über zwölf Wochen wiederholt.

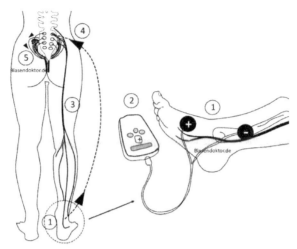

Die Klebeelektroden werden im Bereich des Innenknöchels angebracht (1) und mit einem Impulsgeber (2) verbunden. Über einen Nerv des Beines (3) gelangen die Impulse zum Rückenmark (4), wo sie verschaltet werden und Nervenimpulse zur Blase (5) senden. Die Idee stammt aus der traditionellen chinesischen Medizin mit der Akupunktur und entspricht dem oft genutzten Punkt »Milz 6«. Etwa sechzig Prozent der Betroffenen mit einer überaktiven Blase beschreiben eine Verbesserung der Symptomatik. Wichtig ist aber, dass es nur in Verbindung mit Maßnahmen zum Verhaltenstraining, insbesondere dem Blasentraining, funktioniert.

Das Verfahren wurde in vielen Untersuchungen getestet. Bei rund sechzig Prozent der Betroffenen kommt es zu einer Verbesserung. Diese haben oft sogar einen anhaltenden Besserungseffekt.[30]

*Elektrische Stimulation des dorsalen Genitalnervs (Klitoris)*

Es hört sich verwegen und eher nach einer ungewöhnlichen Sexualpraktik an, hat aber einen nachvollziehbaren anatomischen Hintergrund, denn ein Teil des Nervus pudendus verläuft sowohl im Bereich der Klitoris als auch des Penis. Wird dieser Nerv stimuliert, kommt es im Rückenmark zu einer Vernetzung der ankommenden Nervenimpulse von der Blase. Bereits bei den Anleitungen zur Verhaltenstherapie wurde darauf eingegangen.[31] Hat man einen starken

Blasendrang, kann man genau diesen Nerv durch eine leichte Massage stimulieren und den Blasendrang unterdrücken.

Bei der elektrischen Reizung werden die Klebeelektroden neben der Klitoris aufgebracht und dann mit einem TENS-Gerät stimuliert. Die Stimulationsparameter entsprechen weitgehend der Stimulation des Nervus tibialis.

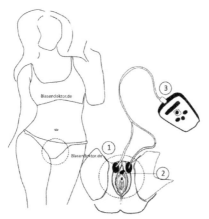

Zur elektrischen Stimulation werden die Klebeelektroden (1) seitlich oberhalb der Klitoris aufgeklebt (2) und können dann beim Harndrang über einen kleinen Impulsgeber (3) aktiviert werden.

*Vaginale elektrische Stimulation*

Das Prinzip der elektrischen Beeinflussung bleibt bei der vaginalen Stimulation gleich. Durch eine mehrmalige Anwendung pro Woche für zwanzig bis dreißig Minuten hat man eine 50-prozentige Chance, die Drangepisoden deutlich zu verbessern. Die Einstellung der Reizstromabgabe entspricht in etwa derjenigen bei der Stimulation im Bereich des Schienbeinnervs. In einem direkten Vergleich von vaginaler zu der im Schienbeinbereich gelegenen tibialen Elektrostimulation zeigte sich die vaginale Anwendung messbar besser.[32] Eine Erklärung könnte sein, dass bei der vaginalen Anwendung ein sehr viel größerer Bereich von Nerven angesprochen wird.

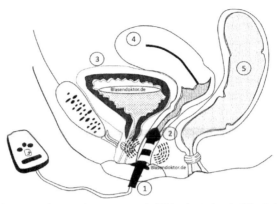

Bei der Elektrostimulation über eine Sonde (1) in der Scheide (2) wird ein großes Gewebegebiet stimuliert. Bei einem direkten Vergleich von Elektrostimulation im Bereich des Innenknöchels zur Stimulation von der Scheide aus (1, 2) zeigte die Scheidenstimulation eine höhere Effektivität.[33] Vielleicht weil mehr Nervengebiete beeinflusst werden.

## Schritt 5: Botoxinjektionen in den Blasenmuskel

Es klang unerhört. Dieselbe Substanz, die die Stirnfalten kosmetisch wirksam zum Verschwinden brachte, sollte auch bei der Behandlung einer überaktiven Blase wirksam sein? Im Jahre 1991 gab es die ersten Mitteilungen, dass das hochwirksame Nervengift des Bakteriums Clostridium botulinum (das Botulinumtoxin) nicht nur bei Augenerkrankungen half. Es hatte zuvor geholfen, die Stirnfalten zu beseitigen, weil es die Muskeln lähmt, die die Stirnfalten erzeugen. Und nun stellte man fest, dass es auch in der Blase wirkt.

Die Firma Allergan, die sich die Patentrechte von dem Erfinder Dr. Alan Scott zu einem aus heutiger Sicht Spottpreis gesichert hatte, fand einen Markennamen, der mittlerweile weltbekannt ist: Botox. Aus dem Zungenbrecher wurde ein einprägsamer Begriff. Obwohl es bereits lange Jahre eingesetzt wurde, ist Botox erst im Jahre 2002 auch von der amerikanischen Gesundheitsbehörde für die Behandlung der Stirnfalten offiziell zugelassen worden.

Im Jahr 2000 erschient eine bahnbrechende Arbeit der Urologin und Professorin Brigitte Schurch von der Universität Zürich und dem deutschen Urologen Professor Manfred

Stöhrer aus Murnau. Sie beschrieben erstmals, dass die Gabe von Botulinumtoxin in die Blasenwand zu einer deutlichen Verbesserung der überaktiven Blasensymptomatik bei Patienten mit einer neurologischen Erkrankung führte. Sie hatten damit die Tür zu einer neuen Indikation aufgestoßen. Und da die Symptomatik der überaktiven Blase sehr verbreitet ist, macht die Verschreibung von Botox in der Urologie heute in etwa einen Drittel des Gesamtumsatzes von Botulinumtoxin in der medizinischen Anwendung aus.

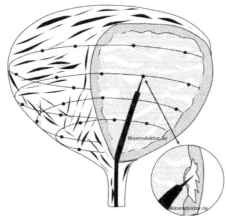

Bei der Botox-Therapie überaktiver Blasen wird mit einer sehr dünnen biegsamen Nadel an zehn bis dreißig Stellen das verdünnte Nervengift unter die Schleimhaut in den Blasenmuskel gespritzt. Am besten in die überaktiven und deshalb vorspringenden Muskelbalken. Dies erfolgt meist in Kurznarkose und während einer Blasenspiegelung, sodass genau kontrolliert werden kann, wo die Nadeln gesetzt werden.

*Kann man danach die Blase gar nicht mehr entleeren?*

Nein, das passiert nur sehr selten und wenn, dann auch nur so lange, bis das Botox wieder abgebaut ist. Wobei man sagen muss, dass es an den Nerven zu einem Aussprießen von neuen Nervenendungen kommt, die wieder normal arbeiten. Dies dauert aber einige Wochen bis Monate. Es ist jedoch der Grund, dass man bei der Erstbehandlung immer eine niedrigere Dosis gibt, die man im Bedarfsfall steigert. Sollte es tatsächlich einmal zu einer gestörten Blasenentleerung kommen, muss man notfalls für einen beschränkten Zeitraum einen Katheter legen oder den Frauen den Selbstkatheterismus beibringen, um die Blase selbst zu entleeren.

*Wie schnell wirkt die Behandlung nach der Injektion?*

Nach der Injektion dauert es meist ein bis zwei Wochen, bis der Effekt an der Blase eintritt. Direkt nach der Injektion können, bedingt durch den Eingriff, für einige Tage verstärkte Reizbeschwerden bestehen.

*Wie lange hält die Besserung nach der Behandlung an?*

Da gibt es erstaunliche Unterschiede. Aber in der Regel kann man von einer Wirkungsdauer von sechs bis zwölf Monaten ausgehen. Die Betroffenen merken dann allmählich, dass der alte Zustand mit den Drangbeschwerden wieder zunimmt. Dann kann eine erneute Behandlung erfolgen.

*Wie oft kann man die Behandlung wiederholen?*

Dahinter steckt die Frage, ob man irgendwann gegen die Behandlung *immun* wird und kein Effekt mehr eintritt. Man kann das verneinen, wenn es auch nicht ausgeschlossen ist. Nach derzeitigem Kenntnisstand passiert es nur bei zwei bis fünf Prozent der Betroffenen, dass sie nicht mehr auf Botox ansprechen. Man kann dann zu einem anderen Präparat wechseln, da inzwischen mehrere leicht unterschiedliche Substanzen erhältlich sind. Es wird jedoch empfohlen, eine Wiederholungsbehandlung frühestens nach einem zeitlichen Intervall von drei Monaten durchzuführen, um die Bildung blockierender Antikörper zu verhindern.

*Gibt es auch Betroffene, die nicht auf Botox ansprechen?*

Das gibt es, ist aber selten. In einer Untersuchung in der Schweiz waren das etwa acht Prozent, die keinen oder kaum Verbesserungen zeigten. Das wird auf den Zustand der Blase zurückgeführt, wenn beispielsweise die Blase wegen der

Grunderkrankung schon zu stark vernarbt war. Man spricht dabei von einer Sklerosierung, was mit einem Elastizitätsverlust der Blase gleichgesetzt werden kann. Als weitere Gründe werden ein Diabetes mellitus oder psychische Erkrankungen diskutiert.

### Die Botox-Story

Botulinumtoxin gehört zu den giftigsten Substanzen der Welt. Geringste Mengen können hunderte von Menschen umbringen. Im Ersten Weltkrieg wurde versucht, es als chemisches Kampfmittel einzusetzen. Das Gift blockiert die Signalübertragung zwischen Nerven und Muskeln. Die Menschen ersticken an ihrer eigenen Lähmung, weil sie nicht mehr atmen können.

Dr. Alan Scott, 1932 geboren, war als Augenarzt in Kalifornien tätig, als ein Patient nach der dritten Muskeloperation nicht aufhörte zu schielen.

Als junger Forscher hatte er in Tierversuchen bei Affen festgestellt, dass man Medikamente gezielt in Augenmuskeln spritzen kann, ohne dass sie sich in der Umgebung verteilen und die extrem sensiblen Augenpartien schädigen. Und er hatte den Tieren bereits hochverdünntes Botulinumgift gespritzt und damit gezielt Augenmuskeln geschwächt oder ausgeschaltet. Er arbeitete dabei mit einem berühmten Forscher zusammen, Dr. Edward Schantz, dem es Jahre vorher gelungen war, Botulinumtoxin als Substanz zu identifizieren und kristallin herzustellen.

Dr. Scott erhielt die Erlaubnis des Patienten und der Ethikbehörde und injizierte das hochverdünnte Gift in einen Augenmuskel des Patienten – und es funktionierte. Die Doppelbilder waren weg. Später konnte er mit Botox eine Frau heilen, die wegen verkrampfter Augenmuskeln nichts sehen konnte.

Allmählich wurde der Lähmungseffekt des Giftes auf die Muskeln immer häufiger genutzt. 1989 wurde das Gift offiziell als Medikament mit dem Namen Oculinum zugelassen. Zwei Jahre später kaufte die Firma Allergan Dr. Scott die Rechte an dem Medikament ab. Weil Scott aber das Potenzial für den Kosmetikbereich nicht sah, verkaufte er die Rechte zu einem Spottpreis.

Ein kanadisches Ärztepaar entdeckte durch einen Zufall die faltenreduzierende Wirkung des Gifts, und der Siegeszug des Botox war nicht mehr aufzuhalten.

## Schritt 6: ein *elektrischer Schrittmacher* für die Blase

Die Idee zu dieser inzwischen weltweit anerkannten Therapie entstand durch die quälenden Rückenschmerzen des früheren Präsidenten der USA, John F. Kennedy. Einer seiner behandelnden Ärzte war Dr. Blaine Nashold, ein Neurochirurg an der Duke Universität. Er hatte versucht, über eine elektrische Stimulation von Rückenmarksnerven die chronischen Rückenschmerzen des Präsidenten zu behandeln. Und er hatte beobachtet und beschrieben, dass diese Form der Stimulation auch auf die Blase wirkt.

Zu dieser Zeit gab es an der Urologischen Universitätsklinik in San Francisco einen aus Ägypten stammenden Urologen, Dr. Emil Tanagho, der 1966 wegen der politischen Situation aus seinem Heimatland mit seiner Frau und zwei Kleinkindern und zweihundert Dollar Barvermögen geflüchtet war. Dr. Tanagho forschte intensiv und innovativ. Zehn Jahre nach seiner Ankunft in den USA wurde er zum Direktor der weltberühmten Urologischen Universitätsklinik in San Francisco berufen. Er griff die Idee des Neurochirurgen des schmerzgeplagten Präsidenten auf, dass eine elektrische Stimulation der Nerven im Kreuzbein nicht nur zu einer Schmerzbeeinflussung, sondern auch zu einer Reaktion im Blasenmuskel führte.[34]

Anfangs ging man davon aus, dass die elektrische Stimulation von Nerven im Kreuzbeinbereich die Schließmuskelfunktion der Blase verbessern könnte. Das wäre bei der verbreiteten Inkontinenz, dem unwillkürlichen Urinverlust bei Belastung, ein riesiger Fortschritt gewesen. Bei Blasendruckmessungen zeigte sich aber, dass die unwillkürlichen Drangepisoden der Blase viel besser ansprachen als der Schließmuskel. Nach Jahren gelang es schließlich, ein Gerät bis zur klinischen Marktreife zu entwickeln.

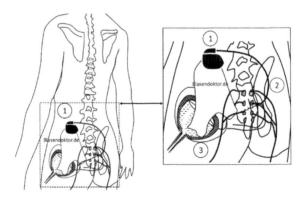

Der Schrittmacher der Blase besteht aus einem Stimulationsgerät (1), das unter der Haut platziert wird. Eine Stimulationssonde (2) wird in ein vorhandenes Loch im Kreuzbein in die Nähe des Nervus pudendus gelegt. Indem man die Stimulationsstärke und Frequenz ändert, kann es zu beruhigenden Effekten auf die Nervenversorgung der Blase (3) kommen. Die Auswirkungen an den Beckenorganen sind bei den Betroffenen unterschiedlich und können individuell angepasst werden.

*Wie deutlich sind die Verbesserungseffekte?*

Bei der streng kontrollierten Zulassungsstudie der amerikanischen Gesundheitsbehörde zeigte sich, dass es durch die Neuromodulation gelang, sowohl die Häufigkeit der Blasenentleerung als auch die Blasenkapazität deutlich zu verbessern. Bei der Entleerungshäufigkeit über 24 Stunden gelang eine Halbierung von vorher etwa 17 Entleerungen auf 9. Und die Blasenkapazität konnte im Mittelwert von vorher 118 ml auf 226 ml verdoppelt werden.[35]

*Ist die Implantation eine große Operation?*

Letztlich geht es wie bei einem Herzschrittmacher, der auch indirekt mit dem Herz gekoppelt wird. Beim Herzschrittmacher wird die Sonde durch ein Blutgefäß an die Innenwand des Herzens gelegt und der Schrittmacher unter die Haut gepflanzt.

Beim Blasenschrittmacher legt man die Sonde nicht in die Blase, weil sie dort verkrusten und Schmerzen auslösen würde. Stattdessen wird ein Nerv hinter dem Kreuzbein, der die Blase reguliert, elektrisch moduliert. Dazu wird mittels Punktion eine borstenartige Stimulationssonde unter Röntgenkontrolle durch eines der hinteren Löcher des Kreuzbeins vorgeschoben. Durch leichte Reizströme wird dann durch Muskelzuckungen getestet, ob die Sonde richtig liegt. Dann wird sie mit einem Impulsgeber, dem Stimulationsgerät, verbunden.

*Woher weiß man, ob der Blasenschrittmacher hilft?*

Bei ungefähr der Hälfte der Betroffenen wirkt die Modulation überhaupt nicht oder nur zu schwach. Leider ist es nicht möglich, das durch vorherige Messungen voraussagen. Deshalb macht man eine Probetestung.

*Wie wirkt der Blasenschrittmacher?*

Lange Zeit dachte man, dass die elektrische Stimulation direkt an der Nervenversorgung der Beckenorgane von Blase und Darm wirkt und dort die Rhythmusstörung der Blase normalisiert. Die Impulse gehen zwar zu den Beckenorganen, übrigens auch zum Dickdarm und sind dort spürbar. Da aber weder die Blase noch der Dickdarm lernen können, geht man heute eher davon aus, dass die Stimulation letztlich das Gehirn zu einer Art Neuorganisation von Fehlschaltungen anregt – wie ein Reset bei einem blockierten Computer.

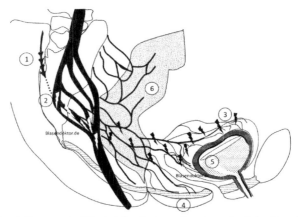

Die Stimulationssonde (1) wird durch ein vorhandenes Loch im Kreuzbein neben einen Ast das Kreuzbeinnervs (2) gelegt und gibt schwache elektrische Impulse ab, die verändert werden können. Diese gehen dann zur Blase (3, 5) und dem Beckenboden (4). Dadurch kommt es zur Modulation der Nervenimpulse, die von den Beckenorganen dem Gehirn zugeleitet werden (6 = Enddarm).

*Wie lange halten die Blasenschrittmacher?*

Derzeit halten diese Geräte mit ihrer batteriegetriebenen Energie etwa fünf bis sieben Jahre. Neue Entwicklungen versprechen längere Betriebsdauern und sogar die Möglichkeit, diese Stimulationsgeräte von außen, also durch die Haut, aufzuladen.

## Schritt 7: operative Vergrößerung der Blase

Man kann eine Gefäßprothese oder eine künstliche Hüfte oder Kniegelenke einsetzen, und sie halten Jahre – oder ein Leben lang. Aber eine Kunstblase, von der man immer gesprochen und geträumt hat, wird es wahrscheinlich nie geben. Denn der Urin enthält viele gelöste Abfallstoffe und Mineralien, die bei Kontakt mit einem Fremdkörper wie Korallen im Meer wachsen.

Diese Verkrustungstendenz ist von Patient zu Patient unterschiedlich und kann durch Flüssigkeitszufuhr reduziert werden. Aber dass man eine Arzt Kunststoffblase einsetzt, wird wegen dieser Verkrustungsneigung wahrscheinlich nie möglich sein.

Dennoch hat man Wege gefunden, den Betroffenen zu helfen. Denn es gibt diejenigen, die wegen der geschrumpften Blase den Großteil ihres Lebens auf der Toilette verbringen. Älteren Betroffenen kann man vielleicht mit einem Katheter helfen, aber bei Jüngeren ist das für die Lebensqualität eine Katastrophe.

Ich möchte im Folgenden nicht alle möglichen operativen Verfahren beschreiben, weil das den Rahmen sprengen würde. Diese Fälle wird der Betroffene im Einzelfall mit operativ versierten Urologen besprechen. Das häufigste Verfahren soll aber kurz vorgestellt werden, um aufzuzeigen, was prinzipiell möglich ist.

*Die (geschrumpfte) Harnblase mit eigenem Darm erweitern*

Man präpariert ein Darmstück und trennt es aus dem Darmschlauch heraus. Es muss aber an der zentralen

Blutversorgung angeschlossen bleiben, sonst würde es absterben. Die Blutversorgung des Darmes erfolgt auf der Innenseite, deshalb wird der Darm auf der gegenüberliegenden Außenseite durchtrennt. Dadurch wird aus dem pumpenden Schlauch eine Art Platte. Wenn man dann die klein geschrumpfte Blase öffnet, wird diese *Darmplatte* dann wie eine Art Deckel eingenäht, so dass die Blase im Volumen fast verdreifacht wird.

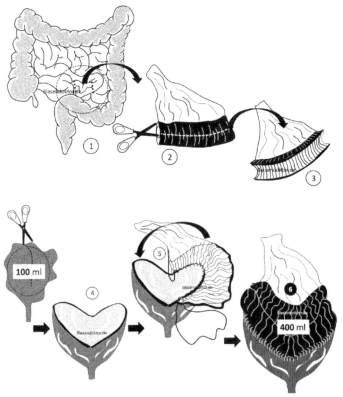

Man nimmt bei dieser Form der Blasenvergrößerung aus dem Darm des Betroffenen ein Stück Dünndarm heraus (1). Dieses Darmstück wird dann so aufgeschnitten, dass es weiter durchblutet bleibt, aber aus dem Rohr eine Platte wird (2 bis 3). Die kleine Blase wird dann geöffnet, und man näht die Darmplatte wie ein Pflaster in die kleine Blase (4, 5) ein. Dadurch wird sie wieder größer und gewinnt an Volumen (6).

*Kann man mit so einer Blase die Blase normal entleeren?*

Obwohl die Blase durch diese Vergrößerung wieder eine große Urinmenge speichern kann, ist mitunter die normale Entleerung der Blase gestört. Denn das eingenähte Darmstück ist nur ein Platzhalter, der die Blase erweitert, kann sich jedoch nicht wie der ursprüngliche Blasenmuskel mit einer nach unten zum Blasenausgang gerichteten Kraft entleeren. Ein Teil der Betroffenen muss dann die Blase durch einen Selbstkatheterismus entleeren. Auch wenn es für die Betroffenen unbequem ist: Es ist immer noch besser, als wie zuvor ständig für kleinste Urinmengen auf die Toilette zu rennen oder den Urin zu verlieren.

# 4. Beschwerden und Diagnosen

## Blasenentzündungen überwinden 1

Eine schockierende Nachricht ging 2009 um die Welt. Das brasilianische Topmodel Mariana Bridi da Costa, die mehrere internationale Schönheitswettbewerbe gewonnen hatte, starb mit zwanzig Jahren an den Folgen einer Harnwegsinfektion. Alles fing harmlos mit einer Blasenentzündung an, dann kam es zu einer Blutvergiftung.

Der Körper der bildhübschen Frau wurde mit Bakterien und den dadurch gebildeten Giftstoffen überschüttet, es kam zu einer sogenannten Sepsis. Obwohl man ihr in mehreren Notoperationen Teile des Magens und der Extremitäten amputierte, um eine weitere Bakterienstreuung zu verhindern, kam am Ende jede Hilfe zu spät. Einige Tage nach der Notfalleinweisung und mehreren verstümmelnden Operationen verstarb das erfolgreiche brasilianische Topmodel.

Es ist unklar, ob die Frau an resistenten Keimen starb, also an Keimen, die nicht mehr auf die normalen Antibiotika reagieren. Möglicherweise war die Einschwemmung von Bakteriengiftstoffen einfach zu massiv, als dass man die Komplikationen hätte verhindern können. In jedem Fall steigt mit der zunehmenden Unempfindlichkeit der Bakterien gegen Antibiotika das Risiko, das solche dramatischen Verläufe auftreten.

Gott sei Dank ist dies ein seltenes Extrembeispiel. Aber die Ängste über die gefährlichen Keime sind inzwischen weit verbreitet. Als Arzt im Krankenhaus wird man immer häufiger gefragt, ob es wirklich notwendig ist, dass man im Krankenhaus bleibt. Oder ob man wirklich versprechen könne, dass es da nicht diese gefährlichen Krankenhauskeime gebe.

### Antibiotika: nur noch ein beliebiges Nahrungsmittel?

Auch wenn bei der Diskussion um Antibiotika verschiedene Probleme vermischt werden, deuten sie auf das Grundproblem hin. Es ist das genaue Gegenteil der Ära nach dem

Zweiten Weltkrieg, als die ersten Antibiotika wie Gold gehandelt wurden – sie waren eine Wunderwaffe von bis dahin nicht bekanntem Ausmaß. Legendär wurde der Film *Der dritte Mann* mit Orson Welles als Hauptdarsteller, bei dem es um einen mysteriösen Todesfall in Wien im Zusammenhang mit der mächtigen Penicillin-Mafia geht. Die ersten antibakteriell wirkenden Substanzen waren so gefragt wie vor einigen hundert Jahren Salz und Gewürze in Mitteleuropa. Am Ende des Films kommt es zu einer spektakulären Verfolgungsjagd durch die unterirdischen Abwasserkanäle von Wien.

Heutzutage, wo Antibiotika seit Langem routinemäßig verschrieben und nahezu beliebig eingenommen werden, ist deren Wirksamkeit gefährdet. Da Antibiotika auch in der Viehzucht zur Krankheitsvorbeugung und Wachstumsförderung massenhaft zum Einsatz kommen, kommt es zunehmend zum Auftreten von Resistenzen.

Diese Resistenzentwicklung ist ein uraltes biologisches Phänomen, bei dem sich in der Genstruktur der Bakterien etwas ändert und sie dadurch nicht mehr durch antibakterielle Substanzen aufgehalten werden können. Das gefährliche dieser Entwicklung ist, dass diese Resistenzen zwischen Menschen, Tieren und der Umwelt übertragen werden können. Die natürliche Selektion bedingt, dass sich die resistenten Bakterien vermehrt verbreiten und irgendwann zu gefährlichen Situationen führen.

Infektionen mit resistenten Bakterien sind oft schwer, manchmal sogar unheilbar. Da die Entwicklung neuer Antibiotika sehr teuer und zeitaufwendig ist, gibt es derzeit nur wenige Neuentwicklungen. Damit droht ein Rückfall in die Zeiten vor etwa siebzig Jahren, als Kinder noch an einer einfachen Lungenentzündung verstarben.

Nach Schätzungen der Länder der Europäischen Union versterben derzeit ungefähr 25 000 Menschen jedes Jahr an schweren Infektionen mit resistenten Bakterien.
Vielleicht werden es sogenannte Bakteriophagen sein, die uns vor einem Infektionskollaps retten (mehr zu den Bakteriophagen im sechsten Kapitel). Diese Bakteriophagen sind Viren, die auf bestimmte Bakterien als Wirtszellen

spezialisiert sind. Obwohl schon seit hundert Jahren bekannt, wurden sie lange Zeit eben wegen den einfach herzustellenden Antibiotika vernachlässigt. Nicht so im ehemaligen Ostblock, wo man schwer an teure Antibiotika kam. Im georgischen Tiflis gibt es ein Institut, in dem die Bakteriophagen seit mehr als siebzig Jahren erforscht, klassifiziert und systematisiert und zur Bekämpfung von bakteriellen Infektionen eingesetzt werden. Jüngste Studien von Urologen insbesondere aus der Schweiz, die in Kooperation mit Forschern aus Georgien erfolgen, zeigen auch bei Harnwegsinfektionen erstaunlich gute Ergebnisse.

## Symptome einer bakteriellen Blasenentzündung

Die durch einen bakteriellen Befall ausgelöste Blasenentzündung verursacht derart charakteristische Beschwerden, dass die richtige Diagnose mit einer fast 80-prozentigen Sicherheit ohne jede ergänzende Labor- oder Urinuntersuchung gestellt werden kann.

Klassische Leitsymptome der bakteriellen Blasenentzündung sind Schmerzen bei der Blasenentleerung, ein ständiger Harndrang mit kleinen Urinmengen, ein trüber und übel riechender Urin, eventuell sichtbares Blut und ein stechender Schmerz in der Blasengegend.

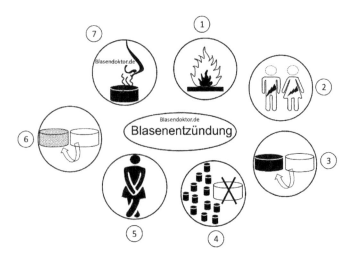

Die häufigsten Zeichen einer bakteriellen Blasenentzündung (Zystitis) sind: brennender Schmerz (1), Unterleibsschmerzen (2), blutiger Urin (3), permanenter Harndrang (5) und die dadurch bedingten kleinen Urinmengen (4). Dazu ist der Urin oft trübe (6) und hat einen unangenehmen Geruch (7).

## Wann wird eine Blasenentzündung gefährlich?

Die Blutbeimengungen im Urin sehen dramatisch aus, gehen mit starken Schmerzen einher und beeinträchtigen das Wohlbefinden der Betroffenen ungemein – aber sie sind meist nicht gefährlich. Erst bei einem Durchtreten der Bakterien ins Gewebe oder einer Beteiligung der Nieren kommt es zu einer Nierenbeckenentzündung (Pyelonephritis) und damit zu einer systemischen Körperreaktion. Die Betroffenen haben dann Fieber und meistens starke Flankenschmerzen im Bereich des Rückens unterhalb des Rippenbogens.

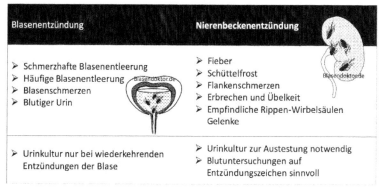

| Blasenentzündung | Nierenbeckenentzündung |
|---|---|
| ➢ Schmerzhafte Blasenentleerung<br>➢ Häufige Blasenentleerung<br>➢ Blasenschmerzen<br>➢ Blutiger Urin | ➢ Fieber<br>➢ Schüttelfrost<br>➢ Flankenschmerzen<br>➢ Erbrechen und Übelkeit<br>➢ Empfindliche Rippen-Wirbelsäulen Gelenke |
| ➢ Urinkultur nur bei wiederkehrenden Entzündungen der Blase | ➢ Urinkultur zur Austestung notwendig<br>➢ Blutuntersuchungen auf Entzündungszeichen sinnvoll |

Es ist ein großer Unterschied, ob *nur* eine Blasenentzündung oder eine Nierenbeckenentzündung vorliegt. Letztere muss wegen der begleitenden Gewebereaktion in jedem Fall mindestens sieben Tage mit einem Antibiotikum behandelt werden.

Damit es zu keinen schwerwiegenden und fortdauernden Gewebeschäden oder Eiterbildungen in den Nieren kommt, muss die antibiotische Therapie bei einer Nierenbeckenentzündung mindestens sieben Tage lang erfolgen. Man wird immer versuchen, vor Therapiebeginn den Keim aus dem Urin zu isolieren und auszutesten, um bei Nichtansprechen der zu Beginn gegebenen antibakteriellen Medikamente zu wissen, auf welche Substanz gewechselt werden muss. Denn die Waffen gegen Bakterien müssen möglichst scharf sein, um eine Blutvergiftung und das Schicksal des brasilianischen Topmodels Marina zu verhindern. Deshalb werden begleitend auch Blutuntersuchungen durchgeführt, um zu sehen, ob sich die Abwehrreaktion des Körpers mit den erhöhten weißen Blutzellen und Entzündungsproteinen zurückbildet.

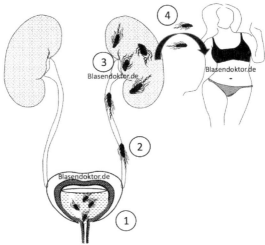

Eine Blasenentzündung ist schmerzhaft und lästig – aber meist nicht gefährlich. Kommt es jedoch zu einer aufsteigenden Infektion aus der Blase (1) über die Harnleiter (2) in die Nieren (3), kann es zu einer Einschwemmung der Bakterien in das Blut und damit den Körperkreislauf kommen (4). Dies bezeichnet man als Blutvergiftung oder Sepsis und ist sehr gefährlich.

## Wann ist eine Blasenentzündung unkompliziert?

Diese Frage ist weder überflüssig noch zynisch. Vielmehr gehört die bakterielle Blasenentzündung zu den häufigsten Erkrankungen weltweit und der Spagat zwischen zu viel und zu wenig an Diagnostik und Therapie ist enorm. Wird zu wenig diagnostiziert – aber immer maximal antibiotisch behandelt – wird die Resistenzentwicklung befördert, bei den Betroffenen Nebenwirkungen durch die Antibiotika provoziert und die eventuelle Ursache der Entzündungen übersehen.

Wird aber zu viel diagnostiziert, hat auch dies für die Betroffenen mögliche Folgeschäden, beispielsweise durch zu viel Röntgendiagnostik oder invasive Untersuchungen wie eine Blasenspiegelung. Einmal ganz abgesehen von den enormen ökonomischen Folgekosten. Genau deshalb wurde die begriffliche Abgrenzung einer unkomplizierten von einer komplizierten Blasenentzündung notwendig.

Unkompliziert nennt man eine Harnwegsinfektion dann, wenn beispielsweise keine anatomischen oder funktionellen Veränderungen vorliegen, die für die immer wiederkehrende Blasenentzündungen verantwortlich sind. Beim Mann können dies eine vergrößerte Prostata mit hohen Restharnmengen oder Blasensteine sein, bei der älteren Frau beispielsweise ein Mangel an Östrogenen, sodass Bakterien über die Harnröhre leichter einwandern bzw. einfallen können. Liegt eine komplizierte Harnwegsinfektion wie beispielsweise bei einer anatomischen Veränderung vor, können die Betroffenen fast dankbar sein, denn dann gibt es wenigstens eine behandelbare Ursache.

## Vorsicht bei wiederkehrenden Harnwegsinfektionen

Mitunter eine Harnwegsinfektion zu erleiden, ist sicher unangenehm – sie aber häufig oder immer wieder zu haben, reduziert die Lebensqualität massiv. Aber was ist »mitunter«, und was ist »häufig«? Da ein Zuviel an Therapie genauso schlecht ist wie ein Zuwenig, braucht man Grenzwerte. Per Definition spricht man von wiederkehrenden Harnwegsinfektionen, wenn zwei oder mehr symptomatische Infektionen in sechs Monaten auftreten oder innerhalb eines Jahres drei oder mehr Infektionen.

## Harnwegsinfektionen: typische Frauenleiden?

Bei jüngeren Männern ist eine bakterielle Blasenentzündung eine Seltenheit – im Unterschied zu jüngeren Frauen. Die Ursache für das fast ausschließliche Auftreten von Blasenentzündung bei Frauen ist anatomisch zu erklären. Beim Mann ist nämlich der Abstand zwischen Harnröhrenmündung an der Penisspitze und der Enddarmöffnung viel größer, das Umfeld an der Mündung der Harnröhre trocken und damit *bakterienfeindlich* und die Harnröhre als Verbindung zwischen Blase und Außenwelt mit etwa zwanzig Zentimetern fast vier Mal so lang wie bei der Frau. Sollten trotz der langen Harnröhre Bakterien den Weg *nach oben* Richtung Blase schaffen, treffen sie auf ein Prostatasekret, das eine antibakterielle Wirkung hat.

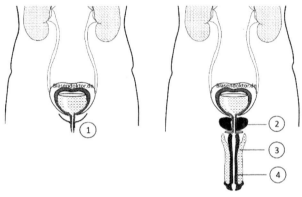

Die anatomischen Unterschiede zwischen Mann und Frau machen verständlich, warum in der Regel fast ausschließlich Frauen von wiederkehrenden Harnwegsinfektionen befallen werden. Die Harnröhre bei der Frau ist mit ungefähr vier bis fünf Zentimetern sehr kurz (1), beim Mann dahingegen 20 bis 25 Zentimeter lang. Außerdem scheidet die Prostata (2) ein entzündungshemmendes Sekret in die Harnröhre (4) aus (3 = Schwellkörper).

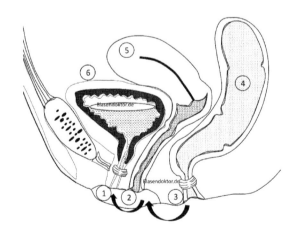

Es gibt weitere anatomischen Gründe, warum Frauen sehr viel häufiger eine Blasenentzündung bekommen als Männer. Neben der Kürze der Harnröhre (1) sind dies das feuchte und damit bakterienfreundliche Milieu der Scheide (2) und die enge Nachbarschaft zum Enddarmausgang (3). Dadurch können die Darmbakterien leicht von hinten an den Scheiden- und Harnröhrenausgang wandern (4 = Enddarm, 5 = Gebärmutter, 6 = Blase).

## Was begünstigt Blasenentzündungen?

Unabhängig von den anatomischen Gründen gibt es eine Reihe von Auffälligkeiten bei den Frauen, die eine erhöhte Infektanfälligkeit haben. Dabei wird zwischen eher immunologischen und mechanisch ausgelösten Ursachen unterschieden.

---

**Risikofaktoren für wiederkehrende Blasenentzündungen**

Eher immunologische Ursachen:
- Harnwegsinfektionen in der persönlichen Vorgeschichte
- sehr junges Alter bei der Erstinfektion (unter 15 Jahren)
- Harnwegsinfektionen in der Familienvorgeschichte

Eher mechanische/chemische Ursachen:
- zeitnaher Sexualverkehr (vor der Blasenentzündung)
- Gebrauch von Spermiziden und/oder Diaphragmen

## Risiko Diaphragma

Ein Diaphragma oder auch Scheidenpessar ist ein mechanisches Mittel zur Empfängnisverhütung. Diese schalenförmigen Kappen werden vor dem Sexualverkehr in die Scheide eingelegt, sodass sie den Muttermund verschließen. Um eine ausreichende empfängnisverhütende Wirkung zu erzielen, müssen gleichzeitig sogenannte Spermizide, also die Spermien abtötende Substanzen, verwendet werden. Es ist eine Kombination der mechanischen Irritation durch das Diaphragma und der das Scheidenmilieu irritierenden Spermizide, die nachfolgend eine erhöhte Rate an Harnwegsinfektionen bzw. Blasenentzündungen hervorruft.

## Frauen in der Menopause besonders anfällig

Bei Frauen kommt es ab dem 50. Lebensjahr zu einem Nachlassen der Östrogenproduktion. Das führt zu einem allmählichen Ausbleiben der Monatsblutungen, was man als Menopause bezeichnet. Wenn dann die Blutungen über einen langen Zeitraum ganz ausgesetzt haben, spricht man in Deutschland von der Postmenopause – ein Begriff, der in angelsächsischen Ländern nicht bekannt ist.

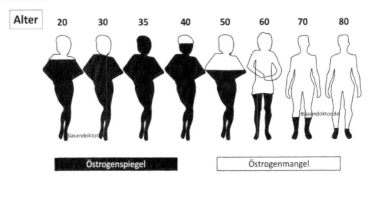

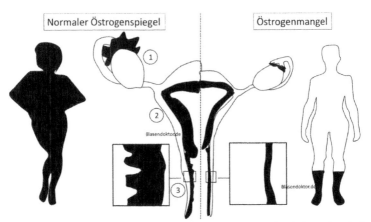

Ab dem 50. Lebensjahr kommt es bei der Frau zu einer deutlichen Verminderung der Produktion der weiblichen Geschlechtshormone. Das hat auch Auswirkungen auf die lokalen Verhältnisse im Genitalbereich und der Harnröhre. Im Bereich der Gebärmutter (2) bildet sich die innere Schleimhaut genauso zurück wie im Scheidenbereich (3). (1 = Eierstöcke.)

Die nachlassende Östrogenproduktion führt auch an der Harnröhre, also der Verbindung der Blase nach außen, zu

100

Veränderungen. Denn Östrogene bewirken an der Schleimhaut der Harnröhre einen mehrfach schützenden Effekt gegen Entzündungen der Blase: durch eine Verbesserung der Gewebefestigkeit der inneren Harnröhrenschleimhaut und eine Volumenzunahme der inneren Schleimhaut der Harnröhre durch vermehrte Durchblutung (und dadurch eine gestärkte Barriere) gegen aufsteigende Entzündungen. Außerdem kommt es zu einer Steigerung der Produktion körpereigener Proteine, die gegen Bakterien gerichtet sind. Sehr wichtig sind die Östrogene, die das Scheidenmilieu mit dem Säurespiegel und einer schützenden Besiedelung mit Laktobazillen erhalten, die vor gefährlichen Bakterien schützen.

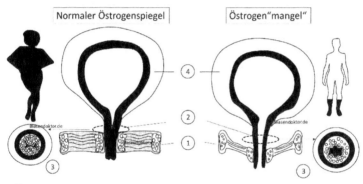

Ein Östrogenmangel kann – unabhängig von der Alterung – zu einer Schwäche des Beckenbodens führen (1), die auch zu einem unwillkürlichen Urinverlust beiträgt. Für Blasenentzündungen ist aber das erleichterte Eindringen von Bakterien in die Blase ausschlaggebend. An der Harnröhre (2) führt der Östrogenmangel zu einem Verlust an Gewebefestigkeit, verringerten Blutpolstern unter der Schleimhaut und einer verminderten Bildung von Schutzeiweiß (3). (4 = Blase.)

## Zur Diagnose

Wie schon gesagt sind die Beschwerden bei einer bakteriellen Blasenentzündung so typisch, dass allein durch deren Schilderungen mit einer 80-prozentigen Sicherheit die Diagnose gestellt werden kann. Seit Neuestem gibt es auch Fragebögen, aber die erscheinen für den medizinischen

Alltagsgebrauch sehr sperrig. Die große Zuverlässigkeit, mit der sich die Beschwerden auch so einordnen lassen, ermöglicht ein schnelles Handeln.

*Urindiagnostik: das Rätsel Mittelstrahlurin*

Stellt man sich mit den Beschwerden in einer Arztpraxis oder Notfallambulanz vor, wird man mit großer Wahrscheinlichkeit gesagt bekommen: »Geben Sie bitte einen Mittelstrahlurin ab.« Was soll das wohl sein? Als ob der Strahl so breit ist, dass man seine Mitte auffangen könnte.

Gemeint ist aber nicht die geometrische, sondern die zeitliche Mitte des Urinstrahls. Es geht also nicht darum, den am Anfang austretenden Urin aufzufangen, sondern die mittlere Portion. Denn Urin, der mit Bakterien aus dem Mündungsbereich der Harnröhre oder Scheidenbereich verunreinigt wird, hat nur eine eingeschränkte Aussagekraft. Beim Mann ist das einfach, bei Frauen gymnastisch anspruchsvoll. Aber wie bekommt man dann bei Frauen am besten einen Mittelstrahlurin?

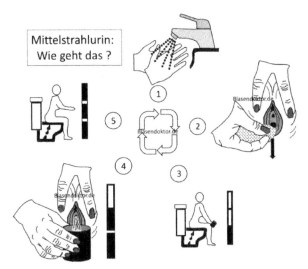

Nach der Händereinigung (1) sollte man mit einem sauberen Tuch oder Papier die Harnröhrenöffnung reinigen (2), wobei man mit einer Hand die Schamlippen spreizt und die Reinigung von der Klitoris aus Richtung Scheide (nicht umgekehrt!) durchführt. Anschließend lässt man einen Teil des Urins in die

Toilette laufen (3), stoppt kurz und hält dann bei gespreizten Schamlippen den Urinbecher vor den Blasenausgang (4). Dadurch erhält man den zeitlich mittleren Anteils des Urins, den Mittelstrahlurin. Danach kann man die Blase vollständig entleeren (5), sich die Hände reinigen und den verschlossenen Becher zur Analyse abgeben.

Dieses Vorgehen reicht für den Alltag aus. Bei speziellen Fragestellungen, wenn man ganz sicher sein muss, dass es zu keinen Verunreinigungen gekommen ist, wird der Urin mithilfe eines Katheters oder sehr selten auch durch eine mit Ultraschall gesteuerte Punktion der Blase von der Bauchdecke aus entnommen.

*Schnelltest des Urins mit Teststreifen*

Heute sind Teststreifen zur Schnelldiagnostik im Urin oder Blut eine Selbstverständlichkeit. Bis sie aber vor mehr als fünfzig Jahren im medizinischen Alltag auftauchten, bedurfte es vieler Forschungen und eines gewissen Erfindungsreichtums. Das Prinzip ist umwerfend einfach: Man taucht einen Teststreifen in den Urin, und nach ein bis zwei Minuten kommt es auf den Testfeldern zu einer Farbreaktion. Die wird durch chemische Bestandteile im Urin oder Blut in Gang gesetzt.

Das Ergebnis wird mit einer Farbskala verglichen und kann mit »positiv« (Leukozyten oder Nitrit im Urin enthalten) oder »negativ« (= keine Leukozyten oder Nitrit im Urin enthalten) bewertet werden.

| Teststreifenbefund | Diagnose |
|---|---|
| Nitrit positiv + Leukozyten positiv | Harnwegsinfektion sehr wahrscheinlich |
| Nitrit positiv + Leukozyten negativ | |
| Leukozyten positiv + Blut positiv | |
| Nitrit negativ + Leukozyten positiv | Harnwegsinfektion wahrscheinlich |
| Nitrit negativ + Leukozyten negativ | Harnwegsinfektion weniger wahrscheinlich |

Bei der entzündeten Blase findet man im Urin typischerweise weiße Abwehrzellen, die sogenannten Leukozyten und ein

Abfallstoff von Bakterien, das Nitrit. Trotzdem ist dieser Test in bis zu einem Drittel der Fälle falsch. Das liegt nicht an der Güte der Teststreifen, sondern auch an kaum beeinflussbaren Umständen.

Ein gutes Beispiel dafür ist der Nachweis von Nitrit. Medizinstudenten wissen fast immer, dass man Nitrit bei Blasenentzündungen im Urin finden kann. Fragt man sie aber, warum man trotzdem häufig kein Nitrit nachweisen kann, zucken sie mit den Schultern. Des Rätsels Lösung: Damit die Bakterien im Urin das Nitrit bilden können, brauchen sie drei bis vier Stunden. Gerade bei einer beginnenden Infektion schafft das jedoch keine der Betroffenen, solche müssen nämlich mindestens stündlich zur Toilette.

*Praktische Anwendung*

Die heute gebräuchlichen Teststreifen sind echte Schnelltests, die nach 30 bis 120 Sekunden abgelesen werden können. Sie können bis zu zwölf verschiedene Substanzen auf einmal nachweisen.

Der Teststreifen wird höchstens eine Sekunde in den frischen Urin eingetaucht. Dann wird beim Herausnehmen der Teststreifen am Gefäßrand abgestreift, um überschüssigen Urin zu entfernen. Nach dreißig bis sechzig Sekunden vergleicht man dann die Testfelder auf dem Streifen mit der Farbskala auf dem Etikett der Verpackung.

Wichtig ist die korrekte Aufbewahrung der Teststreifen. Die Nachweisreaktion auf den Teststreifen geschieht durch eine chemische Reaktion. Deshalb dürfen diese Streifen weder zu heiß noch zu kalt und nicht bei zu hoher Luftfeuchtigkeit gelagert werden. Am besten werden sie immer in der Originaldose aufbewahrt, die ein Trockenmittel enthält.

*Mikroskopie*

Die Zuverlässigkeit der Urinuntersuchung mit einem Mikroskop hängt von der Erfahrung des Untersuchers ab. In jedem Fall kann sie viele Erkenntnisse zutage fördern. Weiße Abwehrzellen, sogenannte Leukozyten, und Bakterien können gut nachgewiesen werden. Erfahrene Untersucher können auch eingrenzen, welche Bakterienstämme in Betracht kommen oder ob möglicherweise eine Pilzerkrankung vorliegt.

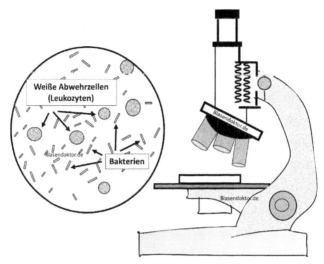

Bei der Mikroskopie wird der Urin auf einen sogenannten Objektträger, einer dünnen Glasplatte, aufgebracht und dann bei ca. 40-facher Vergrößerung untersucht. Man erkennt im Ausschnitt den typischen Befund eines Harnwegsinfektes mit den Leukozyten, die im Zellinneren stark granuliert erscheinen und in diesem Fall die massenhaften stäbchenförmigen Bakterien.

## Leitlinien-Empfehlung einer angemessenen Diagnostik

Die Zeiten, in denen grauhaarige Experten aufgrund ihrer Berufserfahrung entschieden, was richtig oder falsch ist, sind vorbei. Heute gilt die sogenannte Evidenz, das Nachweisbare, die Einschätzung einer häufig betagten Eminenz ist nachgeordnet.

Das Gütesiegel ist eine sogenannte S3-Leitlinie. Nach einem streng festgelegten Verfahren wird dabei die gesamte wissenschaftliche Literatur zu einem Problem gesichtet, bewertet und dann in einem Abstimmungsverfahren entschieden. Diese deutschsprachigen S3-Leilinien existieren inzwischen für eine Vielzahl von Erkrankungen. Sie sind öffentlich und können im Netz heruntergeladen werden. Was nun die diagnostischen Verfahren bei unkomplizierten

Harnwegsinfektionen angeht, haben sich die Experten in dieser S3-Leitlinie auf folgendes diagnostisches Verfahren geeinigt:

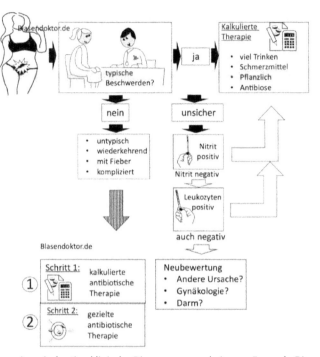

Hat man eine eindeutige klinische Diagnose, muss keine ergänzende Diagnostik erfolgen. Hat man Zweifel, erfolgt die Urinuntersuchung mit Teststreifen. Ist Nitrit positiv, bedeutet dies eine hohe Wahrscheinlichkeit einer bakteriellen Blasenentzündung. Dann kann eine kalkulierte Therapie eingeleitet werden. Ergeben sich aber Zweifel (Nitrit negativ, aber Leukozyten positiv), sollte eine kalkulierte Therapie eingeleitet werden, aber zusätzlich auch der Urin im Labor getestet werden. Ergeben sich später Befunde, die die bisherigen Therapie eher unwirksam erscheinen lassen, muss die kalkulierte Therapie dann in eine gezielte, also testgerechte Therapie umgewandelt werden.

*Urinkultur und kalkulierte oder gezielte Therapie*

Kalkulierte Therapie bedeutet, dass nicht bekannt ist, welcher bakterielle Erreger die Entzündung ausgelöst hat, man aber trotzdem eine antibakterielle Therapie beginnen muss. Da sie trotzdem möglichst effektiv und nebenwirkungsarm sein soll, muss man abwägen, welche Substanz am besten geeignet erscheint. Man muss kalkulieren.

Der entscheidende Zwischenschritt ist die Urinkultur. Dabei wird der Urin auf einen Nährboden aufgebracht und dann bei 37 Grad in einen Brutschrank gelegt. Wachsen Bakterien in einer ausreichenden Menge an, werden diese identifiziert. Dann kann man austesten, welche Substanzen die krankheitsauslösenden Bakterien effektiv vernichten. Das wäre dann der Übergang von der kalkulierten zu einer gezielten Therapie.

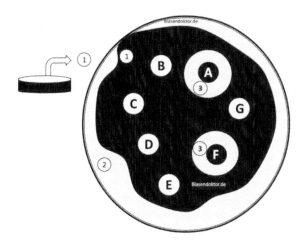

Bei einer sogenannten Urinkultur wird der Urin (1) auf einen Nährboden aufgebracht (2) und bei 37 Grad bebrütet. Wachsen Bakterien in einer bestimmten Menge, werden Plättchen mit bestimmten Antibiotika aufgebracht (A-G). Da wo ein heller zellfreier Rand entsteht, hat das jeweilige Antibiotikum das Bakterium zerstört (3, A und F). Gegen diese antibakteriellen Substanzen ist der Keim sensibel. Diese Art der mikrobiologischen Testung erlaubt eine gezielte Therapie.

*Ist immer eine Urinkultur notwendig?*

Die Durchführung einer Urinkultur ist zeitlich aufwendig, denn sie dauert mindestens 48 Stunden und ist kostenintensiv. Deshalb sollte sie nur dann erfolgen, wenn sie notwendig erscheint. Das kann bei komplizierten oder wiederkehrenden Harnwegsentzündungen der Fall sein. Außerdem muss man wissen, dass sich bestimmte Erreger nicht anzüchten lassen. Dazu gehören auch Gonokokken (Erreger des Trippers) und Chlamydien, die beide zu den sexuell übertragbaren Erregern gehören.

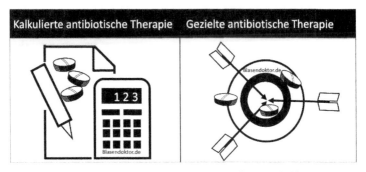

Kalkulierte Therapie bedeutet, aufgrund von Wahrscheinlichkeiten und im Wissen um die vermutlichen Erreger und die aktuelle und auf die Region bezogene Resistenzsituation eine Therapie einzuleiten. Ergeben sich Zweifel oder sind ergänzende Tests nicht eindeutig – wie beispielsweise kein Nachweis von Nitrit mittels Teststäbchen, aber positiver Nachweis von Leukozyten, wird mit einer kalkulierten Therapie begonnen – aber es wird eine Urinkultur zur Empfindlichkeitstestung angelegt. Ergeben sich bei der Testung der Empfindlichkeit dann Befunde, die eine Änderung erfordern, kann diese dann gezielt umgesetzt werden.

## Ergänzende Diagnostik

Bei häufig wiederkehrenden oder komplizierten Harnwegsentzündungen sind zusätzliche Untersuchungen sinnvoll, um andere Ursachen der wiederholten Entzündungen auszuschließen. Hierzu gehören beispielsweise eine Ultraschalluntersuchung der Nieren, um eine Stauung oder Nierensteine auszuschließen. Besonders wichtig ist aber – und das nicht nur bei Männern – herauszufinden, ob die Blase komplett entleert wird. Denn Restharnbildung ist eine häufige Ursache von wiederkehrenden Entzündungen. Bei Männern kann es beispielsweise bei einer vergrößerten Prostata auftreten, bei Frauen durch eine Blasensenkung. Mittels Ultraschall nach einer Blasenentleerung kann die Untersuchung problemlos erfolgen.

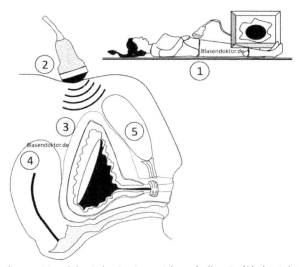

In liegender Position (1) wird mit einem Ultraschallgerät (2) der Inhalt der Blase (3) beurteilt. Flüssigkeit stellt sich im Ultraschall immer schwarz dar. Wird die Blase immer unvollständig entleert, kann das ein wichtiger Grund für wiederkehrende Blasenentzündungen sein (4 = Gebärmutter, 5 = Schambein).

Selten kommt es zu Ausstülpungen der Harnröhre, zu sogenannten Harnröhrendivertikeln. In diesem abgekapselten Hohlraum können sich Bakterien besonders gut vermehren. Manche Frauen schildern, dass es beim Sexualverkehr zum Auslaufen eines trüben Sekrets kommt – Folge des Drucks auf die Divertikel durch den Gegendruck von der Scheide aus. Heute können diese und andere Veränderungen sehr einfach und schmerz- und röntgenstrahlenfrei durch eine in die Scheide bzw. am Scheideneingang gehaltene Ultraschallsonde festgestellt werden. Ein solches Divertikel der Harnröhre kann durch operativ erfahrene Urologen abgetragen werden, sodass diese Ursache wiederkehrender Entzündungen der Blase beseitigt wird.

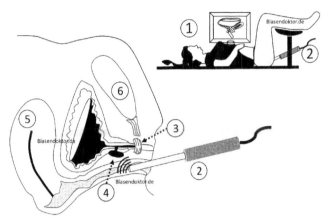

In liegender Position (1) wird die Ultraschallsonde an den Scheideneingang (2) angelegt. Man kann dann sehr gut die gesamte Harnröhre und den Schließmuskel (3) beurteilen. Eine mögliche, wenn auch nur seltene Ursache von wiederkehrenden Blasenentzündungen ist ein Divertikel der Harnröhre (4). In dieser Ausstülpung bleibt der Urin gefangen und kann sich entzünden (5 = Gebärmutter, 6 = Schambein).

Normalerweise muss bei einer Blasenentzündung keine Blasenspiegelung erfolgen. Ergeben sich aber Verdachtsmomente insbesondere bei Älteren, sollte diese wenig belastende Untersuchung zum Ausschluss eines Tumors unbedingt erfolgen. Leider erlebt man immer wieder, dass Patientinnen lange mit Antibiotika behandelt werden, ohne dass eine Besserung eintritt – bis sich herausstellt, dass ein Blasenkrebs vorliegt. Die Blasenspiegelung erfolgt in Lokalbetäubung mit einem biegsamen oder einem starren Gerät. Diese Untersuchung ist vielleicht unangenehm, aber keinesfalls schmerzhaft.

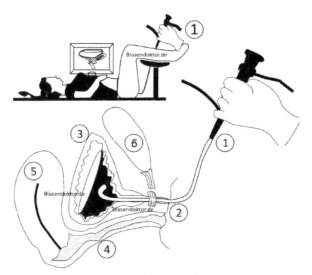

Bei einer Blasenspiegelung wird ein dünnes und biegsames Gerät (1) in Lokalbetäubung durch die Harnröhre (2) von außen in die Blase (3) vorgeführt. Dann kann das gesamte Innere der Blase schmerzfrei betrachtet werden (4 = Scheide, 5 = Gebärmutter, 6 = Schambein).

Zusätzliche Untersuchungen, die aber nur sehr selten notwendig sind, können eine Blasendruckmessung oder andere bildgebende Verfahren sein. Hat man beispielsweise den Verdacht auf eine krankheitsauslösende Ursache hinter der Blase, kann man das nicht von innen klären. Dann müssen Röntgenärzte eine Computertomographie oder eine Kernspinuntersuchung des Bauchraumes durchführen.

# 5. Therapien und Selbsttherapien

## Blasenentzündungen überwinden 2

Was machen Betroffene mit einer Blasenentzündung? Meist schauen sie ins Internet. Unmengen von Werbung und viele Ratschläge warten da auf einen. Doch die Empfehlungen unterliegen keiner Kontrolle. Man findet eine bunte Mischung von Anzeigen, Erfahrungsberichten und Tipps. Vieles ist seriös, einiges originell, anderes skurril. Leider gibt es aber auch Empfehlungen, die gefährlich sind.

Als sogenannter Schulmediziner unterliegt man der Pflicht der wissenschaftlichen Überprüfung – das ist gut und richtig. Aber man muss auch wissen, dass die Schulmedizin (oft) Grenzen hat, die man auch mit viel Erfahrung nicht überwinden kann. Denn der wissenschaftlich eindeutige Beweis der Richtigkeit von Therapieverfahren ist extrem teuer und aufwendig.

Deshalb würde ich nichtbewiesene Therapien oder Substanzen nicht von vorneherein als unwirksam einordnen. Aber ich versuche stets, meine Patienten vor obskuren oder gefährlichen oder geschäftlich geleiteten Therapieversuchen zu schützen.

Im folgenden Überblick geht es um häufig empfohlene Maßnahmen, die die Betroffenen ausprobieren können. Das Ausprobieren zieht große Vorteile nach sich: Betroffene werden dadurch gezwungenermaßen zu Experten. Dieser Überblick soll helfen, sich nicht zu verlaufen.

### Kritikloser Antibiotikaeinsatz: eine Todsünde

Professor Michael Stöckle, Lehrstuhlinhaber für Urologie an der Universität Homburg/Saar, brachte es in dem Vorwort einer Zeitschrift auf den Punkt: »Bakterien sind per se in keiner Weise schädlich, sondern unverzichtbarer Bestandteil eines gesunden Organismus. Das Mikrobiom des Darmes, also die Gesamtheit aller Mikroorganismen im Darm, scheint über die Gesundheit oder Krankheit nahezu aller Organsysteme wesentlich mitzuentscheiden. Wer dieses Mikrobiom grundlos zerstört, kann seinen Patienten massiven Schaden zuführen. Künftige Generationen werden den kritiklosen Umgang mit Antibiotika wahrscheinlich zu den großen Todsünden unserer Zeit zählen.«

Darüber hinaus schildert Stöckle beispielhaft den Extremfall einer Patientin, die sich mit immer wiederkehrenden Blasenentzündungen vorstellte, obwohl sie seit zwei Jahren unter antibiotischer Dauertherapie stand. Zeitgleich wurde die Frau von einem Darmspezialisten für eine Stuhltransplantation vorbereitet, weil sich in ihrer Darmflora kein einziges Kolibakterium mehr fand. Eine Folge der massiven Fehlbesiedelung des Darms waren Schmerzen und permanente Durchfälle, die inzwischen schlimmer als die Blasenentzündungen wurden.

Deshalb sollten alle nichtantibiotischen Versuche der Therapie einer Blasenentzündung ernst genommen werden – aber ohne deshalb der Scharlatanerie zu verfallen. Die Gefahr ist groß, sich im Dschungel der Therapien zu verlieren oder zu verirren. Aber der hohe Leidensdruck der Betroffenen bedingt ein riesiges Informationsbedürfnis.

Deshalb sollten auch scheinbar banale Einzelmaßnahmen besprochen werden, um jeder betroffenen Frau – denn um Frauen geht es schließlich in der überwiegenden Mehrzahl – bei Blasenentzündungen alle Möglichkeiten an die Hand zu geben.

**Hätte man ihn doch nur gelassen: Ernest Duchesne**

Inspiriert von den Heilmethoden arabischer Stallburschen, die die Wunden von Pferden mit weißen Puder behandelten, entdeckte der Franzose Ernest Duchesne antibiotisch wirkende Schimmelpilze.

1897 reichte er als 23-Jähriger seine Doktorarbeit ein, doch weil er jung und unbekannt war, wurde seine Arbeit abgelehnt. Duchesne drängte auf weitere Forschungen, als er zum Militärdienst eingezogen wurde. Da gerieten seine Erkenntnisse in Vergessenheit.

Auch privat hatte der Jungforscher kein Glück. Zwei Jahre nach der Hochzeit verstarb seine Frau an Tuberkulose. Ihren Tod konnte er wohl nie überwinden. Als 39-Jähriger starb er, vermutlich ebenfalls an Tuberkulose.

Seine Arbeiten wurden erst viele Jahre später wiederentdeckt – fünf Jahre nach der Verleihung des Nobelpreises für Medizin an drei Engländer für die Entdeckung der antibiotischen Therapie. 1944 wurde er posthum von der französischen Academie nationale de médicine geehrt. Hätte man ihn nicht zu Lebzeiten verkannt, hätten Millionen von Menschenleben gerettet werden können.

## Allgemein vorbeugende Maßnahmen für jede(n)

*Schützt häufiges Trinken vor Blasenentzündungen?*

Wenn man eine Blasenentzündung hat, hilft es in jedem Fall, viel zu trinken, da durch das Ausschwemmen von Bakterien und Reizstoffen die Beschwerden schneller abklingen. Die spannende Frage ist aber seit Jahrzehnten, ob eine erhöhte Trink- und Urinmenge bei wiederkehrenden Blasenentzündungen zudem vorbeugend hilft.

Denn einerseits führt häufiges Trinken sicher zu einer verstärkten Ausspülung von möglicherweise bereits eingedrungenen Bakterien. Andererseits könnten aber durch eine (zu) hohe Trinkmenge auch schützende Eiweiße der Blasenschleimhaut ausgeschwemmt werden. Deshalb haben bis vor kurzen alle Leitlinien eine hohe Trinkmenge zur Prophylaxe bei Blasenentzündungen eher zurückhaltend beurteilt.

Der Urologe Thomas Hooton aus den USA hat jetzt die Antwort gefunden. Er hat 140 gesunde Frauen untersucht, die alle im Vorjahr durchschnittlich drei Blasenentzündungen gehabt hatten. Um festzustellen, ob tatsächlich eine Erhöhung der täglichen Trinkmenge einen schützenden Effekt hatte, ordnete er die Frauen nach dem Zufallsprinzip zwei Gruppen zu. In der sogenannten Kontrollgruppe tranken die Frauen ihre übliche Trinkmenge, während die Frauen der Wassergruppe zu ihrer normalen Trinkmenge täglich noch 1,5 Liter zusätzlich tranken. Beide Gruppen wurden über ein Jahr verfolgt und die Anzahl der auftretenden Blasenentzündungen gezählt. Der Unterschied war enorm: die siebzig Frauen der normalen Trinkgruppe hatten innerhalb eines Jahres insgesamt 216 bakterielle Blasenentzündungen, während diejenigen der gesteigerten Trinkgruppe nur 111 Entzündungen hatten. Damit konnte erstmals in einer sauberen vergleichenden Versuchsanordnung bewiesen werden, dass viel Trinken hilft. Die Rate der Blasenentzündungen konnte um unglaubliche 48 Prozent reduziert werden.

*Ernährung*

Es gibt viele Hinweise, dass der regelmäßige Verzehr von Fruchtsäften, insbesondere aus Beeren, einen Schutzfaktor gegen wiederkehrende Infekte darstellt. Es soll auch für Milchprodukte zutreffen, die mit probiotischen Bakterien fermentiert wurden. Ein wissenschaftlich eindeutiger Beweis ist sehr schwer zu erbringen, weil man hierbei viele verschiedene Faktoren hat, die das Ergebnis beeinflussen. Gleiches gilt für Nahrungsergänzungsstoffe oder einen hohen Nahrungsanteil von Gemüse.

Fest steht allerdings, dass Übergewicht mit einem Body Mass Index (BMI) von mehr als 30 ein 2,5- bis 5-fach erhöhtes Risiko für Harnwegsinfektionen darstellt.

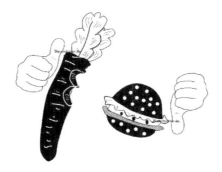

*Sexualität*

»Ich bekomme oft Blasenentzündungen nach dem Zusammensein – ist mein Mann schuld?«, diese Frage wird von Betroffenen häufig gestellt. Dazu muss man wissen, dass bei jedem Geschlechtsverkehr Keime in die Blase einmassiert werden. Diese kommen aus dem Scheidenvorhof der Frau, dem sogenannten Vestibulum. Hier finden sich von der gesunden Scheidenflora kontrollierte Stuhlkeime. Diese Kolibakterien können dann in der Blase haften bleiben, sich dort vermehren und förmlich ansiedeln. Somit ist der

Sexualpartner zwar indirekt an der Keimbesiedelung beteiligt, es sind aber die eigenen Kolibakterien der Frau, die dann die Blasentzündung auslösen. Das Risiko, nach einem Sexualverkehr eine Harnwegsinfektion zu erleiden, steigt nach Untersuchungen sogar um das bis zu 60-fache.

*Verhütungsmittel*

Alle lokal irritierenden Mittel zur Empfängnisverhütung erhöhen das Risiko einer Blasenentzündung bis zum 14-fachen. Mit lokal irritierenden Mitteln sind intravaginale Ovula, mit spermienabtötenden Substanzen beschichtete Diaphragmen oder die Spirale gemeint. Nicht geklärt ist, ob die Verwendung der Pille das Risiko erhöht.

*Blasenentleerung nach dem Verkehr*

Ein Klassiker jeder Beratung ist der Tipp, nach dem Verkehr die Blase zu entleeren. Für den romantischen Moment eher ungeeignet. Und ob es wirklich hilft, ließ sich bislang nicht beweisen. Das wäre auch ein eher delikates Studienprotokoll, denn natürlich müssten auch Sexualpraktiken abgefragt werden. Vielleicht reicht aber auch die wunderbare Studie von Dr. Hooton mit dem Beweis, dass Vieltrinker weniger Blasenentzündungen haben. Dieser Schutzeffekt sollte auch nach dem Verkehr eintreten.

*Unterkühlung*

Wer kennt nicht den Hinweis der Mütter, sich warm zu halten und Hausschuhe anzuziehen, da man sonst eine Blasenentzündung bekäme. Gleiches gilt für den kalten Boden, den man meiden oder die nasse Badehose, die man besser nicht anlassen soll.

Dahinter steckt die Vorstellung, dass das vegetative oder autonome Nervensystem reflexhaft auf die Unterkühlung reagiert und die Blutgefäße verengt, damit nicht noch mehr Wärme verloren geht. Dadurch kommt es aber zu einer lokalen Minderdurchblutung der Schleimhäute, und möglicherweise können dadurch Bakterien leichter eindringen oder aufsteigen.

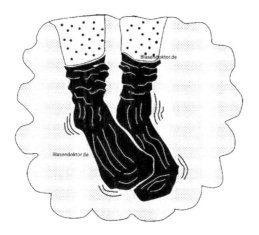

Die einzige wissenschaftliche Untersuchung zu dem Problem erfolgte vor mehr als 25 Jahren.[36] Man setzte 29 Frauen mit immer wiederkehrenden Blasenentzündungen einer gezielten Unterkühlung der Füße aus. Nach durchschnittlich 55 Stunden kam es dann bei 6 der 29 Frauen tatsächlich zu entzündungsähnlichen Symptomen. Unterblieb die gezielte Kühlung der Füße, traten die Symptome bei keiner der Frauen auf.

*Intimhygiene*

Übertriebene Intimhygiene schädigt das lokale Scheidenmilieu, das einen Schutzfaktor gegen eindringende Bakterien darstellt. Dazu gehören vor allem Milchsäurebakterien, die berühmten Laktobazillen, die erstmals von dem Leipziger Gynäkologen Albert Döderlein beschrieben wurden. Deshalb werden sie auch synonym oft als »Döderlein-Bakterien« bezeichnet. Oft wird geraten, das lokale Schutzmilieu der Scheidenflora wieder unterstützend aufzubauen. Dazu muss man aber wissen, dass es über 170 verschiedene Arten von Milchsäurebakterien gibt, aber nur einige dominierend in der Scheidenflora. Dazu gehören die Laktobazillen *crispatus*, *grasseri*, *iners* und *jensenii*.

Damit die Milchsäurebakterien als lokale Schutzpolizei wirken können, brauchen sie den Zucker Glykogen. Der wird unter der Stimulation von Östrogenen im Scheidengewebe gebildet. Durch Aufspaltung des Glykogens in Glucose und Maltose wird Laktat (Milchsäure) gebildet, was wiederrum zu dem schützenden sauren pH-Wert von 3,8 – 4,4 in der Scheide führt. Fehlende oder wegen Glykogenmangel schlecht funktionierende Laktobazillen sind der wichtigste Risikofaktor für eine erhöhte Rate an Infekten in der Scheide und der Blase.

Wenn man also eine zu intensive Vaginalhygiene betreibt, läuft man Gefahr, das schützende Scheidenmilieu stark zu schädigen und damit Infektionen zu befördern.

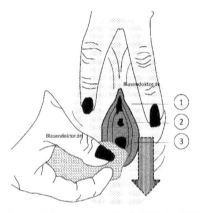

Ein wichtiges Detail, das oft falsch gemacht wird, ist die Richtung der Reinigung im Intimbereich, die immer von vorne nach hinten Richtung Enddarm erfolgen muss (1 = Klitoris, 2 = Harnröhrenmündung, 3 = Scheideneingang), um keine Bakterien aus dem Enddarmbereich in den Bereich der Scheide beziehungsweise den Mündungsbereich der Harnröhre zu bringen.

*Im Zweifel: Dusche statt Vollbad*

Dass das Vollbad oder der Besuch einer Therme mit warmem Wasser vermehrt Blasenentzündungen hervorrufen, ist möglich und gut erklärbar, wenn auch nicht wissenschaftlich bewiesen. Der zugrunde liegende Mechanismus ist die durch das warme Wasser bedingte Muskelentspannung, die zu einem Einströmen von Badewasser – und damit möglicherweise auch von Bakterien durch die (bei Frauen wie gesagt vergleichsweise kurze) Harnröhre in die Blase führen kann.

Deshalb rät man Frauen mit wiederkehrenden Blasenentzündungen, Vollbäder durch das Duschen zu ersetzen.

*Sonstige Empfehlungen*

Eher kurios erscheint die mitunter im Netz ausgesprochene Empfehlung, die Betroffenen sollen Baumwollunterwäsche tragen. Es gibt keinerlei wissenschaftliche Beweise für diese Empfehlung und auch keine Erklärungsversuche. Gut vorstellbar ist hingegen, dass die beliebten knappen String-Modelle dazu führen, das Bakterien aus dem Analbereich nach vorne in den Eingangsbereich der Scheide massiert werden. Vielleicht sind fester sitzende Panty- und Hipstermodelle eine gute Alternative.

Immer wieder wird behauptet, die Menstruationshygiene, die Partnerhygiene, das Tragen von Strumpfhosen oder das Fahrradfahren wären für die Harnwegsinfektionen von Bedeutung. Fall-Kontrollstudien zu diesen Einflussfaktoren haben aber alle keinen Zusammenhang gezeigt. Blogs und Selbsthilfeforen propagieren mitunter Lösungen, die die Betroffenen stark in ihrer Lebensgestaltung beeinflussen, aber jeder nachvollziehbaren Grundlage entbehren.

*Miktionsverhalten*

Patienten mit Störungen der Blasenentleerung haben eine erhöhte Rate an Harnwegsinfektionen, da sich Bakterien im Restharn vermehren können. Beispielhaft wird das an Kindern klar, bei denen die Rate an Blasenentzündungen mit Vermeidung von Restharn durch eine entspannte Miktion um mehr als achtzig Prozent reduziert werden konnte.

Auch bei Erwachsenen spielt das Miktionsverhalten eine Rolle. Viele kennen den Ekel, sich auf fremden Toiletten oder gar in Restaurants auf die Toilettenbrille setzen zu müssen. Da bleibt man lieber in der Luft stehen. Es gibt dazu keine Studien, aber gut möglich, dass diese verkrampfte Stellung bei der Blasenentleerung zu Restharn führt. Denn bei dieser Körperhaltung, die von manchen auch als *Schweberin* bezeichnet wird, erfolgt sicher keine Entspannung des Beckenbodens und das Risiko der unvollständigen Blasenentleerung steigt.

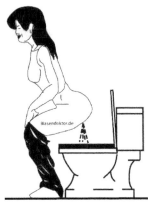

Die aus Hygienegründen verständliche Position der *Schweberin* könnte das Risiko von Harnwegsinfektionen erhöhen, da der zur kompletten Blasenentleerung entspannte Beckenboden nicht zu erzielen ist. Und viele Studien haben gezeigt, dass Restharn das Risiko von Blasenentzündungen insbesondere bei Frauen nach den Wechseljahren deutlich erhöht.

*Lokale Östrogengabe in die Scheide*

Droht eine Pflanze zu vertrocknen, sollte man nicht anfangen, den Grundwasserspiegel zu heben, sondern die Pflanze gießen. So ist es auch beim lokalen Östrogenmangel in der Scheide, bei der einfach gegossen werden kann, indem man lokal im Scheidenbereich Östrogene gibt. Die Frage, ob das notwendig ist, kann man gut untersuchen.

Die Diagnose eines Östrogenmangels in der Scheide stützt sich auf drei Säulen. Klinisch führend ist eine trockene Scheide, Brennen, Rötung, und eine Gewebeempfindlichkeit. Bei der Messung des Säuregrades des Scheidensekrets findet man einen Anstieg des pH-Wertes (milde Störung: pH > 4,5–5; moderate Störung: pH > 5; schwere Störung: pH > 6,1).

Unter dem Mikroskop sieht man einen verschobenen Anteil von Zelltypen. Damit gemeint ist das Verhältnis tiefer zu oberflächlichen Zellen. Hat man zu wenige oberflächliche Zellen, spricht das für eine Bildungsstörung der oberflächlichen Schutzschicht. Sind mehr als fünfzehn Prozent der Zellen oberflächlich, ist das normal. Man bezeichnet dieses Verhältnis als sogenannten vaginalen Maturationsindex (VMI).

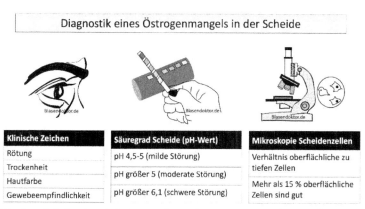

**Diagnostik eines Östrogenmangels in der Scheide**

| Klinische Zeichen | Säuregrad Scheide (pH-Wert) | Mikroskopie Scheidenzellen |
|---|---|---|
| Rötung | pH 4,5-5 (milde Störung) | Verhältnis oberflächliche zu tiefen Zellen |
| Trockenheit | pH größer 5 (moderate Störung) | |
| Hautfarbe | | Mehr als 15 % oberflächliche Zellen sind gut |
| Gewebeempfindlichkeit | pH größer 6,1 (schwere Störung) | |

Die Grundpfeiler der einfachen und zuverlässigen Diagnostik eines Östrogenmangels im Scheidenbereich sind der *klinische Blick*, die ausreichende Säuerung des Scheidensekrets und die mikroskopische Untersuchung der Zellverteilung (siehe Text).

Spannend ist die Frage, ob auch bei *jüngeren Frauen* ohne Östrogenmangel trotzdem eine ergänzende lokale Östrogengabe zu einer verbesserten Infektabwehr führt. Eine kontrollierte Studie, die einen solchen Effekt beweisen könnte, gibt es nicht. Allerdings gibt es eine kleinere Fallserie mit dreißig Frauen, bei denen über vier Wochen eine lokale Östrogenbehandlung in der Scheide erfolgte. Dies führte bei achtzig Prozent der Frauen (im Alter zwischen 24 und 30) in den darauffolgenden elf Monaten zu keinen Blasenentzündungen.[37]

*Östrogenmangel durch die Pille?*

Rund ein Viertel der jungen Frauen, die die Pille nehmen, haben Geweberückbildungen, sogenannte Atrophien im Vaginalbereich. Ursache ist ein lokaler Östrogenmangel, der durch die Beeinflussung des Regelkreislaufes durch die Pille hervorgerufen wird. Die modernen niedrig dosierten

121

Kontrazeptiva haben eine so geringe Menge an Ethinylestradiol, dass der durch den *Pilleneffekt* hervorgerufene Mangel nicht kompensiert werden kann. Eventuell hilft hier ein Wechsel der Pille mit weniger Östrogen-Unterdrückung im Scheidenbereich.

*Laktobazillen als Wächter der Scheidenflora*

Grundsätzlich anders verhält es sich bei Frauen *in oder nach den Wechseljahren.* Große Untersuchungen haben gezeigt, dass die lokale Gabe von Östrogenen mit 0,5 Milligramm pro Tag die Rate an Harnwegsinfektionen reduziert. Denn bei einer Gewebeschwäche durch einen Östrogenmangel kommt es zu einem Teufelskreislauf, den es zu durchbrechen gilt.

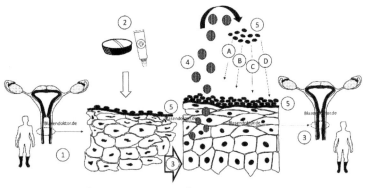

Effekt der lokalen Östrogenersatzgabe: Östrogene führen zu einem Aufbau der Scheidenzellen. Diese sind im Alter als Folge eines Östrogenmangels zurückgebildet (1). Gibt man lokal Östrogene als Tabletten oder Salben (2) hinzu, baut sich die Schleimhaut der Scheide wieder auf (3). Damit geht einher, dass die Scheidenzellen wieder Zucker (Glykogen) bilden (4), den die Laktobazillen (5) für ihren Stoffwechsel brauchen.

Entscheidend für das gesunde Mikrobiom der Scheide sind die Laktobazillen. Diese benötigen für ihren Stoffwechsel und zum Wachstum Glykogen, die Speicherform des Zuckers. Dieser Zucker wird im Scheidenepithel aber nur dann ausreichend gebildet, wenn genügend Östrogene vorhanden sind. Werden bei der Frau in oder nach der Menopause also zu wenig Östrogene gebildet, können sie lokal ersetzt werden. Das dann wieder gebildete Glykogen wird von den Laktobazillen in Glukose und Maltose umgewandelt, und es entsteht als Nebenprodukt Milchsäure. Und Milchsäure ist wiederrum für den sauren pH-Wert der Scheide verantwortlich, ein wichtiger Faktor bei der Bekämpfung krank machender Fremdkeime.

Außerdem bilden die Laktobazillen Wasserstoffperoxid, $H_2O_2$. Dieses ist eine chemische Kampfwaffe des Körpers, denn Wasserstoffperoxid kann aufgrund seiner ätzenden Wirkung Zellen auflösen und damit auch krank machende Fremdkeime. Wie effektiv Wasserstoffperoxid ist, zeigt beispielsweise die befruchtete Eizelle. Sie produziert kurz nach der Befruchtung durch ein Spermium in geringer Konzentration Wasserstoffperoxid, sodass später eindringende Spermien abgetötet werden.

Erst seit etwa zehn Jahren ist bekannt, dass auch die Graufärbung der Haare mit Wasserstoffperoxid zusammenhängt. Es wird im Alter in geringerer Menge von den Haarzellen abgebaut, sodass es ein Enzym blockiert, das für die Herstellung von Melanin benötigt wird. In der Folge fehlt Melanin, anstelle des Melanins werden Luftbläschen eingelagert und die Haare werden grau oder weiß. Außerdem bilden Laktobazillen eine Vielzahl von Hemmstoffen gegen andere Bakterien, also fast so etwas wie eigene Antibiotika. Sie wirken am Vaginalepithel und hemmen dadurch das Anheften anderer Fremdbakterien.

Unerwünschte Nebenwirkungen durch eine lokale Östrogengabe treten in sechs bis zwanzig Prozent als lokale Irritationen auf. Häufig wird die Frage gestellt, ob es dabei zu einem erhöhten Risiko des Auftretens gynäkologischer Tumore kommt. In skandinavischen Studien konnte das zumindest für den Brustkrebs ausgeschlossen werden. Liegen andere gynäkologische Tumore vor, sollte trotzdem eine Rücksprache mit dem behandelnden Gynäkologen erfolgen. Eventuell ist eine hormonfreie Vaginalpflege mit östrogenfreien Pflege-Gels eine Alternative. Studiendaten zur Effektivität gibt es zurzeit jedoch nicht.

| Lokaler Östrogenersatz in der Scheide |
| --- |
| **Vaginale Creme:** |
| Mit einem Hilfsmittel vor der Nachtruhe einführen, anfangs täglich für zwei bis vier Wochen, dann anschließend zwei- bis dreimal die Woche (bester Schnelleffekt) |
| **Vaginaler Ring:** |
| Wird in den oberen Scheidenanteil eingeführt, durch Betroffene selbst oder Arzt; gibt permanent Östrogen ab, muss alle drei Monate ersetzt werden |
| **Vaginaltablette:** |
| Wird mit einem Applikator abends in die Scheide eingeführt, anfangs täglich für zwei Wochen, dann zweimal die Woche |

## Lokaler Östrogenersatz bei einer Brustkrebsvorgeschichte?

Brustkrebs ist häufig – besonders bei älteren Frauen. Und man weiß: Nach einer Brustkrebserkrankung kommt die Menopause früher.[38] War zudem eine Chemotherapie notwendig, haben die Frauen häufiger eine trockene Scheide. Auch durch das Medikament Tamoxifen, das häufig zur langfristigen Therapie eingesetzt wird und an der Zelloberfläche von Östrogen produzierenden Zellen wirkt, kann die Scheide ihr Feuchtigkeitsmilieu stark verändern. All dies begünstigt das Risiko von aufsteigenden Infektionen zur Blase. Aber darf oder soll man Östrogene ersetzen?

Hatte eine Frau Brustkrebs, wird heute von einer *systemischen,* also den ganzen Körper betreffenden Hormonersatztherapie, abgeraten. Hochwertige Studien haben hier ein erhöhtes Risiko von Wiederauftritten gezeigt. Anders sieht es mit der *lokalen Ersatztherapie* mit Östrogenen aus. Etablierte Gynäkologen vertreten die Ansicht, dass man bei einer länger zurückliegenden Krankheit eine lokale Gabe vertreten kann. Eine Beobachtungsstudie hat gezeigt, dass Patientinnen mit einem überstandenen Mammakarzinom, die niedrig dosiertes Östrogen erhielten, über 3,5 Jahre kein erhöhtes Risiko hatten, dass es zu einem Wiederauftreten des Karzinoms kommt. Außerdem wurde gemessen, ob das lokal aufgetragene Östrogen überhaupt zu messbaren Anstiegen von Östrogen im Blut führte. Dieser ist – wenn überhaupt – so minimal und nur am Anfang der Therapie messbar, dass schwer vorstellbar ist, dass dadurch Fernwirkungen auftreten können. Es gibt inzwischen auch Präparate mit ultraniedrig dosiertem vaginalem Estriol, die zu keinem messbaren Anstieg von Östrogenen im Blut führen.[39]

Zudem ist nach einer längeren krankheitsfreien Phase der Tumor wahrscheinlich ausgeheilt und das Risiko eines erneuten Auftretens im Alter geringer. In Anbetracht der erhöhten Sensibilität, die ehemalige Brustkrebspatientinnen natürlich haben, wird es auch zukünftig sehr schwer werden, hier eine juristisch haltbare Indikationsstellung zu vertreten. So wird es eine individuelle Entscheidung bleiben, aber die aufgeführten Daten sollen zeigen, dass der Grad der Sicherheit sehr hoch ist, bei wiederkehrenden Harnwegsinfektionen dieses hocheffektive und letztlich natürliche Heilmittel zu verwenden.

*Östrogenfreie Möglichkeiten zum Aufbau der Scheidenflora*

Kann oder darf eine Betroffene keine Östrogene anwenden, gibt es östrogenfreie Cremes oder Zäpfchen. Meist wird empfohlen, sie jede Nacht anzuwenden. Der ausgetrockneten Scheide werden dabei Feuchtigkeit und pflegende Fette zurückgeführt. Wissenschaftliche Studien über eine Verringerung von Harnwegsinfektionen wie bei einem echten Östrogenersatz fehlen allerdings.

Interessant ist, dass es inzwischen Substanzen gibt, die direkt an die zelluläre Empfangsstelle, die Östrogenrezeptoren, ankoppeln und diese aktivieren. Man kann dann – ohne Östrogen einzusetzen – den stimulierenden Effekt der Östrogene imitieren. Man nennt diese Substanzen SERMs (eng. *selective estrogen receptor modulators*). In einigen Untersuchungen wurden positive Effekte mit dem SERM Ospemifen gezeigt, große Studien sind noch nicht abgeschlossen.

*Helfen Östrogene in der Scheide der Blase?*

Es gibt eine interessante Untersuchung aus Taiwan, bei der man mehr als 16 000 junge Frauen untersucht hat, von denen 1008 Frauen einen Brustkrebs gehabt hatten.[40] Diese 1008 Frauen wurden im Rahmen der Tumortherapie alle mit einer

Östrogen-Entzugstherapie behandelt. Beim Vergleich der Frauen mit dem Östrogenentzug mit den Gesunden zeigte sich, dass das Risiko des Auftretens von Symptomen einer überaktiven Blase um das 14-Fache stieg, wenn den Frauen das Östrogen entzogen wurde.

Daten aus Italien zeigen dasselbe Bild: Bei 37 Frauen mit einem Östrogenmangel wurde eine Funktionstestung der Blase durchgeführt, und zwar vor Beginn des lokalen Östrogenersatzes und vier Monate danach.[41] Es kam durch die lokale Gabe von Östrogenen im Bereich der Scheide zu einer Besserung des Gefühls des Harndranges und zu einer vergrößerten Blasenkapazität. Da das lokal angewendete Östrogen nicht systemisch über das Blut wirkt, spricht die östrogen-ausgelöste Verbesserung dafür, dass sich die lokale Hormongabe auf die Nervenregulation der Blase positiv auswirkt.

*Lokaler Östrogenmangel: helfen auch Tabletten?*

In vielen Studien wurde bewiesen, dass Tabletten über den Darmtrakt aufgenommen bei lokalem Östrogenmangel nicht hilfreich sind. Es wäre außerdem wenig sinnvoll, systemisch vorzugehen, also Auswirkungen (sprich: Nebenwirkungen) auf den ganzen Körper zu riskieren, wenn man die Beschwerden an Ort und Stelle behandeln kann.

*Ersatz der Laktobazillen in der Scheide*

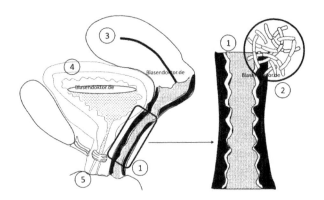

Eine gesunde Scheide (1) hat einen hohen Anteil von Laktobazillen (2), die eine Vielzahl von Abwehraufgaben gegen einen bakterielle Infektion erfüllen (3 = Gebärmutter, 4 = Blase, 5 = Harnröhre).

Ist die Scheide erkrankt, ist das Risiko aufsteigender Blasenentzündungen erhöht. Und entscheidend für das gesunde Mikrobiom der Scheide sind die Laktobazillen (siehe oben unter »Lokale Östrogengabe in die Scheide«).

Daraus ergeben sich aber viele Fragen. Wann ist ein Scheidenmilieu gesund? Und wenn es gesund ist und man trotzdem Blasenentzündungen bekommt: Hilft dann die Hinzugabe von Lactobazillen in die Scheide?

## Wann ist eine Scheide gesund?

Natürlich ist bekannt, welches Scheidenmilieu gesund ist. Das beantwortet aber nicht die Frage, ob man durch eine zusätzliche lokale Gabe von Lactobazillen das Risiko wiederkehrender Blasenentzündungen vermeiden oder reduzieren kann.

Oder ist es vielleicht so, dass das Scheidenmilieu nach wiederholten Antibiotikaeinnahmen wegen Blasenentzündungen nur scheinbar gesund ist, aber ein schwer messbarer Mangel an Laktobazillen vorliegt?

Man nennt diesen Zustand »Dysbiose«, also ein Ungleichgewicht zwischen den Bakterien. Denn es gibt gute Bakterien wie die Laktobazillen und schlechte Bakterien oder Pilze.

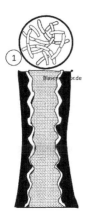 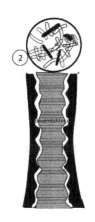 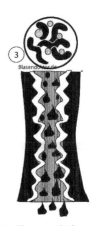

Welches Scheidenmilieu ist gesund? Eine gesunde Vaginalflora enthält zu 95 Prozent Laktobazillen (1), hat keinen starken Ausfluss und riecht nicht. Bei einer sogenannten bakteriellen Vaginose (2) liegt dagegen eine Störung des Scheidenmilieus vor, die von einer Infektion begleitet wird. Es ist die häufigste mikrobiologische Störung der Scheide bei Frauen in der Geschlechtsreife. Nach der antibakteriellen Lokalbehandlung müssen die Laktobazillen ersetzt werden, damit sich die Vaginalflora erholt. Andere vaginale Infektionen (3) sind beispielsweise ein Pilzbefall (oder eine aerobe Vaginitis) durch Bakterien. Auch hier wird der Frauenarzt durch eine mikroskopische und kulturelle Diagnostik die Diagnose stellen und eine Therapie beginnen, die die Pilze oder Bakterien spezifisch bekämpft.

### Die bakterielle Vaginose – Einfallstor für Blasenentzündungen?

Unter dem Einfluss von Eierstockhormonen sollten alle jüngeren Frauen eine normale Laktobazillus-Flora haben. Anders ist das bei Mädchen und älteren Frauen nach der Menopause – diese haben meist eine Mischflora, die nicht behandlungsbedürftig ist und auch einen pH-Wert von weit über 5 aufweist.

Die bakterielle Vaginose ist keine klassische Scheideninfektion, sondern ein Ungleichgewicht der Vaginalflora. Es lassen sich jedoch vermehrt Bakterien nachweisen, die zu den Symptomen führen. Die bakterielle Verschiebung kommt dabei zustande, weil Laktobazillen fehlen, die Wasserstoffperoxid ($H_2O_2$) bilden und damit zur Infektabwehr beitragen.

Die Diagnose wird durch den vermehrten Ausfluss, dessen Geruch, den verschobenen Säurewert (pH-Wert) der Scheide und eine mikroskopische Untersuchung des Scheidensekrets gestellt (siehe folgende Abbildung). Therapeutisch erfolgt durch die Gynäkologin bzw. den Gynäkologen zunächst eine leitliniengerechte lokale Therapie mit Antibiotika. Danach muss jedoch die Vaginalflora wieder in ein Gleichgewicht gebracht werden, die man als Eubiose bezeichnet.

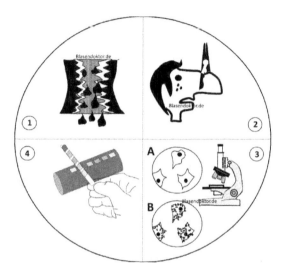

Diagnose der bakteriellen Vaginose bzw. Scheidenentzündung: Die Diagnose basiert auf vier Kriterien. Es besteht ein deutlicher Ausfluss (1), der einen unangenehm fischartigen Geruch hat, den sogenannten Amingeruch (2). Untersucht man unter dem Mikroskop die Scheidenzellen (3), kleben auf den Zellen viele kleine Bakterien (3 B). Man nennt diese Zellen *clue cells* im Unterschied zu normalen Scheidenzellen ohne Bakterienanheftung (3 B). Untersucht man das Scheidensekret mit einem Teststreifen, ist der Säurewert (pH-Wert) nicht mehr sauer, sondern erhöht alkalisch (4).

*Gabe von Laktobazillen nach einer antibiotischen Therapie*

Hat eine Frau eine bakterielle Vaginose, die mit Antibiotika geheilt wurde, wird sich das Scheidenmilieu danach in der Hälfte aller Fälle von allein regenerieren. Diese Rate kann auf etwa zwei Drittel gesteigert werden, wenn nach der Antibiose Laktobazillen in die Scheide eingebracht werden. Aber die Vorstellung, dass diese zugeführten Laktobazillen, die in

Kulturen gezüchtet werden, auf Dauer in der Scheide verbleiben und sich vermehren, ist ein Irrtum. Sie helfen lediglich, dass der Körper wieder sein individuelles Gemisch von Laktobazillus-Stämmen aufbaut und erneut ein Gleichgewicht entsteht, die sogenannte Eubiose. Nach Professor Mendling, dem führenden Frauenarzt in der Behandlung von Scheideninfektionen, sollte der Ersatz der Laktobazillen nach der antibiotischen Behandlung folgendermaßen erfolgen: 10 bis 14 Vaginalzäpfchen (alle ein bis zwei Tage), dann zweimal die Woche ein Vaginalzäpfchen (6 bis 12 Wochen lang).

| Wirkstoff | Fertigpräparate[42] |
|---|---|
| Milchsäure | Eubilac Verla® Vaginaltabletten |
| | KadeFungin® Milchsäurekur (Gel) |
| | Vagisan® Scheidenkapseln |
| Lactobacillus casei rhamnosus | Gynophilus® Scheidenkapseln |
| Lactobacillus acidophilus | Vagiflor® Vaginalzäpfchen |
| Lactobacillus gasseri und rhamnosus | Vagisan® Milchsäure-Bakterien Vaginalkapseln |
| Lactobacillus gasseri | Döderlein Vaginalkapseln |
| Lactobacillus gasseri & Lactobacillus acidophilus, Milchsäure | Symbio Vag® Vaginalsuppositorien |
| Lactobacillus rhamnosus, Milchsäure | SanaGel® Vaginalgel |

*Entzündungen bei gesunder Vaginalflora: helfen Laktobazillen?*

Hat man keinen Mangel an Laktobazillen, sollte man sie trotzdem geben? Wie so oft ist auch diese Frage nur schwer eindeutig zu beantworten. Hilfreich sind sogenannte Cochrane-Metaanalysen, denn sie sind immer unabhängig und nicht mit Finanz- oder Produktinteressen verbunden. Erfreulicherweise gibt es eine aufschlussreiche Analyse zu dieser Frage: Wissenschaftler haben neun Studien mit insgesamt 735 Patienten ausgewertet. Die Ergebnisse sind ernüchternd, denn beim Vergleich von Placebos zu verschiedenen Stämmen von Laktobazillen ergab sich kein Vorteil, also keine verringerte Rate von Harnwegsinfektionen.[43]

Und dennoch: Was macht man mit Erfolgsberichten von Betroffenen? Gibt es individuelle Unterschiede, die bei den Studien durch ein rechnerisches Raster fallen? Dr. Ann Stapleton von der Universität Washington hat 96 Frauen vor der Menopause untersucht. Alle Frauen hatten eine Blasenentzündung hinter sich. 48 Frauen erhielten ein Placebo, die anderen Lactobacillus crispatus. Das Präparat wurde 5 Tage lang einmal täglich und dann einmal wöchentlich über zehn Wochen eingenommen. Bei den 48 Frauen mit der Lactobacillus-Prophylaxe kam es nur in 7 Fällen (15 Prozent) zu einem erneuten Harnwegsinfekt, während es bei 13 (27 Prozent) in der Gruppe mit dem Placebo auftrat.[44] Dieser Unterschied war nach den Regeln der Statistik nicht signifikant, aber in der Tendenz und für die Betroffenen sicher bedeutsam.

Und trotz aller Einwände, es erscheint verständlich und gerechtfertigt, dass Betroffene – allen Statistiken zum Trotz – zumindest den Therapieversuch unternehmen. Aber vorher sollte unbedingt mit den beschriebenen einfachen Untersuchungsmethoden eine vaginale Dysbiose, eine bakterielle Vaginose oder einfach ein Östrogenmangel ausgeschlossen werden.

*Empfehlungen, um einer Entzündung der Scheide vorzubeugen*

• Feuchtwarmes Vaginalmillieu vermeiden (luftdurchlässige Slipeinlagen, keine zu enge Kleidung)

• Schleimhautreizungen der Scheide vermeiden (keine übertriebene Hygiene, angepasste Waschlotionen, keine Intimdeos oder Scheidenspülungen)

• Keine Hausmittel (Tipps wie Tampons mit Knoblauchzehen oder Joghurt könnten gefährlich sein)

• Partnertherapie nur, wenn dieser Symptome hat

• Anwendungshinweise für Vaginalzäpfchen: am besten abends vor dem Schlafengehen, bei Scheidentrockenheit besser intravaginale Cremes mit einem Applikator verwenden

- Lagerung von Laktobazillus-Präparaten beachten (die meisten Laktobazillen können bei 25 Grad gelagert werden, aber bestimmte Präparate müssen gekühlt aufbewahrt werden)

*Andere Schutzsubstanzen für die Scheide*

Da das saure Milieu in der Scheide für die Milchsäurebakterien wichtig ist, wäre vorstellbar, dass entsprechende *ansäuernde* Cremes oder Flüssigkeiten eine Schutzwirkung haben. Zumindest in einer Studie konnte die tägliche Anwendung einer auf den sauren pH-Wert 3 eingestellten Puffercreme die Besiedelung mit Keimen nicht verringern.

Ob die lokal intensivierte Desinfektion mit verschiedenen alkohol- oder jodhaltigen Substanzen im Bereich zwischen Enddarmausgang und Scheideneingang (sogenannte Perinealregion) oder im Mündungsbereich der Harnröhre hilfreich ist, ließ sich auch in Studien nicht eindeutig klären. Wegen der Gefahr von Hautreizungen sollten diese Maßnahmen besser unterbleiben.

## Heilung ohne Antibiotika ist möglich

Es ist bekannt, dass bis zu zwei von drei bakteriellen Infektionen nach einer Woche von allein ausgeheilt. Dabei nimmt man aber in Kauf, dass die Zeit bis zum Abklingen der Beschwerden länger ist als bei Einnahme von Antibiotika.

Eine Studie der Würzburger Allgemeinmedizinerin, Frau Professor Gágyor, hat viel Aufsehen erregt. Die Untersuchung erfolgte in 42 Hausarztpraxen aus ganz Deutschland, und es wurden mehr als 500 Frauen mit einem unkomplizierten Harnwegsinfekt in zwei Behandlungsgruppen unterteilt. Die Hälfte der Frauen erhielt eine Einmaldosis eines Antibiotikums (3 Gramm Fosfomycin), während die anderen Frauen drei Tage lang ein entzündungshemmendes Medikament (dreimal 400 Milligramm Ibuprofen) bekamen.

Das Ergebnis war wegweisend: Zwei Drittel der Frauen mit einer ausschließlich entzündungshemmenden Behandlung benötigten bis zum Ausheilen der Entzündung keine zusätzlichen Antibiotika. Der Nachteil dieser nichtantibiotischen Therapie war, dass die Betroffenen ein größeres Krankheitsgefühl hatten – oder wie die Mediziner sagen: eine höhere Symptomlast. Dies müssen die Betroffenen wissen, wenn man sich zunächst für einen nichtantibiotischen Therapieweg entscheidet. Selbstverständlich kann bei zu starken oder nicht abklingenden Beschwerden nachgeschaltet ein Antibiotikum eingenommen werden.[45]

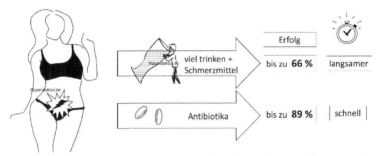

Eine unkomplizierte Blasenentzündung, also ohne Fieber und bei normaler Anatomie, kann auch mit Schmerzmitteln und viel Trinken in zwei Dritteln aller Fälle geheilt werden. Es dauert aber ein wenig länger, und man hat vergleichsweise mehr Beschwerden. Wenn es nach zwei bis drei Tagen nicht besser wird, kann man immer noch nachgeschaltet ein Antibiotikum einnehmen.[46]

## Antibiotische Kurzzeittherapie

Wenn Antibiotika, wie lange? Bei einer unkomplizierten Blasenentzündung wird heutzutage eine Kurzzeittherapie mit einer Dauer von ein bis drei Tagen empfohlen. Die Studien weisen darauf hin, dass die Einmaldosis nicht so effektiv ist wie eine Zwei-bis-drei-Tage-Therapie, aber die Einmalgabe wird von den Betroffenen besser akzeptiert. Die Kurzzeittherapie hat gegenüber der konventionellen Therapiedauer über sieben bis zehn Tage zudem den Vorteil, dass weniger unerwünschte Arzneimittelreaktionen resultieren. Mit etwa 22 Prozent ist die Entwicklung eines Pilzbefalls der Scheide bei einer länger dauernden antibakteriellen

Therapie eine der häufigsten Nebenwirkungen. Außerdem wird das Risiko der Entwicklung von unempfindlichen (resistenten) Keimen vermindert.

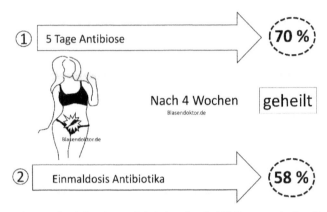

Eine Studie aus der Schweiz verglich bei mehr als 500 Frauen, ob eine fünftägige Antibiose mit 3 x 100 Milligramm Nitrofurantoin (1) besser ist als eine Einmaldosis mit 3000 Milligramm Fosfomycin (2). Das Ergebnis nach vier Wochen bestätigt, dass die mehrtägige Antibiose mit siebzig Prozent eine höhere Heilungsrate hat.[47]

## Welche Antibiotika werden empfohlen?

Für etwa achtzig Prozent aller Harnwegsinfektionen ist das Bakterium Escherichia coli (Kolibakterium) verantwortlich, gefolgt von Proteus, Staphylococcus und Klebsiella pneumoniae. Andere Erreger sind selten.

Bei der Auswahl der geeigneten Antibiotika ist das Problem der Resistenzentwicklung sehr wichtig. Denn die Erregerempfindlichkeit kann örtlich und zeitlich je nach dem Verschreibungsverhalten der Ärzte ganz unterschiedlich sein. Als Beispiel für die Folgen eines unkritischen Gebrauchs kann Ciprofloxacin genannt werden, das kurz nach seiner Markteinführung vor 25 Jahren euphorisch gefeiert wurde.

Insbesondere in den südeuropäischen Ländern wurde es wegen der guten und breiten Wirksamkeit massenhaft verordnet. In diesen Regionen sind inzwischen bis zu 50 Prozent der Kolibakterien gegen dieses Antibiotikum resistent. Auch wegen der Nebenwirkungen sollte es deshalb wieder als ein Reserveantibiotikum behandelt werden.

## Wirksame und empfohlene Substanzen

Nach der neuen S3-Leitlinie der Deutschen Urologen aus dem Jahr 2017 zur Therapie unkomplizierter bakterieller Harnwegsinfektionen werden folgende Substanzen empfohlen. Die Einmalgabe mit Fosfomycin erscheint verlockend, ist aber insbesondere bei einer schon länger bestehenden Entzündung nicht immer ausreichend.

| Wirkstoff | Dosierung | Häufigkeit | Therapiedauer |
|---|---|---|---|
| Fosfomycin-Trometamol | 3 g | 1 x täglich | 1 Tag |
| Nitrofurantoin | 50 mg | 4 x täglich | 7 Tage |
| Nitrofurantoin RT Retardform | 100 mg | 2 x täglich | 5 Tage |
| Nitroxolin | 250 mg | 3 x täglich | 5 Tage |
| Pivmecillinam | 400 mg | 2–3 x täglich | 3 Tage |
| Trimethoprim (nur wenn die lokale Resistenzrate unter 20 % liegt) | 200 mg | 2 x täglich | 3 Tage |

*Fosfomycin: Spaniens großer Stolz*

Diese antimikrobiell wirkende Substanz wurde 1968 in Spanien in Bodenproben entdeckt. Es war das erste Antibiotikum, das die spanischen Forscher in ihrem Heimatland fanden und durch alle klinischen Studien bis zur Marktreife erfolgreich testen konnten. Fosfomycin hemmt ein Eiweiß, dass die Bakterien zur Bildung ihrer Zellwand brauchen. Dadurch wird die Bakterienwand geschwächt, und das Bakterium *platzt.*

Es kann bei dieser Behandlung relativ häufig zu Übelkeit und sogar zu Erbrechen kommen, aber dafür sind Resistenzen gegen den Haupterreger der Blasenentzündungen, E-scherichia coli, sehr selten und liegen nur zwischen zwei bis drei Prozent.

Nitrofurantoin ist der stille Star der Antibiotika und wurde von der Weltgesundheitsorganisation (WHO) in die Liste der essentiellen Medikamente aufgenommen. Dieses Antibiotikum greift die Bakterien an mehreren Stellen an und treibt sie sozusagen in den Selbstmord. Und obwohl es bereits seit fast siebzig Jahren eingesetzt wird, sind bislang nur sehr wenige Resistenzen bei Bakterien bekannt. Eine Besonderheit ist auch, dass es nicht im Gewebe wirkt, sondern nur im Urin. Das macht die Substanz auch so attraktiv bei Harnwegsentzündungen, da es keine Nebenwirkungen im Gewebe verursacht. Und man kann es sehr gut zum Langzeitschutz einsetzen. Aber es darf deshalb nicht bei fieberhaften Infekten genommen werden, da Fieber durch Gewebereaktionen wie beispielsweise eine Nierenbeckenentzündung ausgelöst wird und die Substanz wie gesagt nicht in das Gewebe eindringt.

Die Substanz wird nach der Aufnahme durch den Darm unverändert über die Nieren in den Urin ausgeschieden. Die Bakterien im Urin *essen* die Substanz – die bis dahin noch unschädlich ist. Es sind bestimmte Eiweißstoffe in den Bakterien selbst, die die Substanz beim Versuch, sie zu verdauen, so umbauen, dass eine die Bakterien zerstörende Wirkung entsteht.

Die bakterienabtötende Wirkung erfolgt an verschiedenen Stellen, was erklärt, warum es für Bakterien nahezu unmöglich ist, gegen dieses Antibiotikum eine Resistenz zu entwickeln. So werden durch Nitrofurantoin die für die Zellatmung der Bakterien notwendigen Abläufe blockiert und zusätzlich das Erbgut des Bakteriums so zerstückelt, dass es abstirbt.

*Trimethoprim: von Nobelpreisträgern geschaffen*

Diese Substanz ist eines der wenigen Antibiotika, die durch gezielte Suche gefunden und nicht zufällig entdeckt wurden. Die späteren Nobelpreisträger Gertrude Elion und George Hitchings analysierten den Zellstoffwechsel von Zellen beim

Menschen und Bakterien und suchten dann gezielt nach Substanzen, die in diesen Ablauf blockierend eingreifen. Die beiden fanden heraus, dass die Synthese von Folsäure für die Bakterien lebenswichtig ist – und durch Trimethoprim blockiert werden kann. Eine neue Substanz war gefunden.

Besonders interessant ist hierbei die Lebensgeschichte von Gertrude Elion, sie ist eine Zeugin des Geschlechterkampfes in der Wissenschaft. Elion wurde als forschende Frau anfangs diskriminiert und fand trotz ihres Abschlusses als Chemikerin keine Arbeit. Also arbeitete sie als unbezahlte Laborassistentin und Oberschullehrerin. Erst im Labor von George Hitchings konnte sie frei und selbstständig arbeiten. Daraus erwuchs nicht nur eine perfekte Arbeitsgemeinschaft, sondern auch ein Nobelpreis.

*Nitroxolin: wiederentdeckt*

Die Substanz wurde bereits 1967 in Deutschland eingeführt und wirkt gegen Bakterien, aber auch gegen Pilze (Antimykotika). Der genaue Wirkmechanismus ist nicht bekannt, gehört jedoch zur ersten Wahl bei unkomplizierten Blasenentzündungen und wird auch zur Langzeitprophylaxe eingesetzt.

*Pivmecillinam: endlich auch in Deutschland erhältlich*

Diese Substanz war lange Zeit in Deutschland nicht verfügbar, jetzt wurde sie vermutlich nach den Empfehlungen im Rahmen der Leitlinienerstellung auch in Deutschland zugelassen. Durch den Einbau bestimmter Substanzen wird die Zellwand der Bakterien instabil und das Bakterium stirbt. Es funktioniert jedoch nur bei wachsenden Bakterien, ruhende Keime werden quasi eingefroren.

## Patientenbeteiligung bei der Therapieentscheidung

Bei einer unkomplizierten Blasenentzündung, also ohne Fieber, ist der frühere Reflex, eine antibiotischen Therapie durchzuführen, nicht mehr zeitgemäß. Ein Arzt sollte die Betroffenen an der Entscheidungsfindung teilhaben lassen.

Eine jüngst abgeschlossene Studie hat bewiesen, dass auch eine rein pflanzliche Therapie aus Tausendgüldenkraut, Liebstöckelwurzel und Rosmarin-Blättern[48] in über achtzig Prozent zu einer Heilung führt[49] (siehe Kapitel 6, »Phytotherapie«). Aber auch häufiges Trinken und die Einnahme von Schmerzmitteln führt in über sechzig Prozent zum Ausheilen.[50] Man muss den Betroffenen jedoch sagen, dass es länger dauern wird, bis die Beschwerden abklingen. Auch besteht das Risiko einer fieberhaften Beteiligung der Nieren, das jedoch nicht mehr als drei Prozent beträgt. In so einem Fall müssten Antibiotika verabreicht werden.[51]

| Pflanzliche Therapie | Schmerzmittel | Antibiotikum |
|---|---|---|
| ⊖ Leicht erhöhtes Risiko für eine Nierenbeckenentzündung | ⊖ Leicht erhöhtes Risiko für eine Nierenbeckenentzündung | ⊖ Evtl. Schädigung des Mikrobioms |
| ⊕ Keine Resistenzentwicklung | ⊕ Keine Resistenzentwicklung | ⊖ Evtl. Magen-Darm-Komplikationen |
| ⊕ Keine Schädigung des Mikrobioms | ⊕ Keine Schäden des Mikrobioms | ⊖ Resistenzbildung möglich |
| | | ⊕ Schnellere Symptomlinderung |
| | | ⊕ Seltener Nierenbeckenentzündungen |

## Antibiotische Langzeitprophylaxe

Wenn die Blasenentzündungen immer wiederkehren und alle anderen Maßnahmen versagt haben, kann eine sogenannte Langzeitprophylaxe mit Antibiotika erfolgen. Die Idee dahinter ist nicht nur, dass die Patientin endlich einmal längere Zeit beschwerdefrei ist, sondern auch, dass die Blasenschleimhaut ausheilen und sich immunologisch rehabilitieren kann. Leider ist diese Theorie sehr schlecht wissenschaftlich untersucht.

Marielle Beerepoot aus Amsterdam hat bei 252 postmenopausalen Frauen verglichen, ob bei der Langzeitprophylaxe ein Antibiotikum oder Lactobazillen in Tablettenform geeigneter sind.[52] Nach einem Jahr zeigte sich, dass beide Substanzen die Häufigkeit eines Wiederauftretens mehr als halbieren konnten.

Eine bessere Eignung einer der beiden Substanzen ließ sich aber nicht aufzeigen. Ob die Einbindung zusätzlicher Schutzfaktoren wie beispielsweise von pflanzlichen Präparaten einen gesteigerten Gewinn bringt, all das muss in den kommenden Jahren noch untersucht werden.

Es ist verwirrend, aber hinter dem Begriff der Langzeitprophylaxe verstecken sich unterschiedliche Strategien. Entweder meint man damit die langfristige Einnahme eines Antibiotikums oder die Einnahme in bestimmten Situationen, etwa nach dem Sex. Vergleichende Untersuchungen gibt es nicht, sodass die Strategien von den Betroffenen selbst probiert werden müssen.

## Dauereinnahme eines Antibiotikums

Ein Antibiotikum wird in reduzierter Dosis immer abends für drei bis zwölf Monate eingenommen. Die abendliche Einnahme ist sinnvoll, damit die Wirksubstanz über Nacht lange in der Blase einwirken kann. Andere Ärzte geben eher eine Intervall-Empfehlung, zum Beispiel regelmäßig alle sieben bis zehn Tage. Ob vorteilhafte Unterschiede bestehen, ist unbekannt.

Antibiotika zur Langzeitprophylaxe

| Substanz | Dosierung | Nebenwirkungen |
|---|---|---|
| Nitrofurantoin | 1 x 50 oder 100 mg abends (3 bis 12 Monate lang) | bis zu 30 % Magen-Darm-Beschwerden |
| Fosfomycin | 3000 mg Granulat (alle 10 Tage) | Übelkeit, Erbrechen |
| Trimethoprim | 1 x 100 mg / Tag (6 Wochen bis 6 Monate lang) | deutlich gestiegene Resistenzrate |

Eine kleine Hilfestellung liefert eine französische Arbeitsgruppe. Bei Frauen, die ihre antibiotische Einmalgabe im Wochenabstand durchführten, kam es bei 17 von 185 Frauen (9,1 Prozent) zu erneuten Blaseninfekten. Bei einer Einnahme im Monatsabstand gab es bei 52 von 176 Frauen (29,5 Prozent) zu Infektionen. Ein Hinweis darauf, dass der Monatsabstand zu lang ist.

## Die *postkoitale Prophylaxe*

Treten die Blasenentzündungen gehäuft nach dem Geschlechtsverkehr auf und wenn das Ausschwemmen durch Blasenentleerung nach dem Beisammensein nicht hilft, sollte diese Variante versucht werden: Dabei wird ein Antibiotikum der ersten Wahl kurz nach dem Verkehr eingenommen. Diese inzwischen weit verbreitet Praxis bestätigte sich in einer kleinen Untersuchung. So erlitten neun von elf Frauen, die ein Placebo erhielten, einen Harnwegsinfekt, während das nur bei zwei von sechzehn auftrat, die nach dem Verkehr Trimethoprim eingenommen hatten.

**Antibiotikaprophylaxe vor oder nach dem Sex**

| Substanz | Dosierung |
|---|---|
| Nitrofurantoin | 1 x 50 mg oder 100 mg |
| Fosfomycin | 1 x 3000 mg |
| Trimethoprim | 1 x 100 mg |

## Von Patienten initiierte Selbsttherapien

Die Amerikaner nennen es kurz und prägnant *self-start therapy*. Anstatt zu warten und erst einen Arzttermin zu vereinbaren, beginnen die Betroffenen bei Beginn der typischen Blasenbeschwerden selbst mit der Einnahme des Antibiotikums. Dadurch kann eine Verbreitung der Entzündung in der Blase schneller verhindert werden.

Die Betroffenen haben das Antibiotikum entweder schon zur Hand oder ein Rezept in Reserve. Im Angelsächsischen nennt man diese vorsorglich ausgestellten Rezepte *back-up prescriptions.* Die Antibiotika sollen der lokalen und eventuell individuellen Resistenzsituation angepasst sein. Die Dosierung und Dauer der Einnahme entspricht der Therapie der unkomplizierten akuten Blasenentzündung.

## Prophylaxe durch Impfung

*Was ist eine Impfung?*

Bei einer Impfung, auch Vakzinierung genannt, gibt man dem Körper in unschädlicher Dosis die krank machenden Substanzen und provoziert ihn dadurch, sich gegen diese Krankheitsauslöser zu wehren. Dies erfolgt durch die Bildung von körpereigenen Abwehrstoffen. Diese Abwehrstoffe nennt man Antikörper, und die Zellen, in denen sie gebildet werden, Abwehrzellen oder auch Gedächtniszellen. Schon vor vielen Jahrhunderten war bekannt, dass Menschen, die eine schwere Infektion überlebt hatten, diese Krankheit kein zweites Mal mehr bekamen. Daraus entstand bereits vor mehr als zweihundert Jahren die Idee, die Krankheit in abgeschwächter Form künstlich herbeizuführen und dadurch einen dauerhaften Schutz zu erreichen. Der englische Landarzt Edward Jenner impfte 1796 das erste Kind, um es vor den Pocken zu schützen. Im Jahr 1980 erklärte die WHO die Krankheit als ausgerottet.

*Impfung gegen Blasenentzündungen durch Tabletten*

Da siebzig bis achtzig Prozent aller Blasenentzündungen durch krankheitsauslösende (uropathogene) Kolibakterien hervorgerufen werden, erschien es folgerichtig, diese zur Impfung zu nutzen. Vor fast zwanzig Jahren hat man deshalb Bestandteile der Zellwand von achtzehn uropathogenen Colistämmen zusammengemischt und dann in Tablettenform verabreicht.[53] Es war eine Studiengruppe der urologischen Universitätsklinik in Innsbruck, die 2002 zeigte, dass es dadurch tatsächlich zu einer Immunantwort im Körper kommt. Inzwischen haben viele Studien gezeigt, dass die Impfung in Tablettenform bei einem Teil der Betroffenen funktioniert. Im Vergleich zu Frauen mit einem Placebo zeigte sich, dass die Häufigkeit der Wiedererkrankung der Geimpften um durchschnittlich vierzig Prozent niedriger war. Damit die Gedächtniszellen für die Immunantwort aktiv bleiben, wird empfohlen, sieben bis neun Monate nach der Erstimpfung eine Wiederauffrischung durchzuführen. Die Kosten werden in Deutschland durch die Krankenkassen übernommen.

Derzeit wird ein neues Präparat zur Impfung getestet, dessen inaktivierte Bakterien noch zielgerichteter sein sollen.[54] Die Gabe erfolgt auch als Tablettenform, erste Ergebnisse sind vielversprechend. Fast achtzig Prozent der Frauen, die das Präparat einnahmen, blieben in den folgenden zwölf Monaten infektfrei.[55]

*Impfung mit pflanzlichen Präparaten (Phytotherapie)*

In der Leitlinie zur Behandlung von Blasenentzündungen wird auch das unspezifische immunstimulierende Mittel Esberitox® aufgeführt, das die Inhaltsstoffe von Färberhülse (Wilder Indigo), Sonnenhut (Echinacea) und Lebensbaum (Thuja) vereint. Alle Pflanzen wurden bereits im 18. Jahrhundert von weißen Siedlern Nordamerikas angewendet, die es als Heilpflanzen von den Indianern kennen gelernt hatten und nach Europa importierten.

Die wissenschaftliche Datenlage ist momentan jedoch lückenhaft. Lediglich in einer Vergleichsstudie wurden zwei Gruppen von jeweils fünfzehn Patientinnen untersucht, wobei sich kein Unterschied zwischen Esberitox® und dem Antibiotikum Nitrofurantoin ergab. Auch deshalb wird Esberitox® in der Leitlinie zur Behandlung der unkomplizierten Blasenentzündung nicht empfohlen.

*Impfung gegen Blasenentzündungen mittels Spritzen*

Es gibt eine Mischung von krankheitsauslösenden Bakterien, deren Infektionsneigung inaktiviert wurde und die man den Betroffenen in den Muskel spritzt.[56] Die Betroffenen erhalten insgesamt drei Spritzen im Abstand von ein bis zwei Wochen, und es sollte eine Wiederauffrischung nach einem Jahr erfolgen. Die Rate an Harnwegsinfektionen konnte in mehreren Studien um 26 bis 93 Prozent gesenkt werden.

Lokale Hautreizungen an den Injektionsstellen gab es in bei 25 bis 50 Prozent der Geimpften. Trotzdem werden die Daten zur Wirksamkeit als nicht ausreichend hochwertig angesehen, weshalb die Krankenkassen diese Form der Impfung nicht übernehmen.

*Immunstimulation durch Akupunktur*

Zwar gibt es mehr als 750 wissenschaftliche Beiträge zur Frage der Wirksamkeit von Akupunktur bei wiederkehrenden Blasenentzündungen. Aber nur drei Untersuchungen waren gut genug, um tatsächlich als wissenschaftliche Untersuchung zu gelten. Alle anderen Beschreibungen müssen als Glaubensschriften oder im schlechtesten Fall als Werbeschriften disqualifiziert werden. In diesen drei *guten* Untersuchungen aus Norwegen zur Frage der Wirksamkeit der Akupunktur wurden Betroffene in drei Gruppen unterteilt. Eine Gruppe wurde mit einer wirksamen Akupunktur behandelt, eine andere mit einer Scheinakupunktur, bei der Nadeln ohne Tiefenwirksamkeit gesetzt wurden. Und eine dritte Gruppe erhielt keine Therapie und dient als Kontroll- oder Vergleichsgruppe. Als Ergebnis zeigte sich, dass die Rate der Harnwegsinfektionen durch die wirksame Akupunktur gegenüber den anderen Gruppen in etwa halbiert werden konnte.[57]

Bei Interesse an diesem Therapieansatz sollte man jedoch unbedingt zu einem Akupunktur-Spezialisten gehen. Zwar gibt es für die Traditionelle Chinesische Medizin (TCM) verschiedene Prüfungen, aber diese werden nicht staatlich kontrolliert. Es besteht also bei einem Hilfesuchenden das Risiko, an einen wenig erfahrenen Ausübenden zu geraten. Leider sind es immer wieder solche Akteure, die eine Methode in Misskredit bringen.

Wie die Akupunktur genau funktioniert, weiß man in der westlichen Medizin bis heute nicht. Nach asiatischem Verständnis handelt es sich um ein Verfahren, fehlgesteuerte Energien zu regulieren. Dies gelingt durch Stechen von Nadeln an bestimmten Kreuzungspunkten. Entscheidend ist die Kombination der ausgewählten Punkte. Wichtig ist, dass exakt in diese Punkte eingestochen wird.

Wie konnte man aber feststellen, ob ein Akupunkteur gut ausgebildet war? Es gab lebensgroße Bronzestatuen, die mit Löchern versehen waren. Diese lagen an den Energiestraßen der Akupunktur, den sogenannten Meridianen. Bei den Prüfungen wurden Krankheitsbilder beschrieben, und die Ärzte mussten die Akupunkturpunkte bestimmen, mit denen sie die aus dem Gleichgewicht geratenen Energien wieder regulieren und damit den Erkrankten heilen wollten. Nachdem die entsprechenden Punkte bestimmt waren, musste der Prüfling an ein Bronzemodell gehen und die Nadeln einstechen.

Die Bronzefigur war mit Wasser gefüllt und mit Wachs überzogen. Nur wenn der Prüfling die Nadel exakt an der richtigen Stelle platzierte, ging die Nadel nicht nur durch den Wachs, sondern auch durch das Loch in der Bronzeschicht hindurch. Dann trat beim Herausziehen der Nadel ein Tropfen Wasser nach außen. Nur wenn alle Nadeln an der richtigen Stellen saßen, hatte der Prüfling eine Chance, die Prüfung zu bestehen.

*Vaginale Immunstimulation*

Aufgepasst: Hier geht es nicht um den Ersatz fehlender Laktobazillen in der Scheide. Bei der Immunstimulation geht es um die Verabreichung abgetöteter Bakterien, die dann in der Scheide eine Immunantwort hervorrufen. Es gibt aber keine Studien, bei der solch ein Cocktail von abgeschwächten Bakterien getestet worden wäre. Auch gibt es nach meiner Kenntnis derzeit kein entsprechendes Präparat, das käuflich erhältlich ist. Bei so vielen Unsicherheiten sollte auf Experimente verzichtet werden, die Risiken für die angrenzenden Geschlechtsorgane der Frau haben könnten.

## Hemmung der bakteriellen Anheftung an die Blasenwand

Erinnern Sie sich noch daran, wie Sie als Kindheit eine Rutsche am Spielplatz oder im Schwimmbad hinuntergesaust sind? Am besten rutschte man, wenn die Rutsche nass war oder wenn man einen Schwimmring oder einen glatten Sack als Unterlage verwendete. Ähnlich kann man sich den Effekt von Mannose und Cranberries (Moosbeeren) vorstellen. Sie blockieren die Bindungsstellen der Bakterien, sodass sich diese nicht mehr oder nur noch eingeschränkt an der inneren Blasenschleimhaut anheften können.

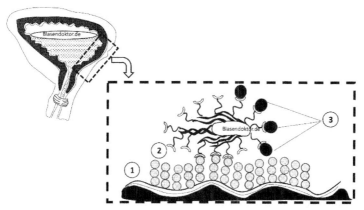

Mannose und Cranberries (Moosbeeren) verhindern eine Anheftung von Bakterien an der inneren Blasenschleimhaut. Die Bakterien verfügen über elastische Oberflächenanker (2), mit denen sie sich an Eiweißsubstanzen der Blasenoberfläche (1) anheften. Mannose und bestimmte Substanzen der Moosbeere blockieren diese Anker (3) und verhindern damit das Andocken bzw. Ankleben der Bakterien an den Schleimhautzellen der Blase.

*Cranberries (Moosbeeren) als Anti-Klebstoff*

Der Saft der Moosbeere wurde in der nordamerikanischen Volksmedizin schon lange gegen Blasenentzündungen eingesetzt. In der westlichen Welt wird die Moosbeere bei dieser Erkrankung seit fast 25 Jahren empfohlen. Ausgangspunkt war eine aufwendige Studie, die auch hochrangig veröffentlicht wurde. Bei 153 älteren Frauen konnte durch Gabe von 300 Milliliter Cranberry-Saft die Rate der Bakterienausscheidung im Vergleich zu einer Kontrollgruppe fast halbiert werden. Der Wirkmechanismus ist, dass der rote Farbstoff der Moosbeere, das Proanthocyanidin (PAC), die Oberflächenanker der Kolibakterien blockiert.

Viele Folgeuntersuchungen haben aber derart widersprüchliche Ergebnisse ergeben, dass derzeit auch in der S3-Leitlinie keine Empfehlung für den Moosbeerensaft ausgesprochen werden kann. Auch in der Laienpresse wie beispielsweise der New York Times wird inzwischen der heilende oder auch vorbeugende Effekt des Moosbeerensaftes infrage gestellt.

War es ein Fehler gewesen, dass bei der Erstuntersuchung durch Jerry Avorn das Ziel die Verringerung der Bakterienbesiedlung, nicht aber die Senkung der Rate an Blasenentzündungen war? Das wäre eine mögliche Schlussfolgerung, denn der Saft der Moorbeere hat einen harntreibenden Effekt: Es kommt beim vermehrten Trinken zum Ausspülen der Bakterien. Doch damit ist nicht garantiert, dass man in nächster Zeit keine neue Blasenentzündung bekommt.

Nicht vergessen werden darf, dass der Saft der Moosbeere bei einer Daueranwendung nicht preiswert ist. Auch die Angaben hinsichtlich der Menge schwanken erheblich. Nimmt man Saft, nimmt man Pulver – welche Konzentration des Wirkstoffs Proanthocyanidin (PAC) ist vorhanden? Eine zuverlässige Empfehlung kann nicht ausgesprochen werden.

**Wie viele Cranberries soll man einnehmen?**

| Form | Menge | mg Proanthocyanidin | Effekt |
|---|---|---|---|
| Saft | 240 ml / Tag | 24 mg | Hemmt den Klebeeffekt bei 80 % der schädlichen Kolibakterien bis zu 10 Stunden |
| Saft | 300 ml / Tag | 36 mg | 300 ml reduziert die Infektrate gegenüber Placebo unter 42 % |
| Pulver | Tabletten | 18, 36 und 72 mg | In Bakterienkulturen – je höher, desto intensivere Hemmung des Klebeeffektes der Kolibakterien an Zellen, bei 72 mg bis zu 24 Stunden |

Eine erneute aufwendige Analyse aller Daten von Dr. Luis aus Portugal aus dem Jahre 2017 hat interessante Ergebnisse erbracht. Bei Betrachtung von Untergruppen zeigte sich, dass die Einnahme von Cranberries bei Kindern und Frauen im Alter von 36 bis 55 Jahren statistisch nachweisbar zu einer

Reduktion der wiederkehrenden Harnwegsinfekte führte. Es müssen aber mindestens 36 Milligramm der Wirksubstanz Proanthocyanidin (PAC) täglich zugeführt werden. Vielleicht führt das wieder zu einer Neubewertung der derzeit eher negativen Presse.

*Mannose blockiert Bakterienanker an der Zellwand der Blase*

Eine kroatische Studie aus dem Jahre 2013 wurde zur Sensation und weckte Urologen und Betroffene auf.[58] Ein Zucker zur Behandlung wiederkehrender Blasenentzündungen? Die Mediziner hatten 308 Teilnehmerinnen untersucht, die immer wiederkehrende Blasenentzündungen hatten. Die fantastischen Ergebnisse erschienen als Leuchtturm im Meer der Verzweifelten. Das Mittel war im Internet als rezeptfreies Allheilmittel erhältlich und wurde in vielen Blogs mit Wunderheilungen und Patientengeschichten angepriesen.

Im Rahmen dieser Studie wurden zunächst alle 308 Frauen mithilfe eines Antibiotikums für sieben Tage infektfrei. Dann wurden sie in drei Gruppen geteilt. Ein Drittel der Frauen erhielt ein halbes Jahr lang täglich zwei Gramm Mannose in einem Glas Wasser, ein weiteres Drittel erhielt Nitrofurantoin (50 Milligramm zur Nacht) und bei den anderen Frauen wurde auf jede Prophylaxe verzichtet. Nach einem halben Jahr zeigte sich ein erstaunliches Ergebnis. Während bei den Frauen ohne jede Vorsorge mehr als die Hälfte (61 Prozent) eine Wiedererkrankung aufwiesen, waren es in der Mannose-Gruppe nur 15 Frauen (15 Prozent). In der Antibiotika-Gruppe waren es 21 Frauen (20 Prozent). Zudem waren in der Zucker-Gruppe deutlich weniger Nebenwirkungen als in der Antibiotika-Gruppe. In der Ärztezeitung vom 16.8.2013 fand sich dann die Überschrift: »Zucker schützt so gut wie Antibiotikum«.

Mannose wird aufgrund seiner speziellen Struktur im oberen Magen-Darm-Trakt sehr schnell aufgenommen und dann unverändert über die Nieren in den Urin ausgeschieden. Genau dies ist der Wirkmechanismus, den man sich zunutze machen kann. Denn diese Zuckermoleküle blockieren die fingerartigen Anker der Bakterien, erschweren damit deren Zellhaftung und erleichtern das Ausschwemmen. Da Mannose nur zu einem geringen Teil verstoffwechselt wird, wird der Zuckerspiegel nur wenig beeinflusst. Deshalb können es auch Diabetiker einnehmen. Ein weiterer Vorteil findet sich bei Leuten mit einer Neigung zur Verstopfung, da der Stuhl durch unverdaute Zuckeranteile Wasser aufnimmt und verdünnt wird.

**Dosierung von Mannose bei einer akuten Blasenentzündung**

| | |
|---|---|
| 1. bis 3. Tag | je 3 Beutel à 2 g / Tag |
| 4. bis 5. Tag | je 2 Beutel à 2 g / Tag |

**Dosierung von Mannose zur Prophylaxe**

| |
|---|
| 1 Beutel à 2 g / Tag (oder 1 Beutel nach dem Sex) |

In anderen Untersuchungen hat man 73 verschiedene Kolibakterien aus dem Urin, der Scheide und dem Enddarm von Frauen mit wiederkehrenden Harnwegsentzündungen getestet. Mannose hemmte bei 42 Prozent dieser Kolibakterien die Klebefunktion, und bei weiteren 20 Prozent wurde die Klebefunktion halbiert. Derzeit werden synthetische Mannosevariationen produziert und getestet, die eine um ein Vielfaches gesteigerte Klebehemmung der Kolibakterien hervorrufen sollen. Man darf auf diese synthetischen Mannoside gespannt sein.

»Wer heilt, hat Recht« ist eine klassisches Sprichwort unter Medizinern. Mannose ist nicht schädlich, ein Anwendungsversuch ist somit gerechtfertigt. Damit jedoch die Krankenkassen die nicht unerheblichen Kosten übernehmen, müssten weitere Studienergebnisse abgewartet werden. Nach Kenntnis des Autors gibt es jedoch weltweit keine laufenden Studien, denn das ist aufwendig und teuer. Nötig wäre es, denn William Heberden, ein bekannter englischer Arzt, der im 18. Jahrhundert gelebt hat und Mitglied der königlichen medizinischen Gesellschaft war, soll gesagt haben: »Neue Medizin und neue Methoden heilen immer – für eine Weile.« Gerade im Zeitalter der ungefilterten Internetverbreitung und ungebremsten Kaufmöglichkeit und der Sucht nach guten und hilfreichen Nachrichten sollte dies nicht unerwähnt bleiben.

## Ersatz der Schutzschicht der Blasenwand (GAG-Schicht)

Autoliebhaber kennen es. Man möchte nicht nur ein sauberes, sondern ein permanent glänzendes und kratzfreies Auto haben. Eine Möglichkeit sind Speziallacke auf der Grundlage der Nanotechnologie, mit denen es gelingt, dass sich keine Schmutzteilchen mehr am Autolack festsetzen können. Ähnlich ist es mit der inneren Schutzschicht an der Blase, auch GAG genannt, die unter anderem eine bakterielle Anheftung an der Blasenschleimhaut verhindert.

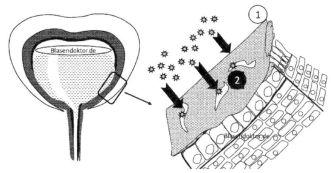

Die innere Schutzschicht der Blase (1) ist eine Art Barriere, die nicht nur das Eindringen von Gift- und Reizstoffen in die Blasenwand, sondern die Anheftung von Bakterien verhindert. Sie kann durch eine Vielzahl von Mechanismen geschädigt werden (2), auch durch immer wiederkehrende Entzündungen. Eindringende Gift- und Reizstoffe (2) können dann zu Erkrankungen und Reizzuständen der Blasenwand führen.

Die innere Schutzschicht der Blase besteht aus kettenartig nebeneinander liegenden Zuckermolekülen, sogenannten Glykosaminoglykanen (GAG). Je nach zusätzlich eingebauten Substanzen kennt man die GAGs als Hyaluronsäure, Heparin oder Chondroitinsulfat. Sie kommen aber nicht nur in der Blase vor, sondern sind eine Art universelles Schmier- und Dichtmittel. Diese Schicht aktiviert im Bedarfsfall die weißen Abwehrzellen des Körpers und stimuliert damit das lokale

Immunsystem. Vielen bekannt ist die Hyaluronsäure, da sie oft bei chronischen Gelenkbeschwerden verabreicht wird.

Man versucht, die fehlenden GAG-Bestandteile zu ersetzen, indem man sie als Lösung schmerzfrei über einen extrem dünnen Katheter in die Blase gibt. Allerdings ist die Datenlage zur Effektivität bei wiederkehrenden Blasenentzündungen noch begrenzt.

Es gibt lediglich eine wissenschaftliche Studie, die allerdings mit einer kleinen Anzahl von Betroffenen durchgeführt wurde. 28 Patientinnen wurde das *echte* Medikament[59] und 29 Patientinnen ein Scheinpräparat gegeben. Die Betroffenen erhielten die Substanz einmal wöchentlich über vier Wochen und dann einmal monatlich über ein halbes Jahr hinweg.

Im Unterschied zu den Betroffenen mit dem Scheinpräparat war bei den Patientinnen mit dem echten Präparat bei einer Beobachtungszeit von einem Jahr eine 77-prozentige Verringerung an Harnwegsinfektionen zu beobachten. Wichtig: Es wurden keine Nebenwirkungen beschrieben. Und dennoch: Es ist zu früh, um von einem Wundermittel zu sprechen, denn noch sind die Erfahrungen mit dem Präparat zu gering. Die Substanz ist derzeit wegen der fehlenden Studienlage nicht als Heilmittel anerkannt und muss von den Betroffenen selbst gezahlt werden. Die Medikamentenkosten je Anwendung liegen zwischen sechzig bis achtzig Euro.

## Ansäuern des Urins: hilfreich bei Blasenentzündungen?

In der ärztlichen Ausbildung wird seit Langem gelehrt, dass das Ansäuern des Urins wiederkehrende Blasenentzündungen unterdrücken könne. Die Übersäuerung des Urins entsteht dadurch, dass anfallender *saurer* Wasserstoff im Körperstoffwechsel entsorgt werden muss. Das geschieht durch die Atmung, aber auch mit einer Ausscheidung über den Urin, der dann sauer wird.

Auf diesem Feld gibt es nur wenige Untersuchungen, die diese Frage ausreichend ergründet haben. Weil die bisherigen Ergebnisse widersprüchlich sind, wird diese Maßnahme in der Leitlinie der deutschen Urologen von 2017 als unbewiesen offen gelassen.

Es gibt eine Untersuchung, die trotz – oder gerade wegen der Veröffentlichung vor mehr als 20 Jahren – wenig bekannt ist. Herr Fünfstück führte sie zwar nur mit 33 Frauen durch, aber mit einem langen Beobachtungszeitraum von mehr als zwei Jahren. Nach einer ausgeheilten akuten Blasenentzündung erhielten 23 Frauen zur Ansäuerung des Urins dreimal täglich eine Tablette L-Methionin[60], während zehn Frauen ein anderes Präparat erhielten.

Bei keiner der Frauen mit L-Methionin kam es in den zwei Jahren zu einer Blasenentzündung. Zwar fand sich weiterhin eine bakterielle Besiedlung, aber diese konnte anscheinend nicht ausreichend an der Blasenschleimhaut andocken. Möglicherweise führt diese Ansäuerung des Urins zu einer verringerten Klebefähigkeit (zu einer sogenannten Adhärenz) der Bakterien, sodass sie besser ausgespült werden können. Es gibt weitere Arbeiten, die dieses Therapieprinzip unterstützen. So fand man auch einen guten Infektionsschutz sowohl bei Nierentransplantierten[61] als auch bei Schwangeren, die keine Antibiotika nehmen wollten.[62] Sicher ist, dass saurer Urin die Wirkung von Antibiotika steigern kann, so auch für die derzeit oft angewendeten *Star-Antibiotika* Fosfomycin und Nitrofurantoin.

### Was heißt pH-Wert, und wie misst man ihn?

Der pH-Wert gibt den Säuremessgrad (*potentia hydrogenii*) und die Anzahl der positiv geladenen Wasserstoffanteile an. Weil eben diese positiv geladenen Wasserstoffmoleküle mit anderen Substanzen reagieren, sind sie sehr wichtig. Je niedriger der pH-Wert, desto mehr freie (reaktionsfreudige) Wasserstoffmoleküle gibt es.

Alles mit einem pH-Wert von 1 bis 6 ist sauer. Mit sieben ist man im neutralen Bereich, wie etwa bei reinem Wasser. Bei einer solchen neutralen Lösung gibt es genauso viele saure Wasserstoffionen wie basische Sauerstoffverbindungen. Je höher der pH-Wert, umso basischer bzw. alkalischer ist eine Substanz: Seife und Waschmittel haben die pH-Werte 9 und 10. Natronlauge ist mit einem pH-Wert von 13 stark ätzend – Salzsäure ist es mit einem pH-Wert von 1 allerdings auch.

Zur Messung des Säuregrades des Urins wird der Mittelstrahlurin aufgefangen und ein Testreifen hineingehalten – oder man hält den Teststreifen direkt in den Urinstrahl. Teststreifen mit vielen Reaktionsfeldern sind aber relativ teuer. Eine preiswerte Alternative sind sogenannte Lackmus-Papierstreifen, die kein Reaktionsfeld auf einem gehärteten Plastikstreifen haben, sondern einem Papierstreifen gleichen, von dem man ein Stück abreißen muss. Diese Streifen gibt es oft in Drogerien für wenige Cent.

Es ist wichtig zu wissen, dass der Säuregrad des Urins wesentlich von der Nahrung abhängt. Isst man viel Eiweiß, ist er immer saurer als bei Gemüseessern. Man muss folglich je nach Ernährung den eigenen Säuregrad des Urins »kennen lernen«.

### Den Urin mit Vitamin C ansäuern: geht das?

Vitamin C, das immer wieder in den verschiedensten Ratgebern und Büchern zur Urinansäuerung empfohlen wird, hat – wenn überhaupt – im Urin nur einen geringen ansäuernden Effekt. Zugegeben: Vitamin C ist sehr preiswert, aber es kann in hohen Mengen auch erhebliche Reizungen der Schleimhäute des Magens verursachen.

Studien mit einer Dosierung von bis zu zwei Gramm pro Tag ergaben widersprüchliche Erkenntnisse darüber, ob eine Ansäuerung des Urins gelingt.[63] Vor mehr als sechzig Jahren hat Dr. McDonald in einer sehr aufwendigen Untersuchung zwölf Personen stationär aufgenommenen, und diese erhielten über den Tag verteilt insgesamt 2,5 Gramm Vitamin C. Und tatsächlich fiel der Säuregrad auf 5,3, während er bei Vergleichspersonen ohne Vitamin-C-Gabe mit einem pH-Wert von 7,4 sehr basisch war.[64]

Trotzdem sollte man skeptisch bleiben, denn es gilt als anerkannt, dass der Körper maximal 400 Milligramm von Vitamin C verarbeitet, der Rest wird im Urin *ungenutzt* ausgeschieden.[65] Aber jede Betroffene kann das ausprobieren und den Säuregrad des Urins mit Teststreifen messen.

Sicher ist, dass saurer Urin hilft, die Wirkung vieler Antibiotika zu steigern. Das gilt auch für das bei Blasenentzündungen als *Premiumantibiotikum* genutzte Fosfomycin, aber auch für Penicilline, Sulfonamide und Nitrofurantoin.

**Wie kann man den Urin ansäuern?**

| Substanz | Handels-name | Dosierung | Nebenwir-kung | Besonderheiten |
|---|---|---|---|---|
| Methio-nin | Acimethin® | 3 x 500 mg / Tag | Selten Übelkeit / Durchfall | Tabletten evtl. 10 Se-kunden in Wasser auflösen |
| Vitamin C | Freier Han-del | 1000 – 2000 mg / Tag | Reizung der Mund-schleim-haut | Verfälscht Urintest auf Nitrit, unsicher im Wirkungsgrad zur An-säuerung des Urins |
| Ammo-nium | Mixtura solvens®, Extin® | 3–4 x 1–3 Kompretten / Tag | Übelkeit / Durchfall | Nicht bei Leberfunkti-onsstörungen und Nierenschwäche |

Urin gilt als sauer, wenn der sogenannte pH-Wert zwischen 5 und 6 liegt. Die Testung, wie sauer der Urin ist, erfolgt mit Teststreifen oder preiswerter mit Lackmusstreifen. Beides bekommt man auf Verordnung in Apotheken. Wenn der Urin sauer ist, verfärbt sich der Lackmusstreifen orange bis rot. Ammoniumchlorid ist derzeit in Deutschland nicht im Handel erhältlich.

Eine Harnansäuerung gelingt mit L-Methionin in einer Dosierung von 3-mal 0,5 bis 1 Gramm, es sollte aber vor den Mahlzeiten eingenommen werden. L-Methionin ist eine essentielle Aminosäure, die der Körper nicht herstellen kann. Die Tabletten können zerkleinert und dann mit kräftig schmeckenden Flüssigkeiten außer Zitrussäften geschluckt werden. Bei einer Nierenschwäche, erhöhter Ausscheidung von Harnsäure oder einer Leberschwäche sollte es nicht genommen werden.

# 6. Bewiesenes und Unbewiesenes

## Blasenentzündungen überwinden 3

Die dramatische Zunahme an Resistenzen gegen Antibiotika führt zu einer dringenden Suche nach Alternativen. Kathrin Zinkant beschrieb in der Süddeutschen Zeitung im Februar 2019, dass man am menschenleeren nördlichen Polarkreis gegen Antibiotika resistente Gene im Boden gefunden hat. Ist das ein Zeichen einer neuen globalen bakteriellen Bedrohung?

Jedenfalls zeigt uns das, dass wir Antibiotika mit Bedacht verwenden sollten und dass wir Alternativen für Antibiotika brauchen. Viele Alternativen sind bereits bekannt, aber zum Teil noch nicht ausreichend erforscht.

### Desinfektionsmittel für die Harnwege

Methenamin (auch als Urotropin oder Hexamin bekannt) ist ein farbloses, kristallines Pulver, das 1859 von dem russischen Chemiker Alexander Butlerow erstmals beschrieben wurde. Es hemmt die Vermehrung von Bakterien, da bestimmte Schritte des Stoffwechsels der Zellkerne blockiert werden.[66] Dadurch überaltert die Bakterienkolonie und stirbt ab, fast wie eine Bevölkerung ohne Kinder. Und ein großer Vorteil: Bakterien können gegen dieses Mittel keine Resistenzen ausbilden.

Im deutschsprachigen Raum wird Methenamin allerdings nur in Salbenform als schweißhemmender Wirkstoff zur äußerlichen Anwendung genutzt. Die Wirkung kommt durch das Formaldehyd zustande, das in saurer Umgebung freigesetzt wird.

Da in unserer antibiotikakritischen Zeit die Suche nach Alternativen sehr groß ist, sollte auf den wissenschaftlichen Beitrag von Frau Lo verwiesen werden, die Urotropin oder Methenamin als eine »vergessene Substanz« charakterisiert.[67]

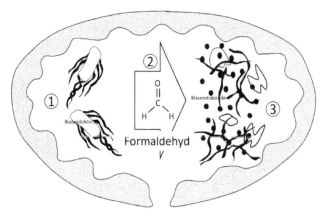

Formaldehyd, das im Urin freigesetzt wird, hemmt die Vermehrung von Bakterien, da es deren Stoffwechsel blockiert und sie somit tötet.

Methenamin scheint sehr effektiv vor einem Wiederauftreten von Blasenentzündungen zu schützen.

In einer großen Analyse wurden dreizehn Studien mit insgesamt 2043 Patienten ausgewertet.[68] Mit Methenamin gelang eine Reduktion des Wiederauftretens von Blasenentzündungen um 75 Prozent – eine bemerkenswerte Effektivität. Die Autoren bemerken aber auch, dass die Datenqualität sehr eingeschränkt ist, sodass keine uneingeschränkte Empfehlung für das Präparat ausgesprochen werden kann.

Vor Kurzem wurde eine Studie bei Nierentransplantierten veröffentlich, die gezeigt hat, dass Methenamin auch bei diesen Risikopatienten eingesetzt werden kann und effektiv ein Wiederauftreten von Harnwegsinfekten unterdrückt.[69] In den USA wird es auch bei Schwangeren zur Prophylaxe empfohlen.

Deshalb wird voller Spannung auf das Ergebnis der AL-TAR-Studie in Großbritannien gewartet, bei der endgültig geklärt werden soll, wie effektiv die Substanz zur Prophylaxe ist.

Für die praktische Anwendung ist jedoch wichtig, dass der Urin sauer sein muss, damit Methenamin in Ammonium und das antibiotisch wirksame Formaldehyd zerfällt. Aber noch einmal zur Erinnerung: Der Säuregrad des Urins kann durch die Ernährung oder Medikamente gefördert und mit Test-streifen oder Lackmuspapier getestet werden.

Sollte sich eine hohe Effektivität von Methanamin bestätigen, bleibt zu hoffen, dass es dann auch in Europa wieder verordnet werden darf. Derzeit kann man es nur über Auslandsapotheken oder den freien Internethandel beziehen.

---

**Methenamin , Urotropin, (Hiprex®, Urex®)**

**Dosierung?**

• 2 x 1 Tablette am Tag mit je 1 Gramm

**Wann darf man das Mittel nicht einnehmen?**

• Bei Nieren- und Leberererkrankungen.

**Wie soll man es einnehmen?**

• Mit viel Flüssigkeit.

• Trinken Sie Cranberry-Säfte oder nehmen Sie 2 x 1 Tablette Vitamin C (jeweils 1000 mg), oder Methionin zur Urinansäuerung – wenn der Urin nicht ausreichend sauer ist.

• Überprüfen Sie mit Teststreifen oder Lackmusstreifen bei sich selbst, ob Ihr Urin ausreichend sauer ist (pH unter 6).

**Wo und wie erhält man Methenamin (Urotropin)?**

• Frei im Internethandel oder versuchsweise Erstattung per Rezept (unsicher)

• Fragen Sie Ihre Apotheke, ob diese mit einer internationalen Apotheke kooperiert.

• Es gibt im Großhandel deutliche Preisunterschiede.

**Wichtig zu wissen:**

• Das Mittel wirkt nur in der Blase (im Urin). Im Blutkreislauf und Gewebe ist es fast ohne Effekt (es hilft also nicht bei Fieber).

• Eine akute Blasenentzündung muss erst behandelt sein – Methanamin zerstört nur geringe und neue Bakterienlasten.

---

## Antibiotika direkt in die Blase geben

Die Idee ist bestechend einfach, aber leider kaum bekannt. Wenn *nur* die Blase entzündet ist, warum muss man dann die antibakteriellen Substanzen auf dem Umweg über den Darm zuführen? Dabei kann man sie direkt in die Blase geben!

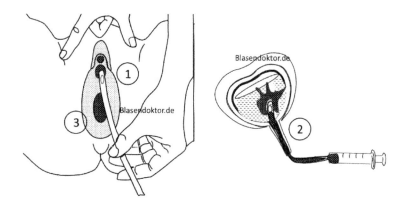

Antibiotika direkt in die Blase geben: Bequemer ist natürlich die Bekämpfung der Entzündung mittels Tabletten – aber die haben Nebenwirkungen und schädigen die Darmflora. Antibiotika können direkt in die Blase gegeben werden, und wenn man es Patientinnen beibringt, können sie es auch selbst durchführen. Es ist umständlich, aber weder schmerzhaft noch schwer (1 = Harnröhrenmündung; 2 = Flüssige Antibiotika; 3 = Scheideneingang).

Genau das kann man machen und es ist wirksam. Bei der unkomplizierten Zystitis ist es sicher umständlich und möglicherweise kann die Betroffene den Urin nicht lange genug einhalten, da die Blase gereizt ist. Aber hat eine Frau immer wieder Blasenentzündungen und haben alle vorbeugenden und einfachen Maßnahmen versagt und die Antibiotika möglicherweise schwere Nebenwirkungen im Darm oder dem Scheidenmilieu ausgelöst, dann ist dieser Weg insbesondere zur Prophylaxe vor einem Wiederauftreten sehr attraktiv. Dann lohnt sich das Erlernen des Katheterisierens zur Gabe der Antibiotika in die Blase. Bei einer akuten Blasenentzündung kann man 80 Milligramm des Antibiotikums Refobacin auflösen und zweimal am Tag in die Blase geben. Als Schutz vor wiederkehrenden Entzündungen kam man die gleiche Menge einmal am Tag und später einmal die Woche zur Nacht in die Blase geben.

Die Patientinnen können von Ärzten sowie engagierten und spezialisierte Pflegekräften lernen, sich selbst zu katheterisieren.[70] Bei Frauen ist es anatomisch bedingt mitunter schwierig, die Harnröhre zu treffen. Es gibt aber gute

Hilfsmittel. So gibt es Spiegelvorrichtungen, die man zum besseren Sehen zwischen den Beinen einklemmen kann. Die Einmalkatheter sind steril verpackt und bereits mit einem Gleitgel überzogen.

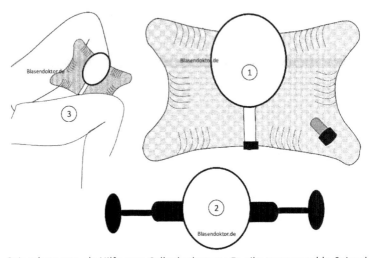

Spiegelsysteme als Hilfe zum Selbstkathetern: Es gibt transportable Spiegelsysteme, die man nutzen kann, um die mitunter schwer zu erkennende Harnröhrenmündung zu sehen. Diese Spiegelsysteme sind individuell einstellbar und werden bei leicht gespreizten Beinen zwischen die Knie geklemmt. Man kann ein aufblasbares Kissen, durch seitliche Stempel oder mit einem Klettband schnell fixierbare Systeme nutzen.

### Erfolgsrate und Nebenwirkungen

Leider gibt es kaum Daten, da die Methode nur selten angewendet wird. Die verfügbaren Daten sind aber sehr vielversprechend. Die Therapie ist bei etwa achtzig Prozent der Betroffenen erfolgreich, sowohl bei der Akuttherapie als auch beim Schutz vor einem Wiederauftreten der Entzündung. Die Befürchtung, dass die Antibiotika durch die Blasenschleimhaut aufgenommen und dem Körper zugeführt werden, sind unbegründet. Man hat das durch Blutuntersuchungen gemessen und keine auffälligen Blutspiegel messen können. Die Methode ist zudem sehr nebenwirkungsarm. Meist waren es nur lokale Irritationen in der Blase.

*Was macht man, wenn es zu Resistenzen kommt?*

Es wird berichtet, dass es bei 30 Prozent der Betroffenen bei längerer Anwendung zu einem Resistenzwechsel der Keime kam. In solchen Fällen muss man den Urin mit einer Urinkultur austesten und auf solche Antibiotika prüfen lassen, die als Infusionslösung zur Verfügung stehen, und dann diese steril in die Blase gegeben statt ins Blut.

---

**Ein Katheter fällt zu Boden – und löst eine Revolution aus**

Die Forschungen von Ludwig Guttmann, einem aus der ehemaligen UdSSR emigrierten Juden, der während des Zweiten Weltkriegs in England lebte, wiesen in eine ganz andere Richtung. Der spätere Gründer der Olympiade für körperlich Behinderte, der Paralympics, entleerte erfolgreich funktionsgestörte Blasen mit einem Katheter – zunächst aber in streng steriler Umgebung auf der Intensivstation. Man fürchtete eine Blasenentzündung.

Nach ihm entwickelte der US-Amerikaner Jack Lapides in den 1970er Jahren zusammen mit seiner Krankenschwester Betty Lowe eine Möglichkeit der Selbstentleerung der funktionsgestörten Blase mit einem Katheter durch die Betroffenen selbst. Die erste Patientin, der dies beigebracht wurde, war selbst ehemalige Krankenschwester. Ihr fiel auf einer Europareise der Katheter jedoch auf den Boden, sodass er eigentlich nicht mehr steril war. Da sie keinen Ersatzkatheter bei sich hatte und die Blase voll war, wusch sie ihn in der Not mit Leitungswasser ab und benutzte ihn trotzdem. Und weil es zu keinen Entzündungen kam, machte es die Patientin auf der Europareise noch viele Male. Nach ihrer Rückkehr berichtete sie Dr. Lapides davon, und der zog die richtige Schlussfolgerung: Wenn die Blase voll ist, muss der Katheter sauber, aber nicht steril sein, denn eventuell eingebrachte Bakterien werden sofort wieder ausgespült. Es dauerte aber viele Jahre, bis sich diese zufallsgeborene Erkenntnis durchsetzte und weltweit von Urologen akzeptiert wurde. Anfangs wurde Dr. Lapides für seine Ergebnisse von Kollegen angefeindet, heute ist die von ihm eingeführte saubere – und nicht aufwendige sterile – Selbstentleerung der Blase mit einem Katheter für die Betroffenen ein Quantensprung an Lebensqualität und Unabhängigkeit: eine medizinische Revolution.

## Schützt Vitamin D vor Blasenentzündungen?

Es gibt gute Belege dafür, dass ein Vitamin-D-Mangel das Risiko erhöht, Blaseninfektionen zu bekommen. Deshalb sollte bei Frauen mit wiederkehrenden Infekten ein Mangel ausgeschlossen werden.

*Zur Vitamin-D-Produktion brauchen wir Sonne*

Die Vorstufen des Vitamin D können in der Haut mithilfe der Sonneneinstrahlung vom Körper selbst hergestellt werden. Wenn sich ein Mensch ungefähr zwei Stunden eine Ganzkörperbestrahlung durch die Sonne aussetzt, gibt die Haut in den kommenden 24 Stunden etwa 10 000 bis 20 000 internationale Einheiten (IE) vom Vitamin D3 an den Körper ab – ein Vielfaches der heute üblichen Nahrungsempfehlung von 200 bis 500 IE Vitamin D3 täglich.

Die Vitamin-D-Produktion der Haut unterliegt jedoch vielen Schwankungen. So nimmt die Leistung der Haut mit dem Alter um den Faktor drei ab. Und wenn die Haut als Schutz vor der UV-Strahlung bräunt, lagert sie Melanin ein – und dementsprechend weniger UV-Strahlung dringt in die Haut ein und die Vitamin-D-Produktion lässt nach.

Die Produktion hängt außerdem von der Intensität der Sonnenstrahlen ab, denn diese ist wie in vielen nördlichen Ländern insbesondere im Winter verringert. Dann kann keine ausreichende Vitamin-D-Synthese stattfinden. Man spricht auch von einem »Vitamin-D-Winter«. Alternativ kann man Vitamin D3 einnehmen, damit es dann in der Leber und anderen Zellen zu aktiven Substanzen umgewandelt werden kann.

Doch zumindest im Sommer kann unsere Versorgung mit Vitamin D ganz unkompliziert und kostenlos sein: achtzig bis neunzig Prozent des Vitamin D entstehen in der Haut unter Einwirkung von UV-haltigem Sonnenlicht, der Rest kommt durch die Ernährung. Dabei ist es ausreichend, jeden Tag ein Viertel der Körperoberfläche (Kopf, Arme, Hände) dem Sonnenlicht für 5 bis 25 Minuten auszusetzen.

*Was macht das Vitamin D konkret?*

Vitamin D wirkt in den Zellen wie ein Hormon, da es im Zellkern an den Genen die Bildung von Eiweißen reguliert. Man dachte lange, dass Vitamin D hauptsächlich zur Regulierung des Kalzium-Haushalts und Knochenstoffwechsels von Bedeutung sei. In den 1990er Jahren entdeckte man dann, dass

Vitamin D noch viele andere Wirkungen hat und eine Vielzahl von Stoffwechselvorgängen elementar beeinflusst.

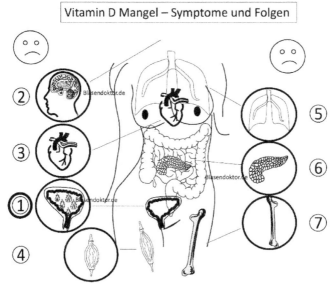

Ein Vitamin-D-Mangel kann nicht nur vermehrte Infekte von Nieren und Blase (1) verursachen, sondern auch für Depressionen und Müdigkeit (2), Bluthochdruck (3), eine Muskelschwäche und Muskelschmerzen (4), Luftnot und Asthma (5), Diabetes (6) und eine Knochenentkalkung oder Osteoporose (7) verantwortlich sein.

In zwei Untersuchungen hat man bei Personen mit Blasenentzündungen und gesunden Kontrollpersonen Vitamin D im Blut bestimmt. Sowohl bei Kindern mit einer Harnwegsinfektion[71] als auch älteren Frauen mit einer Blasenentzündung[72] zeigte sich, dass die Blutspiegel in Sachen Vitamin D bei den Erkrankten im Vergleich zu Blasengesunden deutlich erniedrigt waren. Erst kürzlich wurden zudem die Daten von fast zweitausend Teilnehmern in neun Studien ausgewertet. Es bestätigte sich, dass ein Vitamin-D-Mangel das Risiko erhöht, an einer Blasenentzündung zu erkranken.[73]

Je weniger ein Mensch in der Sonne ist, desto mehr Vitamin D muss er sich mit der Nahrung zuführen. Interessant ist auch, dass die empfohlene Nutzung von Sonnenschutz-cremes die Bildung von Vitamin D in der Haut zusätzlich ab-mildert. Ist man ausreichend an der frischen Luft mit Tages-licht oder Sonne, jung und ernährt sich gesund, wird man mit großer Wahrscheinlichkeit keinen Vitamin-D-Mangel haben. Feststellen kann man es über eine Blutuntersuchung, die die Krankenkasse leider nur bei eindeutiger medizinischer Be-gründung übernimmt (Kosten hierfür: ca. dreißig Euro).

Misst man Vitamin D im Blut, sollte nicht das von der Haut gebildete Vitamin D3 gemessen werden, da es zu schnell ab-gebaut wird und deshalb stark vom Tagesgeschehen (Nah-rung, Sonne) beeinflusst wird. Es muss das von der Leber ge-bildete Vitamin D3 25(OH)D gemessen werden, da es eine lange Halbwertszeit hat und somit viel unabhängiger von Ta-gesschwankungen die tatsächliche Situation widerspiegelt.

## Bakteriophagen: die neue Wunderwaffe?

Vor mehr als hundert Jahren wurden diese Viren entdeckt, die nur gegen Bakterien wirken. Erst wurden sie als Wunder-mittel euphorisch gefeiert, dann gerieten sie in Vergessen-heit. Denn es war einfacher, antibiotisches Pulver einzuneh-men. Die Entdeckung und industrielle Herstellung von Antibiotika führte zu einem Siegeszug gegen bakterielle In-fektionen. Aber heutzutage, fast hundert Jahre später, in ei-ner Zeit, in der Antibiotika selbstverschuldet immer wir-kungsloser werden, werden die Bakteriophagen zu neuen Hoffnungsträgern im Kampf gegen Infektionen.

Bakteriophagen sind Viren, also Hüllen mit genetischem Material, die allein nicht lebensfähig sind, denn sie können kein Eiweiß bilden. Sie brauchen andere Zellen und deren zur Proteinbildung befähigte Strukturen, um sich zu vermehren. Deshalb bezeichnet man die befallenen Zellen als Wirtszel-len.

Die Viren, die wir von den Grippeepidemien oder von der Coronapandemie kennen, befallen menschliche Zellen. Bakteriophagen dahingegen befallen ausschließlich Bakterien. Mit den Ankerfüßchen heften sie sich an die Bakterien und spritzen über eine schlauchartige Struktur ihr genetisches Material in das Bakterium. Mithilfe der Bakterienorgane vermehren sich die Viren so lange, bis das Bakterium aufgezehrt ist und platzt. Dann werden die Viren freigesetzt und können andere Zellen oder Bakterien befallen.

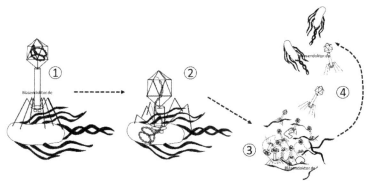

Die bakterienvernichtenden Viren (Bakteriophagen) befallen das Bakterium (1) und spritzen ihr genetisches Material in das Bakterium (2). Durch den Stoffwechsel des Bakteriums vermehren sich die Bakteriophagen so lange, bis das Bakterium platzt (3). Die freigesetzten neuen Viren befallen dann weitere Bakterien (4), bis alle vernichtet sind.

Und noch eine Besonderheit haben diese Bakteriophagen. Sie befallen immer nur bestimmte Bakterienarten. Phagen sind also die natürlichen Feinde der Bakterien und halten deren Wachstum in Schach. Ohne die Phagen wäre die Welt der Übermacht des massenhaften Bakterienwachstums ausgesetzt. Schon sehr früh entstand deshalb die Idee einer sogenannten Phagentherapie. Hat sich ein Mensch mit einem krank machenden Bakterium infiziert, verabreicht man ihm die spezifischen Bakteriophagen als Gegengift, sodass die schädlichen Bakterien vernichtet werden.

Die Phagentherapie hat verschiedene Vorteile: Hat man ein schädliches Bakterium, muss man die dazugehörigen Phagen isolieren und züchten. Werden sie dann verabreicht, schädigen sie ausschließlich diese Bakterien und keine anderen Bakterien oder menschliche Zellen. Sind die schädlichen Bakterien vernichtet, können sich die Phagen nicht mehr weiter vermehren, sie verhungern gewissermaßen und werden vom Körper ausgeschieden.

### Die Entdeckung der Phagen

Der kanadische Mikrobiologe Hubert d'Herelle und der Brite William Twort entdeckten die Bakteriophagen unabhängig voneinander. Der Brite Twort hatte das Phänomen 1915 in dem berühmten Wissenschaftsmagazin *Lancet* zuerst beschrieben, d'Hérelle erst später im Jahre 1917. Es war jedoch d'Hérelle, der anwendbare Konsequenzen entwickelte, also aus der Beobachtung die Idee einer zielgerichteten Nutzung entwickelte.

## Anwendung von Bakteriophagen

Bakteriophagen werden in Europa und den Vereinigten Staaten inzwischen intensiv erforscht und in klinischen Versuchen getestet. Dies betrifft Durchfallerkrankungen bei Kindern, infizierte Brandwunden, Krampfadergeschwüre und Entzündungen des äußeren Gehörganges. Es gibt auch Berichte über die effektive und sichere Anwendung von Bakteriophagen bei direkter Gabe in Venen.[74]

Bakteriophagen werden inzwischen auch hierzulande zur Behandlung der Blasenentzündung eingesetzt. Allerdings auf Schleichwegen. Ärzte vermitteln einen Lieferanten, der nach der Bestimmung der krank machenden Bakterien die Phagencocktails in Georgien bestellt. Diese werden dann täglich über drei Monate in die Blase gegeben. Ob es wirksam ist, darüber liegen keinerlei gesicherte Daten vor, sicher ist nur der stolze Preis von fast 25 000 Euro für die Behandlung.

Mir sind zwar genehmigte Kostenübernahmen von privaten Krankenkassen bekannt. Doch ich finde bedenklich, dass es sich in Europa um ein bislang nicht zugelassenes Verfahren handelt. Mit den Geldern der Krankenkasse könnten andere klärungsbedürftige Studienfragen geklärt werden.

Eine wissenschaftlich hochwertige Studie findet derzeit in Kooperation mit der Schweiz in Georgien bei Patienten statt, die sich einer Prostataoperation unterziehen müssen.[75] Alle

Patienten haben wegen der erlittenen Harnsperre einen Blasenkatheter. Dadurch bedingt haben alle Patienten eine Infektion der Blase. Alle Patienten werden operiert und anschließend unterschiedlich behandelt. Patienten der ersten Gruppe erhalten einen handelsüblichen Bakteriophagen-Cocktail in die Blase und Patienten der zweiten Gruppe ein gleich aussehendes Scheinpräparat ebenfalls in die Blase. Patienten der dritten Gruppe bekommen eine testgerechte Antibiose. Gradmesser des Erfolges ist die Urintestung nach der abgeschlossenen Spültherapie. Die Studie kann wegen der Zulassungsbestimmungen nur in Georgien stattfinden, wird jedoch wissenschaftlich von der Schweizer Universität begleitet und ausgewertet. Ein hochinteressanter Ansatz und vielleicht ein Meilenstein beim Versuch der Beurteilung dieses vielversprechenden neuen (und doch so alten) Heilmittels.

*Warum ist die Einführung einer Phagentherapie so schwierig?*

Die Therapie ist nicht verboten, aber auch nicht zugelassen, weil es sich bei den Bakteriophagen um Lebewesen handelt. Einige europäische Länder haben unter dem Druck, neue Wege gehen zu müssen, Ideen kreiert. In Polen, Belgien und den Niederlanden gibt es die sogenannte magistrale Anwendung, was letztlich eine Art Heilversuch darstellt. Ein Arzt kann ein Rezept ausstellen, und ein zugelassenes Labor übernimmt die Qualitätskontrolle. Es gibt Universitätskliniken, die klinische Studien durchführen, beispielsweise mit inhalierbaren Bakteriophagen bei kritischen Lungenentzündungen. Diese werden von der Deutschen Forschungsgemeinschaft gefördert.

## Probiotika: hilfreich bei Blasenerkrankungen?

Die Aufgabe von Antibiotika ist es, schädliche Bakterien zu zerstören. Dahingegen sind Probiotika sogenannte apathogene, also nicht krankheitserregende Bakterien, die hauptsächlich im Darm leben und dort *ausgleichend*, sozusagen gesundheitsfördernd wirken. Damit meinen wir sozusagen gute Bakterien.

Aber Vorsicht: Es gibt noch die Präbiotika, die jedoch keine lebenden Organismen sind. Präbiotika sind vielmehr all die pflanzlichen Bestandteile, die die Bakterien des Darmes verwerten, um selbst zu überleben.

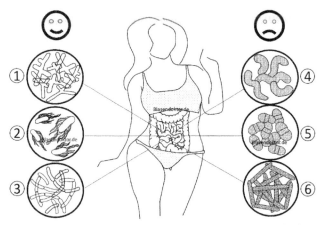

Probiotika als *gute* Bakterien: Inzwischen ist die Theorie des Mikrobioms des Darmes, des *Super-Organs*, weitgehend anerkannt. Leider hat der viel zu unkritische Gebrauch von Antibiotika viele gute Bakterien vernichtet und ein gefährliches Ungleichgewicht der Darmbakterien provoziert. Probiotika als gute, also nicht krankheitserregende Bakterien, können helfen, ein schädliches Ungleichgewicht zu regulieren. Als gute Bakterien gelten Bifidobacteria (1), Escherichia coli (2) und Lactobacilli (3), als *schlecht* und krank machend gelten Campylobacter (4), Enterococcus faecalis (5) und Clostridium difficile (6).

Leider hat der viel zu unkritische Gebrauch von Antibiotika viele »gute« Bakterien vernichtet und ein gefährliches Ungleichgewicht der Darmbakterien provoziert. Probiotika als »gute«, also nicht krankheitserregende Bakterien, können helfen, ein schädliches Ungleichgewicht zu regulieren.

Auch heute noch wird die Gesamtheit der Darmbakterien als Darmflora bezeichnet, ein irreführender Begriff, denn mit der Pflanzenwelt haben all die Darmbakterien, Viren und Pilze nichts zu tun. Heute ist er weitgehend durch den Begriff des Mikrobioms ersetzt worden.

Populär wurde dieser neuere Begriff erst 2001, als ihn der Nobelpreisträger für Medizin aus dem Jahre 1958, Joshua Lederberg, in einem Vortrag benutzte. Dieses Mikrobiom, diese Masse aller Bakterien im Darm, wird mehr und mehr als neues Super-Organ, als »Organ im Organ« gefeiert.

Die Menge an Bakterien ist kaum vorstellbar – mehr als hundert Billionen Bakterien in einem Schlauch, ähnlich einem Fahrradschlauch, 3,5 Meter lang. In einem Gramm Darminhalt leben mehr Lebewesen, als unser Planet Bewohner hat.

Diese Bakterien sind keineswegs Abfall, sondern spielen bei der Unterstützung des Immunsystems und der Steuerung von Körpervorgängen eine große Rolle. Das kann aber nur gelingen, wenn die Zusammensetzung des Mikrobioms stimmt.

Durchschnittlich beherbergt der Darm des Menschen fünfhundert Bakterienarten, mancher Mensch hat nur zweihundert und andere mehr als tausend. Entscheidend ist die Vielfalt der Bakterien, oder wie es einmal von Professor Jost Langhorst aus Essen formuliert hat: »Wir brauchen eine Multikulti-Gesellschaft im Darm.«

Wenn durch eine Erkrankung oder Verabreichung von Antibiotika dieses Mikrobiom in seiner Zusammensetzung zu stark beeinträchtig wird, kann eine krank machende Fehlregulationen auftreten. Probiotika als *gute* Bakterien können hier regulativ eingreifen.

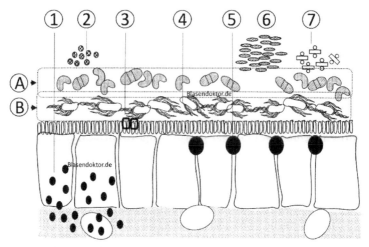

Einige Wirkungsmechanismen der Probiotika als *gute* Bakterien sind nachgewiesen, andere bleiben Theorie. Kommt es zu einer Besiedlung mit schlechten oder krank machenden Bakterien (A), legen sich die »guten« Probiotika als Schutzschicht auf das Gewebe (B). Die Probiotika steigern das körpereigene Immunsystem (1), produzieren zellzerstörende Substanzen (2), blockieren Eintrittspforten an den Zellen (3), legen sich als Schutzschicht auf das Gewebe und hemmen damit eine Anheftung der schädlichen Bakterien an der Darmschleimhaut (4), verstärken die Zellverbindung und fördern damit eine Zellbarriere (5), bilden bakterienvernichtende *Säurewolken* (6) und abwehrende Antikörper (7).

## Helfen Probiotika bei Blasenentzündungen?

Die Medizin hat auf diese Frage leider noch keine Antwort, jedenfalls was wiederkehrende Blasenentzündungen betrifft. Bei bestimmten Darmerkrankungen wie beispielsweise der entzündlichen Colitis ulcerosa wurde der positive Effekt von Probiotika nachgewiesen und anerkannt.

Ob Probiotika bei Blasenentzündungen helfen, haben kanadische Kollegen auch nach großer Recherche im Jahre 2015 nicht belegen können. Sie analysierten neun Studien mit 735 Betroffenen, aber ein statistisch aussagekräftiger Unterschied zugunsten der Probiotika ließ sich nicht feststellen. Allerdings sagen die Autoren auch, dass die Studien oft zu klein und teilweise methodisch zu schlecht durchgeführt waren, um aus ihnen eine eindeutige Nichtwirksamkeit der

Probiotika ableiten zu können. Also ist der Effekt der Probiotika bei wiederkehrenden Blasenentzündungen nicht widerlegt – aber auch noch nicht bewiesen.

Unbestritten ist aber auch: Nur weil wir es nicht wissen, muss es nicht falsch sein. Viele Frauen schildern glaubhaft, jedes Antibiotikum ausprobiert zu haben und erst nach konsequenter Anwendung der Probiotika eine Besserung zu erfahren. Denn die immer wieder angewendeten Antibiotika zerstören die Darm- und Scheidenbakterien, sodass lebenswichtige Regulationsvorgänge im Darm gestört werden. Krank machende Bakterien gewinnen die Oberhand und können dann andere Organe befallen, auch die Blase.

## Phytotherapie: Wirksamkeit teilweise bewiesen

Grundsätzlich ist die Phytotherapie ein Naturheilverfahren, bei dem man den heilenden Effekt bestimmter Pflanzen nutzt. Die Kenntnis ist häufig seit Jahrhunderten überliefert. Der moderne Ansatz der Phytotherapie versucht mittels naturwissenschaftlicher Methoden, eine Effektivitätsbeurteilung vorzunehmen. Diesen Ansatz der Phytotherapie nennt man rationale Phytotherapie.

Man darf aber die Heilpflanzenkunde nicht automatisch mit einer *sanften* Medizin gleichsetzen. Denn es gibt Pflanzen, die schädlich sind oder gar zum Tode führen können (wie beispielsweise die Tollkirsche). Von den mehreren hundert Heilpflanzen reicht die Spannbreite von den sehr stark wirkenden Forte-Pflanzen (wie beispielsweise Fingerhut und Tollkirsche) bis zu schwach wirksamen Mite-Pflanzen (wie beispielsweise Kamille und Pfefferminze).

In der Diskussion über die Frage der Effektivität der Pflanzenheilkunde ist es sehr wichtig zu wissen, dass immer nur ganze Pflanzen oder Pflanzenteile und keine isolierten Einzelstoffe angewendet werden. Deshalb ist es so mühsam, die Wirkung einer Heilpflanze einer Substanz zuzuordnen. Es liegen immer Stoffgemische vor, und man geht davon aus, dass es gerade die Vielfalt der Substanzen ist, die die Wirkung einer Heilpflanze ausmacht. So können die pflanzlichen Nebenwirkstoffe beispielsweise die Stabilität oder die

Verfügbarkeit des Hauptwirkstoffes beeinflussen. Werden pflanzenheilkundlich gewonnene Einzelsubstanzen verwendet, spricht man hingegen von biogenen Arzneistoffen – und nicht mehr Heilpflanzen.

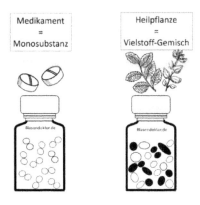

Immer wieder werden in Zeitschriften, Blogs und Büchern jede Menge Einzelsubstanzen aus alten Heilpflanzen aufgelistet, denen ein heilender Effekt zugeschrieben wird. Mitunter hat man jedoch den Eindruck, es sollen möglichst viele Substanzen genannt werden, auch wenn sie häufig zu einer großen Obergruppe gehören. Das macht den Überblick beschwerlich. Ist es Unkenntnis, oder hat es etwas damit zu tun, dass man eine gesteigerte Verlinkung zu großen Online-Anbietern erzielen will? Denn je mehr Substanzen man nennt, desto mehr wird der Betroffene im Einzelfall kaufen und desto größer ist auch die Provision des Bloggers.

*Die Grenze und das Problem der Steine*

Der deutsch-kanadische Pharmakologe Prof. Raimar Löbenberg, der sich schwerpunktmäßig mit Nanotechnologie beschäftigt, drückt es so aus: »Wenn Du oben Steine isst, kommen unten auch wieder Steine raus.« Er beschreibt damit ein Grundproblem aller medikamentösen Therapien. Was im Labor oder der Zellkultur funktioniert, muss deshalb nicht im Körper wirken. Denn einerseits muss die eingenommene Substanz so aufgelöst werden, dass es die Darmschleimhaut durchdringen kann. Und dann muss sie, um eine

Blasenentzündung zu bekämpfen, irgendwie dem Zielorgan zugeführt werden, vielleicht auf dem Blutweg oder nach der Ausscheidung über die Nieren durch direkten Kontakt mit der entzündeten Blasenschleimhaut. Das alles zu beweisen kann sehr mühsam sein, vor allem bei Stoffgemischen wie der Phytotherapie.

Dennoch sollten wir wissen, dass viele Medikamente der Natur abgeschaut wurden, sie wurden nicht synthetisch hergestellt, oder wenn, dann nur, weil der Nachschub durch Pflanzen gegeben war. So ist eines der am häufigsten genutzten Medikamente wie beispielsweise das Digitalis letztlich ein Naturstoff aus dem Fingerhut – allerdings in Reinform und als Monosubstanz.

Und der Nobelpreis für Medizin des Jahres 2015 wurde der chinesischen Forscherin Youyou Tu für die Entdeckung zuerkannt, dass ein Extrakt der Pflanze, der *einjährige Beifuß* – das sogenannte Artemisinin –, das Wachstum von Parasiten hemmt, die Malaria verursachen. Und so mühsam es auch sein mag, gesicherte Informationen zur Phytotherapie zu bekommen – es berechtigt nicht zur hochnäsigen Ablehnung.

*Ein erwiesenermaßen wirksames Phytotherapeutikum*

Ein Kombinationspräparat verschiedener Pflanzen aus Tausendgüldenkraut, Liebstöckelwurzel und Rosmarin-Blättern[76] wurde in einer großen Studie getestet.[77] Insgesamt wurden 659 Frauen mit einer unkomplizierten Blasenentzündung (also ohne Fieber) in mehr als fünfzig Institutionen behandelt. Sie erhielten zufallsgesteuert entweder das Pflanzengemisch oder einmal täglich das Antibiotikum Fosfomycin, das derzeit als Standardmedikament der unkomplizierten Blasenentzündung gilt.

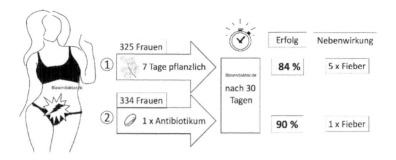

| | | Erfolg | Nebenwirkung |
|---|---|---|---|
| 325 Frauen | | | |
| ① 7 Tage pflanzlich | nach 30 Tagen | 84 % | 5 x Fieber |
| 334 Frauen | | | |
| ② 1 x Antibiotikum | | 90 % | 1 x Fieber |

Mehr als 600 Frauen mit einer unkomplizierten Blasenentzündung erhielten entweder ein pflanzliches Präparat oder ein Antibiotikum. Und die pflanzliche Therapie war nicht unterlegen.

Es zeigte sich, dass 83,5 Prozent der Frauen mit dem Pflanzenpräparat keine weiteren Antibiotika benötigten und die Entzündung ausheilte. Dies waren rein rechnerisch bei der Antibiotika-Gruppe mit 89,8 Prozent mehr, aber dieser Unterschied ist statistisch nicht signifikant. Zwar kam es bei einigen Frauen in der Gruppe mit der Pflanzentherapie zu fieberhaften Entzündungen der Niere, diese bestanden aber möglicherweise von Anfang an und waren nur noch nicht erkennbar gewesen – denn alle Fieberkomplikationen traten am ersten oder zweiten Tag auf.

Diese große und wissenschaftlich saubere Studie belegt eindeutig, dass die Behandlung einer unkomplizierten Blasenentzündung mit dem getesteten pflanzlichen Kombinationspräparat einer antibiotischen Therapie nicht unterlegen ist. Und da die Skepsis vor einer Antibiotika-Einnahme größer wird, auch bei den Betroffen, kann dieses Phytotherapeutikum empfohlen werden, solange keine ernsthaften Komplikationen wie beispielsweise Fieber auftreten.

Aber: Auch eine vermehrte Flüssigkeitszufuhr und Einnahme von Schmerzmitteln bringt in zwei Dritteln eine unkomplizierte Blasenentzündung zur Ausheilung.

*Senföle mit teilweisem Nachweis der Wirksamkeit*

Kreuzblütler wie Senf, verschiedene Kohlsorten und die Kapuzinerkresse und Meerrettich enthalten Isothiocyanate

(ITCs). Sie werden nach ihrem natürlichen Vorkommen auch als Senföle bezeichnet. Es gibt eine Vielzahl von Untersuchungen, denen zufolge diese Senföle nicht nur entzündungshemmend wirken, sondern auch eine gegen Bakterien und sogar gegen Viren gerichtete Wirkung zeigen. Möglicherweise haben sie zudem einen krebsunterdrückenden Effekt. Das Öl im Meerrettich ist unter dem Namen Allyl-Senföl bekannt.

Die Gesundheitseffekte von Senföl sind:

• appetitanregende Wirkung
• verbesserte Durchblutung
• Bekämpfung bakterieller Infektionen
• Reduzierung von Schleimbildung (z. B. in Bronchien)
• Schutz vor Pilzinfektionen

*Was wirkt denn da?*

Die Wirksubstanz[78] wird erst freigesetzt, wenn das in der Pflanze enthaltene Enzym Myrosinase im Verdauungstrakt durch Wasser aktiviert wird. Danach wird das Senföl im oberen Harntrakt fast vollständig aufgenommen und dann über die Nieren und die Atemluft ausgeschieden. Aber im Unterschied zu den Antibiotika bewirken die Substanzen keine Beeinflussung der normalen bakteriellen Darmflora. Sind die Senföle einmal im Blut, werden sie an die roten Blutkörperchen und Eiweiße gebunden und können in der Niere, der Lunge oder den ableitenden Harnwegen freigesetzt werden. Insbesondere Meerrettich und Kapuzinerkresse haben eine hohe Konzentrationen dieser Senföle (ITCs).

*Wie sollen die Senföle zugeführt werden?*

Man sagt, dass Trockenextrakte nicht angewendet werden sollen. Denn dann würde bereits bei der Herstellung des Extraktes das flüchtige Senföl entstehen. Bevor es im Körper aufgenommen werden kann, wäre es *verpufft*.

Senföle sollen unter anderem das bakterielle Kommunikationssystem behindern und dadurch die Bildung des gefürchteten Biofilms hemmen.

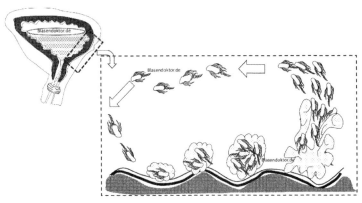

Biofilme als *Bakterienblase*.

Wenn man über kommunizierende Bakterien spricht, erscheinen sie intelligent. Das sind sie in der Tat. Ähnlich wie Frank Schätzing es in seinem Weltbestseller *Der Schwarm* beschrieben hat, kommunizieren Bakterien über Botenstoffe miteinander, über sogenannte Autoinducer.

1970 entdeckte man, dass bestimmte Bakterien ab einer Grenzmenge ihre Eigenschaften ändern. Man beobachtete, dass bei Überschreitung einer bestimmten Bakteriendichte die beobachteten Meeresbakterien anfingen zu leuchten. Die Masse an Bakterien führte zu einer Änderung der genetischen Regulation und damit des Verhaltens. Inzwischen hat man dieses *Schwarmverhalten* der Bakterien bei vielen Arten nachweisen können. Man bezeichnet diese Verhaltensregulation in einem geschlossenen Raum über Botenstoffe als Quorum sensing.

Für die Blasenentzündungen ist dies bedeutsam, da diese geschlossenen Räume auch als Biofilme bezeichnet werden, in denen sich die Bakterien quasi verstecken und nicht angreifbar sind. Diese Biofilme wachsen beständig in alle Richtungen. Reißen sie durch Scherkräfte auf, werden Bakterien freigesetzt, die dann neue Blasenentzündungen hervorrufen können.

Es gibt zwei Studien, die zumindest einen Effekt dieser pflanzlichen Behandlung nahelegen. Es wurde eine Kombination aus achtzig Milligramm Meerrettichwurzel und zweihundert Milligramm Kapuzinerkresse pro Kapsel verwendet.[79]

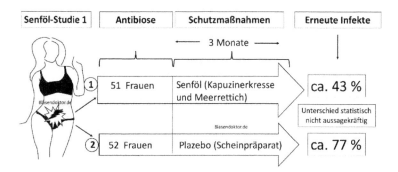

| Senföl-Studie 1 | Antibiose | Schutzmaßnahmen | Erneute Infekte |
|---|---|---|---|
| ① | 51 Frauen | Senföl (Kapuzinerkresse und Meerrettich) | ca. 43 % |
| | | | Unterschied statistisch nicht aussagekräftig |
| ② | 52 Frauen | Plazebo (Scheinpräparat) | ca. 77 % |

← 3 Monate →

Bei der ersten Studie wurde geschaut, ob nach einer antibiotischen Therapie die vorbeugende Gabe von Senfölen vor wiederkehrenden Entzündungen schützt. Zunächst wurden alle Frauen mit einem Infekt für fünf Tage testgerecht antibiotisch behandelt. Dann erhielt eine Gruppe für drei Monate das Senföl-Präparat, während die andere Gruppe ein Scheinpräparat erhielt.[80] In dieser dreimonatigen Phase der Schutzmedikation sank die Rate der Harnwegsinfektionen unter pflanzlicher Therapie auf 43 Prozent, während sie bei den Patientinnen mit dem Scheinpräparat mit 77 Prozent fast doppelt so hoch war. Erstaunlich ist allerdings die hohe Rate von Wiedererkrankungen in der Gruppe der Frauen mit einer Gabe von Placebos, die höher ist als üblicherweise. Nach wissenschaftlichen Kriterien ist diese Studie aus dem Jahr 2007 aber nur ein Anhaltspunkt, kein statistischer gültiger Nachweis einer ausreichenden Wirksamkeit.

*Baerberry (Bärentraubenblätter): eine Pflanze auf dem Prüfstand*

Der Wirkstoff Arbutin in Bärentraubenblättern ist ein raffinierter Bakterienmörder. Der entscheidende Wirkstoff des Arbutins ist das Hydrochinon. Es wird vom Körper mit einer Hülle umgeben und dadurch aufnahmefähig gemacht. In der Leber wird es nochmals umgepackt und so zu siebzig Prozent im Urin ausgeschieden. Und sind im Urin Bakterien, begehen diese einen verhängnisvollen Fehler. Sie nehmen das umgepackte Hydrochinon auf und spalten es – und setzen dadurch das schädliche Hydrochinon frei. Ein unabsichtlicher, aber für die Bakterien verhängnisvoller Fehler, denn sie sterben.

Arbutin ist auch in Preiselbeeren, Heidelbeeren, Himbeeren, Kaffee, Tee und Rotwein enthalten. Doch Arbutin hat beim Menschen auch eine leberschädigende Wirkung. Deshalb sollte es nicht öfter als fünfmal im Jahr und jeweils nur eine Woche lange genommen werden.

Derzeit laufen zwei große Studien, die für die Einschätzung der Potenz dieser Heilpflanze sehr wichtig sein werden. In Großbritannien wird bei mehr als 300 Frauen Bärentraube gegen ein Scheinpräparat getestet. Die Bärentraube wird in einer Dosierung von täglich drei 400-Milligramm-Kapseln eingenommen, die Gesamtdosis von Arbutin beträgt dann 686 Milligramm.

In Deutschland wird bei mehr als 430 Frauen die Effektivität der pflanzlichen Therapie mit Bärentraubenblättern (fünf Tage lang dreimal zwei Tabletten) im Vergleich zu einer Einmalgabe des Antibiotikums Fosfomycin untersucht.[81] Der Anteil von Arbutin beträgt in dieser Studie etwa 630 Milligramm und liegt damit unterhalb der maximal empfohlenen Tagesdosis von 840 Milligramm. Man darf auf die Studienergebnisse sehr gespannt sein. Sie werden eventuell auch die Krankenkassen überzeugen, die Kosten für diese Phytotherapie zu übernehmen.

## Phytotherapie mit Flavonoiden

Was ist das Besondere an Flavonoiden? Eigentlich sind diese Substanzen *nur* Pflanzenfarbstoffe und heißen so, weil viele eine gelbe Farbe besitzen und gelb auf lateinisch *flavus* heißt. Auf den ersten Blick sind sie zweitrangig, und deshalb gehören sie zu den sekundären Pflanzenstoffen. Ohne diese sekundären Pflanzenstoffe könnten die Pflanzen aber nicht überleben, jedoch auch nicht die Menschen, denn die Synthese der Flavonoide ist weder im Tierreich noch beim Menschen möglich. Sie müssen also mit der Nahrung zugeführt werden.

Während die primären Pflanzenstoffe wie Fette und Eiweiße den Energiestoffwechsel und Aufbau der Pflanzen sichern, sind die sekundären als Farbstoffe bei den Pflanzen für andere Aufgaben verantwortlich. Sie locken Tiere zur Bestäubung und damit zur Verbreitung der Samen an, andere sekundäre Pflanzenstoffe sind Aromastoffe und schützen als Bitterstoffe vor dem Verzehr durch Tiere oder den Befall durch Pflanzenschädlinge. Und sie schützen die Pflanzen vor zu intensiver UV-Strahlung.

## Verwirrende Vielfalt an Flavonoiden

Von den Flavonoiden kennt man über 6000 verschiedene Substanzen. Liest man Studien zur Frage der Wirksamkeit einzelner Substanzen, ist man irritiert und verliert den Überblick. Denn in vielen Beiträgen zu Blasenentzündungen (insbesondere im Internet und in selbstverlegten Büchern) werden Einzelwirkstoffe aufgeführt und mit entsprechenden Anbietern verlinkt. Aber: Die Phytotherapie geht davon aus, das die verschiedenen Substanzen im Zusammenspiel wirken. Ob dies tatsächlich so ist, lässt sich oft nicht eindeutig belegen. Jedoch ist der Verzehr von flavonoidhaltigen Lebensmittel grundsätzlich der einfachere und preiswertere Weg, und man hat den Vorteil der gesunden Mischung.

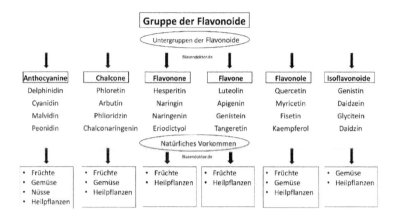

*Was bewirken Flavonoide?*

Die wissenschaftliche Literatur zum Nachweis der gesundheitsfördernden Wirkung von Flavonoiden füllt ganze Bibliotheken.[82] Einen Überblick der zum Teil nachgewiesenen und zum Teil vermuteten heilenden Wirkung gibt nachfolgendes Schema.

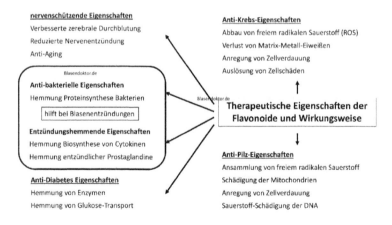

Besonders bekannt sind die Flavonoide in Cranberries (Moosbeere), die bei Blasenentzündungen zwar nicht unumstritten sind, aber häufig genannt werden (siehe vorheriges Kapitel).

*In welchen Produkten sind viele Flavonoide enthalten?*

Besonders viele Flavonoide sind in Äpfeln, Birnen, hellen und dunklen Trauben, Kirschen, Beerenobst, Zwiebeln, grünem Gemüse wie Grünkohl und Brokkoli, rotem Gemüse wie Tomaten, Auberginen und Rotkohl sowie in schwarzem und grünem Tee und dunkler Schokolade enthalten.

*Schwankt der Gehalt an Flavonoiden im Essen?*

Allein die Jahreszeit beeinflusst den Gehalt dieser Stoffe in der Pflanze, da die Pflanzenherstellung der Flavonoide lichtabhängig ist. So enthalten beispielsweise Endivien im Sommer fünfmal mehr Flavonoide als im Frühjahr. Außerdem ist der Gehalt kurz nach der Ernte am höchsten und verringert sich durch eine längere Lagerung, außer bei Äpfeln. Beim Kochen werden die Flavonoide an das Wasser abgegeben, was man an der Färbung erkennt. Deshalb sollte der Saft beim Kochen genutzt werden.

*Wie viele Flavonoide soll man zuführen?*

Ein guter Anhaltspunkt ist der Verzehr von täglich einem halben Kilo Gemüse. Dadurch führt man dem Körper 50 bis 500 Milligramm Flavonoide zu. Aber wer schafft das heutzutage noch?

Liegen keine Beschwerden vor, empfiehlt man beispielsweise durch Ersatzstoffe oder Kapseln die tägliche Zufuhr von weniger als 100 Milligramm. Oft werden sogenannte Gesamtflavonoide empfohlen wie beispielsweise Citrusbioflavonoide oder Flavonoide aus Weintrauben- oder Grapefruitkernen.

Hat man einen Mangel, wird eine Tagesdosis von etwa 500 Milligramm empfohlen, um sozusagen *den Tank* wiederaufzufüllen. Gegebenenfalls können dann auch spezifische Substanzen wie beispielsweise das Quercetin zugeführt werden.

## Quercetin – ein bekanntes und gut untersuchtes Flavonoid

Beim Quercetin aus der Untergruppe der Flavonole weiß man, dass die Substanz medizinisch extrem interessante Eigenschaften hat. Vor allem wirkt Quercetin gegen Allergien und gegen Entzündungen, noch unbewiesen soll es auch gegen bösartige Zellen wirken.

| Flavonole | | Lebensmittel | Gehalt an Quercetin |
|---|---|---|---|
| Quercetin | | Kaper | 1800 mg / kg |
| Myricetin | | Liebstöckel | 1700 mg / kg |
| Fisetin | | Zwiebel (äußere Schale besonders) | 284 – 486 mg / kg |
| Kaempferol | | Heidelbeere (kultiviert) | 74 mg / kg |
| | | Grünkohl   Blasendoktor.de | 60 – 110 mg / kg |
| | | Äpfel | 21 – 440 mg / kg |
| | | Schnittlauch | 245 mg / kg |
| | | Brokkoli | 30 mg / kg |
| | | grüne Bohnen | 39 mg / kg |
| | | Preiselbeere (kultiviert) | 83 – 156 mg / kg |
| | | Sanddorn | 62 mg / kg |

Vorkommen von Quercetin, einem der vielen Flavonoide.

Quercetin hat die Fähigkeit, bestimmte körpereigene Abwehrzellen, die sogenannten Mastzellen, zu blockieren. Ohne diese Mastzellen könnte der Mensch wahrscheinlich nicht überleben. Und warum ist das für die Blasenentzündung so bedeutsam? Weil bei einer Infektion die Reaktion der Mastzellen genau die Entzündungskaskade auslöst, die zu Schmerzen führt. Es ist wie bei einem Mücken- oder Bienenstich. Mastzellen schütten einen Stoff, das sogenannte Histamin aus, das unter anderem zu einer Gefäßerweiterung und damit zur Rötung und Schwellung und Schmerzen führt.

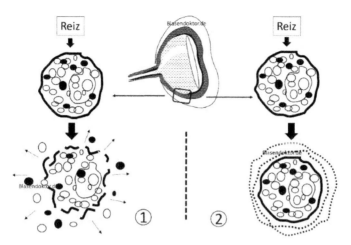

Wird ein allergischer Reiz erzeugt, reagieren die sogenannten Mastzellen mit einer Ausschüttung von Histamin (1), das zu einer Entzündungsreaktion führt. Quercetin verhindert bei den Mastzellen, die für entzündlich-allergische Reaktionen verantwortlich sind, dass der Reizstoff Histamin frei gesetzt wird (2).

### Mastzellen – vom juckenden Mückenstich zum Hüter der Infektabwehr

Paul Ehrlich wurde 1854 in Schlesien geboren und erhielt 1908 für seine Entdeckungen zur Immunologie den Nobelpreis für Medizin. Nach dem Ersten Weltkrieg wurde er wegen des erstarkenden Antisemitismus nahezu totgeschwiegen. 1915 verstarb er als erst 61-Jähriger an den Folgen eines Herzinfarktes.

Er war nicht der Entdecker der Mastzellen, doch er war der Erste, der ihnen eine Funktion zuschrieb und ihre Bezeichnung prägte.

Die meisten Mastzellen finden sich in der Haut, den Atemwegen und dem Darm. Der wahrscheinlichste Grund dafür ist, dass diese Körperregionen die Hauptangriffspunkte für eindringende Infektionen mit Bakterien, Viren und Parasiten sind.

Früher galt die Mastzelle als Bösewicht, denn die zentrale Rolle beim allergischen Schock macht sie zur tödlichsten Zelle des Körpers.[83] Aber heute wird die Mastzelle als unverzichtbar angesehen. Sie ist die Vorhut des Immunsystems, denn beim Befall mit Erregern ist immer die Mastzelle zuerst da und löst eine Entzündung aus. In ihren Granula sind über siebzig verschiedene Botenstoffe, die die Entzündungsabwehr dirigieren.

*Praktische Anwendung von Quercetin*

Die außergewöhnliche entzündungshemmende Wirkung von Quercetin steht außer Frage. Ungeklärt ist, wie die Substanz nach oraler Aufnahme unbeschädigt den Magen-Darm-Trakt passieren und dann als Wirkstoff über die Nieren ausgeschieden werden soll. Dies umso mehr, als dass Quercetin in hohem Masse wasserunlöslich ist und *ausklumpen* müsste. Es gibt allerdings wissenschaftliche Arbeiten, die nachweisen konnten, dass Quercetin nach oraler Aufnahme auch im Urin erscheint.[84]

*Wie viel Quercetin darf man einnehmen?*

Vom Quercetin ist bekannt, dass es gut verträglich ist. Die Dosierung reicht von 3 bis 1000 Milligramm pro Tag. In einer Studie wurden Probanden 2000 bis 5000 Milligramm pro Tag gegeben, ohne dass es zu Nebenwirkungen oder Vergiftungserscheinungen kam.[85]

*Blasenstudien mit Quercetin*

Eine urologische Publikation, in der über eine erfolgreiche Verabreichung von Quercetin zusammen mit anderen Substanzen berichtet wurde, bezieht sich auf eine relativ seltene und per Definition nicht bakteriell ausgelöste Blasenerkrankung.[86] Diese sogenannte Interstitielle Zystitis ist bis heute letztlich unverstanden und wird mitunter auch als »Rheuma der Blase« bezeichnet.

Typisch ist ein hoher Anteil von Mastzellen in der Blasenschleimhaut. Auch wenn die Erfolgsrate bei Einnahme von insgesamt 900 Milligramm Quercetin pro Tag mit einer Ansprechrate von 50 Prozent (angeblich) sehr hoch war, bleibt die Frage, wie die Substanz Quercetin ohne Verstoffwechselung an die Blasenschleimhaut gelangen sollte. Gegen die Effektivität spricht auch, dass diese Substanz heute kaum mehr erwähnt wird und dass eine bakterielle Blasenentzündung etwas grundsätzlich anderes ist.

Einen ganz neuen und höchst interessanten Ansatz haben dagegen Forscher aus China vorgeschlagen und experimentell untermauert.[87] Sie haben wegen der bekannt hohen Wasserunlöslichkeit von Quercetin die Substanz in Nanopartikel eingekapselt und dann in die Blase gegeben.

Bei Tieren, die zuvor mit Kolibakterien infiziert wurden, hat die Gabe von nanoverpacktem Quercetin im Vergleich zu einer Kontrollgruppe zu einer hochsignifikanten Verminderung der Entzündung geführt. In der mit Quercetin behandelten Gruppe zeigten sich deutlich weniger Ödeme und eine massive Abnahme der eingewanderten Entzündungszellen.

Inwiefern diese scheinbar hocheffektive Therapie bei akuten bakteriellen Entzündungen eingesetzt werden kann, wird sich zeigen. Selbst eine Direktgabe in die Blase mittels Katheter könnte bei einer Gruppe von extrem schmerzgeplagten Betroffenen vielleicht ein ergänzender Schritt zur Symptomlinderung sein.

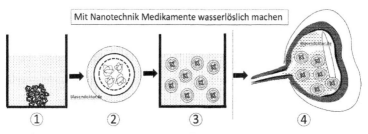

Die Substanz Quercetin ist im Wasser sehr schlecht löslich und verklumpt (1). Chinesische Forscher hatten die Idee, den Wirkstoff einzeln mittels Nanotechnologie wasserlöslich (2) einzupacken, sodass sie frei schwimmen (3). Dann können sie in die Blase gegeben werden und dort die Entzündungsreaktion der Mastzellen blockieren (4).

### Goldrutenkraut – noch ein Favorit mit Flavonoiden

Die Echte Goldrute zählt zu den Korbblütlern und wird oft gegen Blasenentzündungen eingesetzt. Die Gattung der Goldruten hat mehr als hundert Arten, die Echte Goldrute soll medizinisch am besten wirken. Goldrutenkraut enthält Flavonoide und Triterpensaponine, das Echte Goldrutenkraut zudem Leiocarposid – die Substanzen wirken harntreibend, entzündungshemmend und krampflösend.[88] In einigen Untersuchungen zeigte sich auch eine schwach antibiotische Wirkung bestimmter Wirksubstanzen.[89]

*Kommt der Wirkstoff in der Blase an?*

In Untersuchungen konnte man Abbauprodukte in unterschiedlicher Menge und Reinheit im Urin nachweisen.[90] Ein ähnlich strukturiertes Flavonoid wurde zu einem Viertel über den Urin ausgeschieden.[91] Allerdings gibt es eine Arbeit aus dem Jahre 1999, bei der elf freiwilligen Probanden nach einer flavonoidfreien Diät von mehreren Tagen dann nach einer Einnahme der Substanzen versucht wurde, diese im Urin nachzuweisen. Dies gelang jedoch nicht.[92] War es nur eine Frage der Methode? Oder konnten lediglich Umwandlungsprodukte, sogenannte Metabolite, nicht nachgewiesen werden? Gute Studien, die einen Effekt nachweisen, gibt es nicht.

*Ackerschachtelhalm – noch eine flavonoidhaltige Pflanze*

Die Kommission E, eine selbstständige, wissenschaftliche Sachverständigenkommission für pflanzliche Arzneimittel des Bundesinstituts für Arzneimittel und Medizinprodukte (BfArM) empfiehlt Schachtelhalmkraut bei Ödemen, aber auch als Durchspülungstherapie bei Harnwegsentzündungen. Dass das Mittel harntreibend wirkt, ist ein günstiger Effekt bei Blasenbeschwerden. Es wird eine mittlere Tagesdosis von sechs Gramm empfohlen.

Die Inhaltsstoffe des Ackerschachtelhalms enthalten zehn Prozent Kieselsäure und außerdem Flavonoide, Pflanzensäuren, Glykoside und Carbonsäuren. Als Wirkstoffe des Ackerschachtelhalms werden die Flavonoide angenommen, bei denen mengenmäßig die Kämpferol- und Quercinglykoside überwiegen.

*Gibt es Studien über eine verringerte Infektionsrate der Blase?*

In einer neueren wissenschaftlichen Arbeit aus Australien[93] erhielten 150 Betroffene das pflanzliche Kombinationspräparat[94] oder ein Placebo. Es kam zu einer statistisch nachweisbaren Besserung sowohl der Drangbeschwerden, der Inkontinenzepisoden als auch der nächtlichen Miktionshäufigkeit. Die Frage der Besserung von Infekten oder deren Rückfallrate wurde jedoch nicht untersucht. Es gibt keine klinischen Studien bei Harnwegsinfektionen.

Als bewiesen gilt der wassertreibende Effekt durch Schachtelhalm, dies wird auch durch eine aufwendige Untersuchung mit 36 freiwilligen Versuchspersonen gestützt.[95] Darüber hinaus haben Arbeiten eine gewisse antibiotische und immunmodulatorische Wirkung gezeigt.[96] Es liegt zumindest eine gewisse wissenschaftliche Nachvollziehbarkeit vor, und somit erscheint ein Therapieversuch gerechtfertigt.

*Echinacea: Oft verschrieben, aber urologisch ohne Nachweise*

Der Sonnenhut (Echinacea) wird insbesondere bei Entzündungen der oberen Atemwege empfohlen, aber auch bei Infekten der Harnwege. Die Bewertungskommission für Phytotherapeutika in Deutschland stellt allerdings heraus, dass nur bestimmte Echinacea-Sorten verwendet werden sollten. Bestätigt wurde die Wirkung von Echinacea pallidia (Bleicher Scheinsonnenhut) und Echinacea purpurea (Purpur-Sonnenhut oder Roter Sonnenhut).

Echinacea wird in Deutschland sehr häufig verschrieben (etwa als Esberitox®). Studien beziehen sich fast alle auf Infektionserkrankungen der Atemwege und Erkältungskrankheiten. In Grundlagenarbeiten wurden die immunmodulatorischen Eigenschaften des Sonnenhuts[97], aber auch die antibakterielle Eigenschaften bestätigt.[98]

Leider gibt es keinerlei Studien, die die Wirkung bei Infektionen im Bereich der Harnwege unterstützen. Auch eine Suche in der weltweiten medizinischen Datenbank PubMed zeigte selbst mit verschiedenen Schlüsselbegriffen keine Publikationen, die die Wirkung von Sonnenhut auf Infekte der Harnwege untersucht hätten.

*Knoblauch als Allheilmittel und »Antibiotikum«*

Knoblauch ist eine uralte Heilpflanze und gilt auch heutzutage immer noch als Allrounder und Lebensverlängerer. Aber Queen Elisabeth, inzwischen 91 Jahre und immer noch rüstige Königin, hat in ihrem Leben nie Knoblauch gegessen. Sie hasst Knoblauch und Zwiebeln – deshalb sind sie im Buckingham Palast verboten und dürfen dort nie genutzt werden. Spricht das gegen das Wundermittel Knoblauch? Nein, natürlich nicht.

Neue Laborversuche bestätigen den Effekt von Knoblauch, selbst bei gefährlichen und schlecht mit Antibiotika zu bekämpfenden Bakterien.[99] Die wirksamen Inhaltsstoffe stecken in Form des Alliins in den Knoblauchzehen. Diese schwefelhaltige Aminosäure wird beim Zerkleinern durch Enzyme in Allicin umgewandelt. Inzwischen weiß man, dass auch nachfolgende Abbauprodukte, die als Allyl Methyl Sulfide (AMS) bezeichnet werden, die meisten der gesundheitsfördernden Effekte verantworten. Dazu zählen beispielsweise die Senkung der Blutfette, eine Entzündungshemmung und bakterientötende Wirkung.

Im Internet findet man Erfahrungsberichte, in denen Betroffene mit bakteriellen Infektionen der Haut alle möglichen antibiotikahaltigen Salben und Cremes erfolglos versucht haben. Dann haben sie aufgrund einer Empfehlung im Internet Knoblauchbäder versucht. Sie haben mehrere Knoblauchzehen zerkleinert, dann dreißig bis neunzig Minuten stehen lassen, um die enzymatische Reaktion zur Bildung des Allicins abzuwarten. Dann haben sie die Knoblauchzehen in warmes Wasser gegeben. Mehrmals die Woche haben sie ein bis zwei Stunden darin gebadet. Andere haben Knoblauchsaft in den bakteriell entzündeten Gehörgang getropft. Das alles soll zur Besserung oder Heilung geführt haben.

Diese Berichte in Blogs sind wissenschaftlich nicht zu bewerten. Aber wenn in Laborversuchen selbst hochresistente Keime absterben – warum sollte die äußerliche Anwendung nicht funktionieren? Studiendaten über Knoblauchverzehr und Blasenentzündungen existieren momentan jedoch nicht.

*Wie viel Knoblauch muss oder soll man täglich zuführen?*

Die Empfehlungen schwanken, aber meist werden täglich zwei bis vier Gramm frischer Knoblauch empfohlen. Die Durchschnittszehe einer Knoblauchknolle wiegt etwa drei Gramm, kann jedoch deutlich darüber liegen. Wird Knoblauch als Pulver zubereitet, verliert er etwa zwei Drittel seines Gewichts. Also entsprechen drei Gramm frischem Knoblauch etwa einem Gramm Trockenpulver.

Im Internet findet man verschiedenste Knoblauchprodukte – das Problem ist, dass bei Mischprodukten meist nicht aufgeführt ist, wie viel Alliin enthalten ist, vermutlich weil man es nicht gemessen hat. Deshalb erscheint die Umrechnung bei reinem Knoblauchpulver in Kapselform am einfachsten nachvollziehbar.

**Knoblauch-Fibel[100]**

| Umwandlungskette | Alliin → Allicin → Allyl Methyl Sulfide (AMS) |
|---|---|
| Tagesdosis | 4 g frischer Knoblauch pro Tag (1 Knoblauchzehe ca. 3 g) |
| | Mindestdosis bei klinischen Versuchen: 2 g frischer Knoblauch |
| Wirkstoffgehalt in 1 g frischem Knoblauch | ca. 10 mg Alliin – potenzieller Allicin-Gehalt ca. 4 mg (nach enzymatischer Umwandlung von Alliin) |
| Wirkstoffgehalt in 1 g Knoblauchpulver | ca. 25 g Alliin (potenzieller Alliin-Gehalt ca. 11 mg nach enzymatischer Umwandlung von Alliin) |
| Anwendung von Kapseln mit Pulver | Gute Aufnahme im Körper und gutes Wirkprofil |
| Anwendung von magensaftresistenten Kapseln | Vorsicht bei proteinreicher Nahrung – da eingeschränkte Aufnahme des Wirkstoffs |

*Wirkt nur roher Knoblauch, oder darf er auch gekocht sein?*

Lange hat man geglaubt, dass beim Kochen oder Braten von Knoblauch die Inhaltsstoffe zerkocht würden. Inzwischen wurde gezeigt, dass dies nur zum Teil stimmt. Die Wirkstoffmenge ist zwar reduziert, aber noch vorhanden. Gebratener

Knoblauch hat immerhin noch eine ca. 30-prozentige und gekochter Knoblauch eine 15-prozentige Wirksamkeit.

*Kommt der Knoblauch-Wirkstoff im Urin an?*

Diese Frage ist gerade für Betroffene mit einer Blasenentzündung bedeutsam, denn wie anders sollten die Bakterien in der Blase bekämpft werden? In Tierexperimenten hatte man das schon vor einem Vierteljahrhundert mithilfe von radioaktiv markierten Knoblauch-Wirkstoffen gezeigt, denn diese sind im Urin nachweisbar.[101] Es zeigte sich, dass zwei Drittel dieser Substanzen über die Nieren in den Urin geleitet wurden.

Ganz aktuell hat man das auch beim Menschen nachgewiesen. An der Universität Erlangen, am Institut für Aroma- und Geruchsforschung, hat man achtzehn freiwilligen Testpersonen nach einer dreitägigen Knoblauch-Karenz drei Gramm Knoblauch gegeben und dann über 24 Stunden insgesamt achtmal den Urin analysiert. Dabei zeigte sich, dass bei der Mehrzahl der Personen der höchste Nachweis der Abbauprodukte des Knoblauchs im Urin etwa ein bis zwei Stunden nach der Einnahme nachweisbar war. Bei einigen ließen sich noch bis zu acht Stunden später höhere Konzentrationen nachweisen.[102]

Geht man davon aus, dass Knoblauch zur Bekämpfung einer Harnwegsinfektion eingenommen werden soll, erscheint diesen Daten zufolge eine Einnahme dreimal täglich sinnvoll, um den Wirkstoffspiegel im Urin möglichst hoch zu halten.

*Was kann man gegen den Knoblauchgeruch unternehmen?*

Knoblauchgeruch kann vom Magen die Speiseröhre hochsteigen und zu Mundgeruch führen. Außerdem geht das nach Schwefel riechende Allicin in den Blutkreislauf und setzt sich somit in den Lungenbläschen fest, sodass der unangenehme Geruch ausgeatmet wird. Auch über den Körperschweiß wird der Knoblauchgeruch nach außen hin verströmt.

Helfen soll der Verzehr von Äpfeln, das Trinken von Apfelsaft oder Milch. Damit werden die flüchtigen Nebenprodukte von Knoblauch gebunden. Zerriebene Pfefferminzteeblätter helfen gegen den Knoblauchgeruch an den Händen. Asiaten schwören auf eingelegten Ingwer als Geruchsdämpfer. Jüngst wurde sogar eine Studie durchgeführt, bei der sich das Kauen von Äpfeln, Kopfsalat oder Minze als besonders effektiv gezeigt hat.[103]

## Berberin: ein guter Blasenschutz?

Berberin ist chemisch gesehen ein Alkaloid, das in mehreren Pflanzen vorkommt. Hohe Konzentrationen haben die Wurzel- und Stammanteile der Berberitze, der kanadischen Orangenwurzel und des chinesischen Goldfadens. In den nordamerikanischen und chinesischen Kulturen wird das Extrakt schon sehr lange medizinisch angewendet. Die gut belegten medizinischen Effekte der Berberine beziehen sich vor allem auf das Herz-Kreislauf-System, den Fettstoffwechsel und die Funktion der Bauchspeicheldrüse.[104]

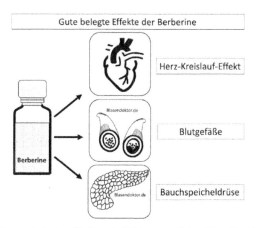

Den Berberinen wird eine fördernde Wirkung auf das Herz-Kreislauf-System mit einer besseren Pumpfunktion des Herzens und einer Entspannung der Herzkranzgefäße zugeschrieben. Bei den Blutgefäßen soll es zu einer Verringerung der Arteriosklerose kommen, bei der Bauchspeicheldrüse zu einer besseren Funktion mit einer Verringerung des Diabetesrisikos.

*Wie viele Berberine soll man nehmen?*

Berberin wird in therapeutischen Dosen bis zu 500 Milligramm am Tag gut vertragen. Mitunter werden auch Dosierungen von dreimal täglich 465 Milligramm empfohlen.[105]

*Wirken Berberine im Harntrakt und bei Blasenentzündungen?*

Berberine werden sehr oft zur Therapie von Infektionen im Harntrakt empfohlen. Man hat eine antibiotische Wirkung nachweisen können[106], allerdings *nur* im Reagenzglas. Die Frage, ob die Berberine mehr als einen *spülenden Effekt* haben, hängt natürlich davon ab, wie viele der Effektivsubstanzen im Urin erscheinen. Man weiß, dass die Alkaloide im Körper weitgehend umgewandelt werden und auch im Blut nur wenige *Reinsubstanzen* der Berberine nachweisbar sind.

Im Urin zeigten sich in früheren tierexperimentellen Arbeiten weniger als fünf Prozent der Berberine.[107] Neuere Studien haben jedoch ergeben, dass Abbauprodukte (sogenannte Metabolite) der Berberine im Urin nachweisbar sind und einen Effekt ausüben.[108] Insofern erscheint es auch schulmedizinisch nachvollziehbar, dass diese natürliche Substanz bei Blasenentzündungen eine Wirkung ausübt. Eine einzige tierexperimentelle Arbeit hat gezeigt, dass Berberine in der Lage sind, eine durch Chemotherapeutika ausgelöste *chemische* Blasenentzündung deutlich positiv zu beeinflussen.[109] Dabei war der Schutzeffekt umso besser, je höher die verabreichte Dosis war.

## Versteckte Bakterien in der Blasenwand?

Ein alltägliches Szenario beim Urologen: Eine Frau hat als Schutz vor wiederkehrenden Blasenentzündungen über Monate niedrig dosiert ein Antibiotikum eingenommen. Kaum hat sie es abgesetzt, treten die Entzündungen wieder auf – und zwar mit den gleichen Keimen wie vorher. Ein Zufall? Bereits vor fünfzig Jahren haben Forscher vermutet, dass dies die Folge eines Versteckspieles sein könnte.[110] Dreißig Jahre später wurde es experimentell nachgewiesen.[111] Man entdeckte, dass sich Bakterien in einer Nische versteckten, nämlich in den Zellen selbst.[112] Und in diesen Zellen sind die Bakterien geschützt, sowohl vor mechanischem Ausspülen, aber auch vor Angriffen vom Immunsystem.

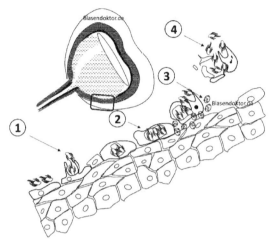

Oberflächliche Bakteriennester. Kommt es zu einem oberflächlichen Einnisten der Bakterien (1), können sie sich im Innenraum der Zelle wie in einem Nest vermehren (2). Irgendwann kommt es zu einer Immunabwehr (3), die Zellen lösen sich auf und die Bakterien werden in das Blaseninnere freigesetzt (4). Die nächste Entzündung flammt auf.

Beim Verfassungsschutz und der Kriminalpolizei nennt man sie »Schläfer«, diese möglichen Gefährder oder Terroristen, die wegen ihrer Normalität und ihrem bürgerlichen Gewand nicht entdeckt werden. Ähnlich scheinen die intrazellulären Bakterien zu arbeiten. Sie nisten sich in Zellen ein und vermehren sich. Einige dieser eingenisteten Bakterien wandern in tiefere Zellschichten, in denen sie sich noch nicht einmal vermehren und einfach nur abwarten, also im wahrsten Sinne des Wortes *schlafen*.[113]

Erst kürzlich hat Dr. Miao von der Rockefeller Universität in New York entdeckt, wie der Körper mit diesen Schläfern umzugehen scheint. Eine Möglichkeit ist die direkte Attacke der eingeschlossenen Bakterien. Oder der Körper wählt die Variante des Türstehers, und mit einer Art Lasso wird die befallene Zelle aus dem Verband gelöst und an der

Blasenoberfläche in die Blase ausgeworfen. Dort sind sie wieder der normalen Immunabwehr und dem Risiko des rein mechanischen Ausspülens ausgesetzt.

Warum es in bestimmten Fällen nicht gelingt, diese eingenisteten Bakterien zu beseitigen, ist noch nicht bekannt. Die Betroffenen erleiden jedoch immer wieder Blasenentzündungen, weil die Bakterien schubweise in die Blase abgegeben werden. Die entscheidende Frage ist, ob es gelingt, die versteckten Bakterien aufzuspüren und zu bekämpfen.

## Ist Forskolin das neue Wundermittel?

Forskolin wird seit einigen Jahren als Wunderdroge angepriesen und als Nahrungsergänzung bei einer ganzen Reihe von Störungen empfohlen. Diese reichen von Erkrankungen der Atemwege über Blasenentzündungen bis hin zur Gewichtsreduktion. In der indischen Ayurveda-Medizin wird es seit vielen Jahrhunderten eingesetzt, und man findet es in hoher Konzentration in der sogenannten indischen Buntnessel.

Die Substanz führt zur Aktivierung eines Zellenzyms, das Körperprozesse durch Steigerung der Kommunikation zwischen den Zellen anregt. Schon vor mehr als zehn Jahren wurde beschrieben, dass die Zellen durch Forskolin angeregt werden sollen, an die Oberfläche der Blasenschleimhaut zu wandern und sich zu öffnen. Dabei sollen die in Zellen eingekapselten Bakterien freigesetzt werden, um vom Körper bekämpft oder einfach ausgespült zu werden.[114] Ob es dadurch tatsächlich zu einer Verringerung von wiederkehrenden Blasenentzündungen kommt, ist aber vollkommen unbewiesen. Es gibt eine Arbeit, bei der ein schützender Effekt von Forskolin bei einer experimentell ausgelösten Nierenbeckenentzündung bei Mäusen nachgewiesen werden konnte.[115] Die Mäuse mit 10 Milligramm Forskolin pro Kilogramm Körpergewicht hatten im Vergleich zu unbehandelten Mäusen deutlich geringere Entzündungszeichen. Bevor man aber ungesicherten und blumig formulierten Heilsversprechungen hinterherläuft, sollten Betroffene besser abgesicherte Strategien der Verhinderung von Blasenentzündungen anwenden.

## Chitosan als Bakterienlöser

Chitosan kann man in Supermärkten als Mittel zur Gewichtsreduktion kaufen, wobei die Verbraucherzentrale vor einer unkritischen Anwendung warnt. Denn eigentlich ist es nichts anderes als ein langkettiges Zuckermolekül, das aus Chitin gewonnen wird, aber dessen chemische Eigenschaft durch eine kleine Änderung des Molekülaufbaus geändert wird.

Durch Zufall hat man aber eine Wirkung des Chitosans entdeckt, die es für Erkrankungen der Blase interessant machen könnte.[116] Gibt man bei Tierexperimenten Chitosan in die Blase, wird durch elektrische Wechselwirkungen die oberflächliche Schicht der Blasenzellen aus dem Zellverband gelöst.[117] Dies provoziert das Nachwachsen von Zellen aus tieferen Schichten. Dadurch könnten Zellen mit Bakteriennestern von unten an die Oberfläche getrieben werden.

Die Forschergruppe um Peter Veranič forscht seit vielen Jahren intensiv über dieses Phänomen. Gibt man Mäusen krankheitsauslösende Bakterien in die Blase, so verschwinden sie beim Einsatz von Antibiotika – aber die Entzündung kehrt nach dem Absetzen der Antibiotika häufig zurück, wie beim Menschen. Gibt man nun in die Blase nicht nur Antibiotika, sondern auch noch Chitosan – und zwar nicht nur einmal, sondern an mehreren Tagen hintereinander – dann sind die Mäuse geheilt.[118] Arbeitet also Chitosan als *Schmutzlöser*, der auch die tiefsten Flecken löst? Vor einer unkritischen Anwendung muss aber gewarnt werden, denn noch gibt es keine Untersuchungsergebnisse durch Tests beim Menschen.

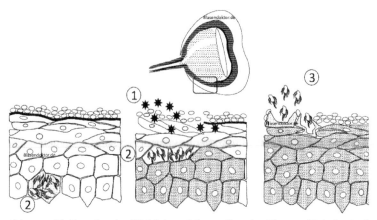

Chitosan (1) löst die oberflächlichen Schutzzellen der Blasenschleimhaut ab und zwingt damit die gesamte Schleimhaut der Blase zur schnellen Erneuerung, die normalerweise neun bis zwölf Monate dauern kann. Dadurch wachsen Zellnester von unten (2) nach oben und entleeren ihre geschützten Bakterien in den Innenraum der Blase (3). Dort werden sie mechanisch ausgespült oder durch Abwehrstoffe oder Antibiotika eliminiert.

## Aromatherapie mit essentiellen Ölen

Essentielle oder ätherische Öl haben eine wissenschaftlich nachgewiesene bakterientötende Wirkung. Diese wirkt sogar bei einigen multiresistenten Problemkeimen von Harnwegsinfektionen.[119] Die lokale Anwendung dieser ätherischen Öle zur äußerlichen Anwendung (beispielsweise auf der Haut) oder innerlichen Anwendung (durch Sitzbäder oder Inhalationen) wird als Aromatherapie bezeichnet.

Bei wiederkehrenden Blasenentzündungen wird es von Betroffenen und Therapiegruppen zur lokalen Anwendung in der Scheide empfohlen. So hat beispielsweise eine australische Untersuchung ergeben, dass fünfzehn Prozent der Frauen solch eine Aromatherapie durchführen.[120]

Andererseits sagt der führende Fachmann für intravaginale Entzündungen, Herr Professor Werner Mendling vom Deutschen Zentrum für Infektionen in Gynäkologie und Geburtshilfe, dass Scheidenspülungen aufgrund von Studien langfristig zu mehr Infektionen führen.

Aromatherapie mit ätherischen Ölen, die als Zäpfchen intravaginal gegeben werden können, werden zwar erforscht. Doch Professor Mendling weist darauf hin, dass der saubere klinische Nachweis, die sogenannte Evidenz, noch fehlt.

*Essentielle Öle bei Blasenentzündungen*

Eine jüngst veröffentlichte Studie mit krankhaften Bakterien und Pilzen hat ergeben, dass die essentiellen Öle von Thymian und Oregano die stärkste bakterientötende Wirkung hatten.[121]

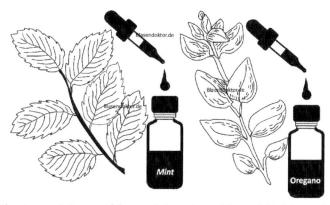

Im Thymian und Oregano (aber auch in anderen Pflanzen) findet man hohe Konzentrationen von Carvacrol und Thymol. Carvacrol ist gegen Pilze, Insekten, Parasiten und Bakterien wirksam. Außerdem hemmt es Entzündungsreaktionen. Auch Thymol hat ähnliche Eigenschaften und wurde deshalb beispielsweise im alten Ägypten zur Konservierung von Mumien benutzt.

Thymol wird wegen seines angenehmen Geschmacks in Mundwässern, Zahnpasta und zur Hautdesinfektion genutzt. Imker nutzen es als Wirkstoff gegen Milbenbefall.

Klinische Studien zum Nachweis eines klinischen Effekts fehlen jedoch. Es gibt zwei Untersuchungen, bei denen Abbauprodukte dieser Substanzen auch nach Aufnahme durch den Magen-Darm-Trakt im Urin nachweisbar sind. Werden bestimmte Grundregeln beachtet, wie beispielsweise dass verdünnte essentielle Öle auf keine Schleimhäute aufgebracht werden dürfen – also auch nicht auf die Schleimhaut der Scheide –, können Betroffene selbst entscheiden, ob sie diese Substanzen ausprobieren wollen.

## Gefährlicher Ratschlag bei Blasenentzündungen: Die Natron-»Kur«

Natron, auch als Speisesoda, Backsoda, Backnatron, Bullrichsalz oder Kaiser-Natron bekannt, ist ein Natriumhydrogencarbonat und wird hauptsächlich zur Herstellung von Backpulver und Brausepulver verwendet, ist aber auch in vielen Zahnpasten und Putzmitteln enthalten. Medizinisch wird es zum Abpuffern einer Übersäuerung genommen, sowohl in der Dialyse als auch bei einer direkten Übersäuerung des Blutes. Es ist aber auch Bestandteil von Mitteln zur Darmreinigung beispielsweise vor einer Dickdarmspiegelung.

Insbesondere in Internetforen, aber auch in selbstverlegten Schriften wird empfohlen, bei Blasenentzündungen eine »Natron-Kur« zu machen. Gemeint ist, einen Teelöffel Natron oder Backsoda in lauwarmem Wasser aufzulösen und alle zwei bis drei Stunden mit genügend Flüssigkeit einzunehmen.

Es wird behauptet, durch das Soda würde der Urin basisch, also seine Säure verlieren. Dadurch würde der Blasenreiz abgemildert. Und angeblich könnten sich die Kolibakterien dann nicht mehr vermehren und würden ausgeschwemmt. Das ist blanker Unsinn! Es gibt dafür keine Belege, und der Blasenreiz kann auf viel ungefährlichere Weise mit Schmerzmitteln gemildert werden.

*Warum sollte vor der »Natron-Kur« gewarnt werden?*

Es kann zu erheblichen Nebenwirkungen kommen, insbesondere Erbrechen und Durchfall. Es ist ja die gleiche Substanz, die man auch zur Vorbereitung auf eine Darmspiegelung einnimmt, um den Darm zu säubern – eine meist sehr unangenehme Prozedur. Zudem schmeckt Natron sehr unangenehm. Insbesondere kann es zu erheblichen Störungen des Mineralstoffgleichgewichts und schweren Atemstörungen kommen.

Im kalifornischen Zentralregister für Vergiftungen ließen sich bei 192 ausgewerteten Fällen mit notfallmäßiger Krankenhausaufnahme vier bis sieben Prozent identifizieren, die wegen der Einnahme von Natron zur Behandlung eines Harnwegsinfekts aufgenommen werden mussten.

In Anbetracht der schon fast unübersichtlichen Möglichkeiten zur Behandlung eines Harnwegsinfektes sollte man effektivere und schonender Schritte einleiten und sich nicht noch zusätzlich quälen oder gefährden.

# 7. Roter Urin

## Nicht immer gefährlich, doch immer ein Grund zur Vorsicht

Wenn man es bemerkt, erschrickt man. Der goldgelbe Urin – auf einmal rot. Das wird mit Gefahr verknüpft. Nicht zu Unrecht, doch es ist nicht immer gefährlich. Eine Rotfärbung des Urins kann auch harmlos sein. Das reicht von Nahrungsstoffen über Medikamente bis zu kleinen Verletzungen. Aber es kann auch ein frühes Zeichen von Blasenkrebs sein. Was soll man machen? Nur rines nicht: Wegspülen und ignorieren. Besser genau darauf achten, sich ein paar Fragen stellen und im Zweifelsfall einen Urologen aufsuchen.

### Sorgt nur Blut für roten Urin?

Ein Klassiker ist der Verzehr von Roter Bete – wenn man dieses Gemüse gegessen hat, wird der Urin am kommenden Tag fast immer eine dunkle oder rote Farbe zeigen, wie übrigens auch der Stuhl. Ähnlich ist es bei bestimmten Medikamenten oder wenn man reichlich eisenhaltiges Essen zu sich nimmt.

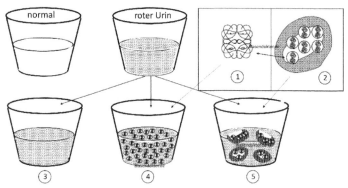

Ist der Urin rot, kann das ein Farbstoffeffekt (3) sein. Das tritt auf, wenn man Rote Bete oder bestimmte Medikamente eingenommen hat. Ist Blut im Urin, kann das entweder am Blutfarbstoff, dem Hämoglobin (1 und 4) oder an echten roten Blutkörperchen, den Erythrozyten (2 und 5), liegen.

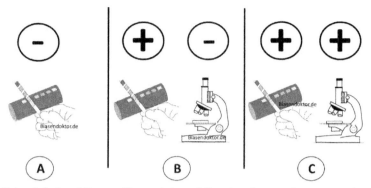

Es ist einfach, mit Teststreifen und einem Mikroskop festzustellen, warum der Urin rot ist. Ist der Teststreifen unauffällig, handelt es sich um keine Blutung, sondern beispielsweise um Nahrungsbestandteile wie Rote Bete (A). Reagiert jedoch der Teststreifen mit einem Farbumschlag, ist Blutfarbstoff im Urin (B und C). Ist der Teststreifen gefärbt, aber man sieht im Mikroskop keine Blutkörperchen, muss es sich um Blutfarbstoff handeln (B). Sieht man jedoch im Mikroskop auch die Blutkörperchen (C), liegt eine *echte* Blutung vor, die abgeklärt werden muss.

Im Alltag kommt es immer wieder vor, dass Betroffene roten Urin haben. Da es aber nicht wehtut und wieder aufhört, wird es ignoriert oder vergessen. Natürlich darf der Urin einmal rot sein, gerade wenn man die harmlosen Ursachen kennt. Aber man muss dabei wissen, dass es sich auch um das Frühzeichen einer ernsthaften Erkrankung handeln kann. Deshalb sollten die Betroffenen unbedingt einen Arzt und am besten einen spezialisierten Urologen aufsuchen. Umso besser ist es natürlich, wenn der Arzt nach der Untersuchung sagt, dass die Verfärbung auf einen Farbstoff zurückgeht.

### Blutiger Urin und Schmerzen bei der Blasenentleerung

Wenn es blutet und beim Entleeren der Blase auch noch schmerzt, sind dies klassische Zeichen einer bakteriellen Blasenentzündung. Typisch ist in dem Fall außerdem, dass die Betroffenen einen permanenten Harndrang haben und immerzu auf die Toilette müssen (mehr zur Blasenentzündung in Kapitel 4).

Es ist natürlich ein Unterschied, ob dies bei einer jungen Frau oder einer älteren Dame oder einem betagten Herrn auftritt. Denn im Alter nimmt das Risiko zu, dass eine andere Ursache wie Blasenkrebs dahintersteckt. Bösartige Veränderungen der Harnblase nehmen zu und gehören inzwischen zu den häufigsten Krebserkrankungen beim Menschen.

Derzeit erkranken Männer häufiger als Frauen an Blasenkrebs: Bei Männern liegt der Blasenkrebs an fünfter und bei Frauen an elfter Stelle der Krebsstatistik.

Keinesfalls sollte man bei anhaltenden oder wiederkehrenden Blasenentzündungen – insbesondere bei älteren Menschen – ausschließlich bakterielle Entzündungen verantwortlich machen. Die Bakterien können dann zwar einen Teil der Beschwerden auslösen, aber Ursache kann auch eine tumoröse Veränderung der Blasenwand sein.

Von außen oder mit einfachen Urinuntersuchungen sind diese nicht auszumachen. Man kann aber ähnlich wie bei der Vorsorgeuntersuchung beim Gynäkologen den Urin mikroskopisch auf Tumorzellen untersuchen. Diese sogenannte Urinzytologie ist gerade bei aggressiveren bösartigen Veränderungen in der Blasenschleimhaut eine wertvolle Zusatzinformation.

In Zweifelsfällen muss eine innere Spiegelung der Blase erfolgen. Mit den heutigen modernen, miniaturisierten und insbesondere beweglichen Geräten ist diese Blasenspiegelung in Lokalbetäubung und komplett schmerzfrei möglich.

## Nicht sichtbare Spuren von Blut im Urin?

Blut ist ein sehr intensiver Farbstoff. Schon wenige Topfen färben einen Fünf-Liter-Eimer rosa. Es gibt aber Blutbeimengungen, die so gering sind, dass man es mit bloßem Auge nicht erkennt, nur mit Teststreifen oder im Mikroskop. Man spricht dann in der Fachsprache von einer Mikrohämaturie.

Diese Situation stellt in der Medizin ein großes diagnostisches Dilemma dar. Denn nicht sichtbare Spuren von Blut kommen oft vor, sind häufig aber auch unbedeutend. Auf der langen Strecke des Urins – vom Abtropfen im Bereich des Nierenbeckens über den Harnleiter in die Blase und durch die gesamte Harnröhre – können immer einzelne kleine Defekte vorliegen, die zu einem Austritt von roten Blutkörperchen in den Urin führen. Deshalb gilt es als normal, wenn im Urin vereinzelt rote Blutkörperchen auftreten. Ein Problem liegt vor, wenn es mehr als einzelne rote Blutkörperchen sind. Immer noch für das bloße Auge nicht erkennbar, aber trotzdem oberhalb eines Grenzwertes.

Wie man hierbei vorgehen soll, wird weltweit diskutiert, und je nach Land ist die Empfehlung unterschiedlich. »Das geht doch nur die Experten etwas an«, könnte man sagen. Das stimmt aber nur vordergründig. Das Dilemma: Wird alles untersucht, werden unnötig viele Betroffene durch die Mühlen der Diagnostik belastet – schaut man aber darüber hinweg, wird möglicherweise eine ernsthafte Erkrankung übersehen.

Aber hilflos ist die Medizin zum Glück nicht. So gibt es Menschen, die haben – warum auch immer – ein Leben lang nicht sichtbare Blutspuren im Urin. Viele Studien haben bewiesen, dass das nicht gefährlich ist, sondern einfach nur ein Abweichen von der Norm. Man nennt diese Menschen auch »natürliche Blutpinkler«.

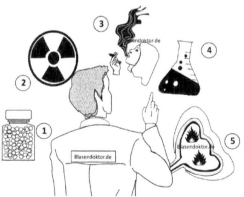

Es gibt bestimmt Risikofaktoren, bei denen die Wahrscheinlichkeit steigt, dass eine bösartige Erkrankung der Blase auftritt. Deshalb sollte gerade bei Betroffenen, die älter sind und bei denen man Blutspuren im Urin findet, diese Risikofaktoren abgefragt werden, um dann eine ernsthafte Erkrankung auszuschließen. Die Risikofaktoren sind: jahrelange Schmerzmitteleinnahme (1), frühere Bestrahlung im Beckenbereich (2), viele Jahre mit starkem Zigarettenkonsum (3), jahrelanges Einatmen bestimmter Farbstoffe (4) und chronische Reizungen der Blase (etwa Entzündungen, 5).

## Blut im Urin ohne Schmerzen: ein ernsthaftes Alarmsignal

Wenn der blutige Urin bei der Blasenentleerung Schmerzen verursacht, kann man fast schon froh sein. Denn dann handelt es sich mit großer Wahrscheinlichkeit um eine bakterielle Entzündung – und keinen blutenden Tumor.

Bedenklicher ist die schmerzlose Blutung, denn das Risiko einer ernsthaften Ursache wird dadurch größer. Es muss aber nicht immer eine bösartige Geschwulst sein, es gibt auch andere Auslöser, von Steinen im Harntrakt über Krampfaderbildung bis hin zu Gerinnungsstörungen – all das sind gutartige Ursachen der Blasenblutung.

Insbesondere wenn die Betroffenen älter sind, ab 50 Jahren, muss eine Wucherung im Schleimhautbereich von Blase, aber auch Harnleiter und Nierenecken ausgeschlossen werden. Diese Wucherungen in der Urinschleimhaut können auch gutartig sein – oft sind sie aber bösartig.

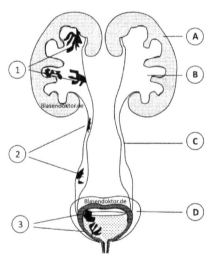

Auch in der Niere (A) gibt es eine Schleimhaut, in der der Urin gesammelt wird. In diesem Nierenbecken (B) können ebenso bösartige Tumore (1) wachsen wie auf der Schleimhautauskleidung der Harnleiter (C, 2), wenn auch relativ selten. Denn 95 Prozent aller Tumore der Schleimhautauskleidung im Harntrakt wachsen in der Blase (D, 3). Und der Blasenkrebs gehört inzwischen zu den häufigsten Krebserkrankungen.

## Bösartige Wucherungen der Urinschleimhaut

Der bösartige Blasentumor ist in Europa inzwischen die sechst-häufigste Krebserkrankung und führt zu mehr als 40 000 Todesfällen im Jahr. Es gibt aber bei den Schleimhauttumoren der Blase, aber auch des restlichen Harntrakts zwei unterschiedliche Typen: die eher ungefährlichen »Taschendiebc« und die gefährlichen »Schwerverbrecher«.

Die »Taschendiebe« wachsen auf der Urinschleimhaut wie eine Art Warze, können sehr groß werden, an mehreren Stellen in der Blase auftreten und stark bluten – aber sie wachsen nur selten in die Tiefe. Deshalb sind in den meisten Fällen diese Tumoren nicht tödlich. Doch leider wachsen sie bei manchen Betroffenen schnell nach und erfordern jedes Mal – je nach Größe – einen Narkoseeingriff, um die Wucherung abzutragen.

Ganz anders verhalten sich die gefährlichen »Schwerverbrecher«, die Gott sei Dank seltener sind. Diese Wucherungen wachsen oft knotig, kugelig und ungerichtet – und damit auch in die Tiefe. Die Zellen haben jede Eigenkontrolle verloren und entkommen auch der körpereigenen Abwehr. Genau wegen dieses Kontrollverlustes wachsen sie durch Körpergrenzen und in die Umgebung des Organs, insbesondere aber in Blut- und Lymphgefäße. Genau deshalb haben sie ein hohes Potenzial, Streuherde zu bilden. Leider führt die knotige Wuchsform dazu, dass die Betroffenen lange Zeit nicht bluten und diese Tumore deshalb häufig erst sehr spät erkannt werden.

## Wie erkennt man einen Tumor der Urinschleimhaut?

Durch eine mikroskopische Urinuntersuchung, einen Ultraschall und nötigenfalls durch eine Blasenspiegelung mit ergänzenden Röntgenuntersuchungen kann man fast immer eine Tumorerkrankung nachweisen oder ausschließen.

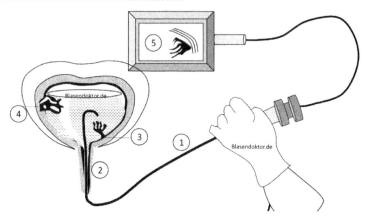

Mikroskopische Untersuchung von Urinzellen

Bei der mikroskopischen Untersuchung von Urinzellen unterscheiden sich gutartige Schleimhautzellen des Urins (1) von bösartigen Zellen (2) insbesondere durch den Zellkern. Der ist bei den bösartigen Zellen oft stark vergrößert und dicht mit Kernmaterial angereichert.

Früher war die Blasenspiegelung ein Schreckgespenst. Das ist heute anders, denn moderne Geräte sind sehr dünn, kleiner als der Durchmesser der Harnröhre und flexibel. Damit passen sie sich insbesondere beim Mann dem kurvigen Verlauf der Harnröhre an. Es wird ein betäubendes Gleitgel benutzt, und die Untersuchung ist allenfalls unangenehm, aber keinesfalls mehr schmerzhaft.

Bei der flexiblen Blasenspiegelung wird ein dünnes Endoskop (1) in Lokalanästhesie unter Sicht über die Harnröhre (2) in die Blase eingeführt. Dann kann man in der Blase gut die oberflächlichen Schleimhauttumore (3) oder tiefer eingewachsene Tumore (4) erkennen. Viele Praxen und Kliniken können den Betroffenen auf Wunsch den Befund auf einem Monitor (5) zeigen, was die allermeisten Betroffenen gerne machen. Da die Geräte flexibel sind und einen dünneren Durchmesser als die Harnröhre haben, ist diese Untersuchung allenfalls unangenehm, aber fast nie schmerzhaft.

## Was tun, wenn sowas in der Blase wächst?

Ob ein Gewebe gut- oder bösartig ist, kann ein erfahrener Operateur im Einzelfall recht gut einschätzen, aber die letzte Sicherheit kann und darf nur der Pathologe geben. Nur er kann durch eine mikroskopische Gewebebeurteilung entscheiden, ob ein Gewebe gut- oder bösartig ist. Ist der verdächtige Befund in der Blase klein, kann man eventuell in Lokalbetäubung mit einer kleinen Zangenbiopsie eine Probe entfernen oder das Gewebe komplett entfernen.

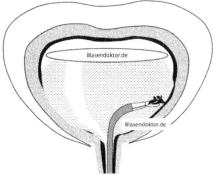

Kleine Gewebewucherungen können im Einzelfall schon bei der Spiegelung mit einer Zange entfernt und zur Gewebeuntersuchung geschickt werden.

Sind die Tumore größer, müssen sie abgetragen werden, damit sie mikroskopisch untersucht werden können. Sollte ein Tumor tiefer in die Blasenwand eingewachsen sein, ist möglicherweise eine Zusatzbehandlung notwendig. Im Extremfall muss man die komplette Harnblase entfernen.

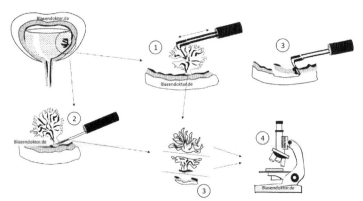

Solch ein Tumor der Harnblase wird durch den natürlichen Zugang der Harn-röhre ohne einen operativen Schnitt entfernt. Dabei wird ein dünnes Instru-ment in Narkose genutzt, das im Inneren einen beweglichen Schlitten hat, an dessen Ende sich eine halbrunde Schlinge befindet (1). Mit elektrischem Strom wird ein Schneidestrom erzeugt, mit dem man das Gewebe abtragen kann. Al-ternativ kann man die Abtragung auch durch Laserenergie durchführen (2). Wichtig ist, auch den Grund zur Feststellung der Eindringtiefe separat zu ent-fernen (3). Das entfernte Gewebe wird dann beim Pathologen unter dem Mik-roskop analysiert (4).

## Was passiert beim »Taschendieb-Blasenkrebs«?

Da diese oberflächlichen Tumore fast nie in die Tiefe und da-mit streuend wachsen, ist das Risiko, daran zu versterben, sehr gering. Aber sie wachsen häufig nach, im Durchschnitt bei der Hälfte aller Betroffenen innerhalb von fünf Jahren. Deshalb müssen sich die Patienten regelmäßig kontrollieren und Urinuntersuchungen und Blasenspiegelungen durchfüh-ren lassen.

Natürlich fragen die Betroffenen immer wieder, wie man sich vor einem Wiederauftreten der Tumore schützen kann. Leider gibt es kaum Mittel dagegen. Es gibt keine Tablette, die man einnehmen kann wie etwa bei Bluthochdruck, weil man (noch) nicht weiß, an welcher Stelle das Wachstum der Zel-len ausgelöst wird. Lange Zeit glaubte man, dass reichliches Trinken helfen könnte, weil dadurch die Giftstoffe der Blase schneller ausgespült werden. Das kann sein, ist aber nicht zu beweisen. Auch ob pflanzliche Medikamente oder

Nahrungsergänzungen helfen, ist nicht bekannt bzw. nicht ausreichend untersucht.

Es gibt allerdings die Möglichkeit, mit Spüllösungen direkt an der Blasenschleimhaut einzugreifen. Dazu wird über einen Katheter in die Blase ein Chemotherapeutikum gegeben, das das Zellwachstum beeinflusst. Es ist wichtig und beruhigend zu wissen, dass die Substanz nur in der Blase wirkt, also keine Aufnahme in den Körperkreislauf erfolgt. Ein Chemotherapeutikum löst eine Störung des Stoffwechsels der Zellkerne aus, womit ein erneutes Wachstum verhindert werden soll. Ein häufig angewendetes Mittel ist Mitomycin, wobei der verbessernde Effekt im Vergleich zu einer reinen Kontrolle leider nur im einstelligen Prozentbereich liegt.

Es gibt noch einen anderen Therapieansatz, der zunächst verrückt klingt, aber eine lange Tradition hat und in begrenztem Masse sehr effektiv ist. Es handelt sich um ungefährlich gemachte Tuberkulosebakterien, die in der Blase eine Immunreaktion auslösen. Dadurch beginnt der Körper, seine eigene erkrankte Blasenschleimhaut selbst zu bekämpfen. Diese Immunreaktion wurde vor mehr als vierzig Jahren entdeckt und seitdem vielfach erforscht. Letztlich ist diese sogenannte BCG-Behandlung in ihren genauen Mechanismen immer noch unverstanden, aber bei ungefähr der Hälfte der Betroffenen extrem effektiv.

## Was tun bei einem »Schwerverbrecher-Blasenkrebs«?

Hat man einen Tumor, der das Risiko birgt, dass er streuend wächst und damit das Leben des Betroffenen bedroht, muss man verschiedene Fragen beantworten, bevor man eine Entscheidung trifft. Die wichtigste Frage ist, ob der Tumor noch auf das auslösende Organ beschränkt ist oder bereits gestreut hat. Dazu gibt es verschiedene Möglichkeiten. Einige Beispiele sind im Bild aufgeführt.

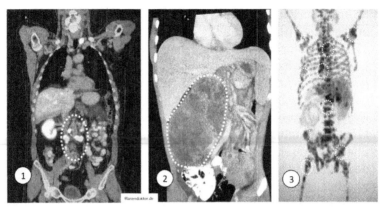

Hier erkennt man einige Möglichkeiten der Ausbreitungsdiagnostik, um festzustellen, ob ein Tumor bereits Streuherde oder Tochtergeschwülste, sogenannte Metastasen, gebildet hat. Beim PET-CT (1) erkennt man im hinteren Bauchraum (weißer Kreis) durch Anreicherung radioaktiv markierter Substanzen leuchtende Knoten. Sie sind dringend verdächtig, Metastasen darzustellen. Bei einem anderen Patienten (2) sieht man im Computertomogramm (CT) eine riesige, tumorverdächtige Raumforderung (weiß umrandet). Bei der sogenannten Skelettszintigraphie (3) reichern sich radioaktiv markierte Substanzen vermehrt in durchbluteten Knochenarealen an. Auf dem Bild erscheinen sie als schwarze Flecken (siehe weiße Kreise) und entsprechen mit an Sicherheit grenzender Wahrscheinlichkeit Knochenabsiedlungen eines Tumors.

## Wenn der Tumor (der Blase) bereits gestreut hat?

Ist der Tumor bereits aus den Organgrenzen ausgebrochen und hat Tochtergeschwülste gebildet, muss man sich fragen, ob eine operative Entfernung des tumortragenden Organs noch sinnvoll ist. Denn man ist offenbar zu spät dran, um den Krebs an der Wurzel zu packen. Trotzdem kann im Einzelfall eine Blasenentfernung sinnvoll sein, wenn der Betroffene dadurch weniger Beschwerden oder Schmerzen hat. In dem Fall weicht das Ziel der Lebensverlängerung der akuten Notversorgung und dem Erhalt der Lebensqualität.

Ob es womöglich gelingt, durch die radikale Entfernung des Organs und durch eine ergänzende Therapie bessere Heilungsaussichten zu erzielen, kann nur fallweise entschieden werden. Alle großen Kliniken haben sogenannte Tumorboards, bei denen Fachleute verschiedener Disziplinen gemeinsam Therapiemöglichkeiten diskutieren. Für die Entscheidung sind die Art des Tumors, die Schwere der Metastasierung, das Alter des Betroffenen, seine Nebenerkrankungen und die Vorstellungen des Patienten von Bedeutung.

## Wenn der Tumor auf ein Organ begrenzt ist

Hat man einen aggressiven Blasenkrebs, einen in die Tiefe wachsenden »Schwerverbrecher«, führt die Erkrankung – wenn man sie nicht aufhält – oft innerhalb von zwei Jahren zum Tod. Deshalb muss die Blase entfernt werden. Das ist zweifelsohne eine große Operation, die das Leben des Betroffenen grundlegend ändert – aber es geht um nicht weniger als die Heilung von einer bösartigen Erkrankung.

Eine Alternative, insbesondere bei alten Menschen oder denjenigen mit einem erheblichen Operationsrisiko, ist eine Bestrahlung der Blase. Um die Erfolgsaussichten zu steigern, sollte versucht werden, vorher den Tumor durch die Harnröhre möglichst komplett zu entfernen.[122]

## Wohin mit dem Urin, wenn die Blase fehlt?

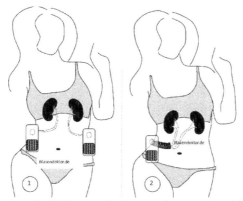

Möglichkeiten der Urinableitung nach Blasenentfernung: Die einfachste Form ist das direkte Einnähen der Harnleiter in die Haut, die allerdings eine doppelte Beutelversorgung erfordert (1). Eine komfortablere Umleitung des Urins ist das sogenannte Conduit (2), bei der ein zwanzig Zentimeter langes Darmstück des Patienten genommen wird. An das eine Ende werden die Harnleiter eingenäht, das andere Ende kommt als künstlicher Ausgang an die Haut.

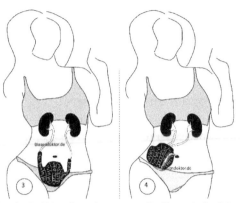

Aber seit mehr als dreißig Jahren kann man die Blase als Speicherorgan operativ ersetzen. Dazu wird aus patienteneigenem Darm eine Kugel genäht (siehe Kapitel 2), die oberhalb des Schließmuskels wieder angenäht wird, sodass man die Blase auf natürlichem Wege entleeren kann (3). Wenn der Schließmuskel nicht mehr funktioniert oder auch von Krebs befallen ist, kann man einen sogenannten Nabelpouch (Bauchnabelblase) anlegen (4). Dabei wird durch einen raffinierten operativen Trick verhindert, dass der Urin unkontrolliert auslaufen kann. Man muss dann aber alle vier bis fünf Stunden mit einem Katheter die Ersatzblase entleeren, was zwar ein wenig aufwendig ist, aber vollkommen schmerzfrei möglich ist.

Auch den Herzchirurgen ist es bis heute nicht gelungen, ein dauerhaft funktionierendes Ersatzherz zu konstruieren. Die mechanische Beanspruchung ist so groß und kompliziert, dass es irgendwann zu Ermüdungsbrüchen oder Undichtigkeiten kommt, die nicht von allein ausheilen können. Man müsste jedes Mal ein neues Kunstherz einsetzen, was durch die Narbenbildung mit jedem Eingriff schwieriger und gefährlicher würde. Deshalb ist der einzige dauerhafte Organersatz für ein kaputtes Herz ein funktionierendes Spenderherz.

In der Urologie hat man sehr schnell aufgegeben, eine Kunstblase zu konstruieren. Es kam ständig zu Verkrustungen und Steinbildungen, weil der Urin immer viele Kristalle enthält (siehe Ende von Kapitel 3). Diese führen innerhalb weniger Wochen bis Monate zu einem Funktionsverlust dieser Kunstblasen, weil sie quasi versteinern. Deshalb sind die Bemühungen nie über Tierversuche hinausgegangen. Aber es war auch nicht nötig, denn man fand andere und bessere

Wege. Sie gelten heute als Standard und funktionieren ein Leben lang.

Es waren französische Urologen, die es Mitte des vergangenen Jahrhunderts erstmals wagten, bei Patienten mit Blasenkrebs die Speicherfunktion der Blase zu ersetzen, indem sie körpereigenes Material der Betroffenen nutzten. Dafür nahmen sie einen Teil des Darms der erkrankten Patienten. Er musste jedoch weiter an die Blutversorgung des Patienten angeschlossen bleiben. Andernfalls wäre das Darmstück innerhalb weniger Stunden abgestorben.

Anfangs glaubte man, den Darm als schlauchförmiges Gebilde nutzen zu können. Man nähte die beiden Harnleiter aus der Niere in den Darm und diesen am tiefsten Punkt auf die Harnröhre. Die Patienten konnten aber nur sehr geringe Mengen Urin halten, weil die Kraft des pumpenden Darms größer als die des Schließmuskels war. Die Lösung dieses Problems war einfach – man musste nur darauf kommen!

## Warum muss die Ersatzblase rund sein?

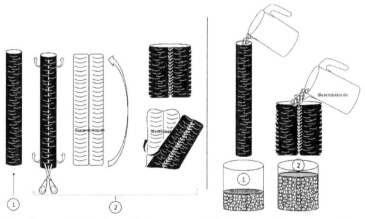

Nimmt man ein Dünndarmstück von zwanzig Zentimetern Länge, kann es hundert Milliliter aufnehmen (1). Schneidet man diesen Schlauch der Länge nach auf, erhält man eine längliche Platte. Schlägt man dann die Oberkante auf die Unterkante, ist das Dünndarmstück nur noch halb so lang, aber der Durchmesser wurde verdoppelt (2). Nun lässt sich die doppelte Menge Flüssigkeit aufnehmen (2).

Es gibt inzwischen viele Patienten, die mit solch einer Ersatzblase seit Jahrzehnten gut leben. Dennoch: Sie ist nur ein bedingter Ersatz, weil ihr die Selbstentleerungsfunktion und die Nervenanbindung an das Gehirn fehlt.

Wenn die normale Blase voll ist, nehmen wir das wahr, es wird uns über eine Nervenschaltung mitgeteilt und erzeugt im Gehirn eine Wahrnehmung. Wenn wir aus Darm eine Ersatzblase konstruieren, sind die Betroffenen zwar dicht, merken aber nicht mehr, wenn die Blase voll ist. Deshalb wird ihnen beigebracht, die Blase regelmäßig alle vier bis fünf Stunden mit gezielter Muskelanstrengung zu entleeren, damit sie nicht überdehnt und platzt. Einige tragen deshalb eine Uhr mit einer Weckfunktion, die sie erinnert.

Es gibt noch ein Unterschied zur normalen Blase: Haben wir abends viel getrunken, werden wir von der normalen Blase geweckt, da sie Alarmsignale an unser Gehirn sendet. Und wir besitzen einen Reflexbogen, der bei Füllung der Blase wie ein Reflex den Beckenboden anspannt, damit wir dicht bleiben. So schaffen wir es, ohne Urinverlust die Toilette zu erreichen. Bei der Ersatzblase funktioniert das nicht. Der Reflexboden ist nicht zu ersetzen. Deshalb muss ungefähr die Hälfte der Patienten mit einer Ersatzblase nachts aufstehen und die Blase entleeren, weil der Reflex der Anspannung des Beckenbodens nicht funktioniert. Sie würden andernfalls auslaufen.

Mit der Ersatzblase haben Urologen etwas geschaffen, von dem andere Fachrichtungen nur träumen können – nämlich aus körpereigenem Material ein Ersatzorgan zu schaffen, das die wesentlichen Funktionen der Blase (die verlustfreie Speicherung des Urins) gewährleistet. Ein Meilenstein, den wir unseren operativen urologischen Vätern aus den 1960er Jahren verdanken. Diese operativen Techniken sind schwer zu erlernen und bergen Risiken – und geraten deshalb in unserer Zeit der Risikovermeidung und der schnellen Resultate leider in Vergessenheit: zum Nachteil einiger Patienten.

# 8. Das »Rheuma der Blase«: Interstitielle Zystitis

## Wenn die Blase weint

Vicki Ratner war 1983 im dritten Jahr ihres Medizinstudiums und hatte seit Monaten zunehmende Probleme: ständigen Druck im Bereich der Blase, immerzu Harndrang und einen brennenden Schmerz im Blasenbereich. Sie rannte von Arzt zu Arzt, keiner fand etwas, weder Bakterien noch eine andere Ursache. Ein Arzt sagte ihr, sie »solle endlich heiraten und ein traditionelles Leben führen, dann würde es besser«.[123]

Schließlich fing sie selbst an, nach der Ursache zu forschen. Im selben Jahr – lange vor der Zeit der bequemen Online-Recherche – fand sie nachts, kurz vor Schließung der Universitätsbibliothek, nach Tagen der verzweifelten Suche den entscheidenden Hinweis. In einem Artikel wurde ein Fall exakt wie ihr eigener geschildert. Er trug den Titel *Early Interstitial Cystitis*. Er war wenige Jahre vorher von zwei Urologen der berühmten Stanford Universität veröffentlicht worden.[124] Die Krankheit, um die es ging, war hundert Jahre zuvor entdeckt worden und ist dennoch unbekannt geblieben.

Es kostete sie Monate, ihren Urologen zu überreden, erneut eine Blasenspiegelung durchzuführen – aber nicht nur »eine normale Spiegelung«, sondern eine in Narkose. Denn die Blase musste dabei bis zur Grenze ihrer Kapazität gefüllt werden und einige Minuten gedehnt bleiben.[125]

Es zeigte sich, was sie befürchtete hatte. Sie hatte geahnt, diese wenig bekannte chronische Erkrankung zu haben, deren Ursache man nicht kannte und für die es keine Therapie gab. Erleichtert war sie dennoch, denn endlich hatte sie eine Diagnose – ihre Schmerzen und der ständige Blasendrang waren keine Einbildung.

Denn wenn man bei diesem »Rheuma der Blase« die Harnblase für einige Minuten gedehnt hält und dann langsam entleert, zeigen sich typische Veränderungen: bläschenartige Veränderungen der Blutgefäße (Glomerulationen), die aufplatzen und tränenartige Blutfäden auslösen. Man spricht dann von der »weinenden Blase«. Mitunter sieht man auch längere Einrisse in dem Schleimhautüberzug der Blase, sodass viele vom *Cracking* sprechen.

### Das Interstitium – ein neues, bislang unbekanntes Organ?

Hört man den Begriff »Interstitielle Zystitis«, könnte man an die Sensationsnachrichten aus dem Jahr 2018 denken, als Forscher ein neues Organ im menschlichen Körper zu entdecken glaubten. Genau genommen handelt es sich um nichts anderes als die Flüssigkeitsräume, die zwischen den Zellen und den Blutgefäßen liegen. Diese gibt es nicht nur unter der Haut, sondern auch bei vielen inneren Organen, so auch der Blase.

Dieser Zwischenraum ist allerdings nichts Neues und seit Jahrhunderten bekannt. Überraschend war aber die Erkenntnis, dass diese Hohlräume möglicherweise ein riesiges, miteinander kommunizierendes Geflecht darstellen. Dadurch können biologische Informationen, aber auch Krankheiten übertragen werden. Diese Entdeckung ist schließlich einem Zufall zu verdanken. Jede Zell- und Gewebeanalyse unter dem Mikroskop erfordert zuvor eine chemische Fixierung, aber mit dem Nachteil, dass dem Gewebe Flüssigkeit entzogen wird und dadurch Flüssigkeitshohlräume verschwinden.

Die Entdeckung gelang, weil man bei einem Patienten den Gallengang mit einem speziellen Mikroskop untersuchte und die Ärzte dabei die miteinander verbundenen Hohlräume entdeckten. In der Gewebeprobe mit der notwendigen chemischen Fixierung ließen sich diese Hohlräume dann nicht mehr nachweisen. Es handelt sich also um eine Struktur, die bislang der Beobachtung der Anatomen entgangen war.

Das »Rheuma der Blase« ist deshalb interessant, weil es eine der wenigen Erkrankungen ist, die den Begriff des Interstitiums in die Bezeichnung der Krankheit integriert hat. Und als vor weit mehr als hundert Jahren ein Streit entbrannte, wie man nun diese Erkrankung nennen sollte, setzte sich letztlich der Begriff der Interstitiellen Zystitis durch. Er wurde 1887 von dem New Yorker Arzt Alexander Skene geprägt, weil er festgestellt hatte, dass bei dieser Erkrankung die gesamte Blasenwand entzündlich durchwandert wird.

## Eine Selbsthilfegruppe macht die Erkrankung bekannt

Vicki Ratners Geschichte gelangte über Umwege an einen Journalisten. Dieser lud Vicki Ratner für ein kurzes Interview in die populäre TV-Sendung *Good Morning America* ein.

Erst dachte sie, die Sendung sei ohne große Wirkung verpufft – bis sie nach einer Woche einen Anruf erhielt, sie solle doch bitte die Post abholen. Es waren nicht nur einige Briefe eingetroffen, sie kamen körbeweise. Über 10 000 Briefe waren an sie adressiert.

Sechs Monate später wurde sie zu einer zweiten Sendung eingeladen und begann in ihrem New Yorker Apartment mit einigen Freiwilligen, die Briefe zu sichten und Betroffene mit einer ähnlichen Krankengeschichte anzuschreiben. All dies mündete schließlich in der Gründung eines eigenen Vereins, der Interstitial Cystitis Association (ICA).[126] Dieser Verein hat es nicht nur geschafft, die vergessene Krankheit bekannt zu machen, er hat auch viele Spendengelder bekommen, mit denen er die Forschung fördern konnte (und kann). Dieses Vorbild wurde zu einem Modell für andere Selbsthilfeorganisationen.

Die *deutsche* Vicki Ratner ist Frau Bärbel Mündner-Hensen, die sich gemeinsam mit ihrem Ehemann für eine Therapieoptimierung bei dieser Erkrankung sehr engagiert eingesetzt hat. Als Betroffene war sie in die USA gereist, und dort wurde bei ihr die Erkrankung diagnostiziert. 1993 hat sie den gemeinnützigen Verein (ICA – Deutschland e. V.) gegründet.

Immer wieder hat sie auf Kongressen und bei Gesprächen mit Urologen auf die Erkrankung hingewiesen. Es ist es auch ihr zu verdanken, dass die Interstitielle Zystitis in Deutschland zwar immer noch selten, aber nicht mehr vergessen ist. 2013 wurde Bärbel Mündner-Hensen von dem damaligen Bundespräsidenten Joachim Gauck das Bundesverdienstkreuz verliehen.

## Wann sollte man an eine Interstitielle Zystitis denken?

Die Symptome, die sich Tag und Nacht zeigen, sind:

- ständiger Blasendrang
- häufiges Wasserlassen
- brennender Blasenschmerz.

Eine Interstitielle Zystitis kann jedoch ausgeschlossen werden, wenn ...
- eine bakterielle Entzündung,
- Blasenkrebs,
- Blasensteine,
- eine andere Krankheit (zum Beispiel Endometriose) vorliegt.

Erst wenn alle anderen Ursachen ausgeschlossen werden können, sollte an eine Interstitielle Zystitis gedacht werden. Ein erschwerender Umstand ist, dass es kein akutes Krankheitsbild gibt. Vielmehr schleicht sich die Krankheit allmählich in das Leben der Betroffenen.

Manchmal wird die Krankheit auch als »schmerzhaftes Blasensyndrom« bezeichnet. Der Begriff ist leider irreführend, denn es gibt Betroffene mit einer Interstitiellen Zystitis, die keine Schmerzen haben, wohl aber einen permanenten Drang. Sie leben quasi auf der Toilette.

Meist sind Personen mittleren Alters nach dem 40. Lebensjahr betroffen –Frauen neunmal häufiger als Männer.

Es gibt Überschneidungen mit dem Krankheitsbild der überaktiven Blase (siehe Kapitel 4), bei dem die Betroffenen ebenfalls einen überschießenden Harndrang verspüren. Es gibt aber Unterschiede, die meist nicht direkt auffallen, sondern erst bei der weiteren Diagnostik.

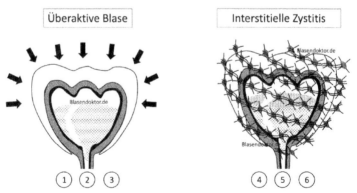

Bei der überaktiven Blase zeigt sich in zwei Dritteln aller Fälle eine auffällige Blasendruckmessung (1), die Beschwerden sprechen häufig auf krampflösende Medikamente an (2) und bei der Blasenspiegelung erkennt man keine Besonderheiten (3). Dahingegen ist bei der Interstitiellen Zystitis die Druckmessung unauffällig (4), die krampflösenden Medikamente bringen keine Erleichterung (5) und bei einer Blasenspiegelung mit provozierter Dehnung zeigen sich Einrisse der Schleimhaut mit Blutungen (6).

## Odyssee bis zur Diagnose

Nicht nur Vicki Ratner musste einen langen Weg bis zur richtigen Diagnose gehen. Es geht sehr vielen Betroffenen so. Sie zweifeln an sich selbst und ihrer eigenen Wahrnehmung. Die Betroffenen haben oft mehr als zehn Ärzte verschiedenster Fachrichtungen gesehen und sind geradezu erleichtert, wenn sie endlich einen Urologen finden, der ihnen eine konkrete Diagnose mitteilen kann. Denn dann hat der *Terrorist im Unterleib* endlich einen Namen. Die Patientin kann dann aus der Ecke des neurotischen oder eingebildeten Kranken heraustreten.

## Wie sichert man die Diagnose?

Sagt jemand mit unklaren Blasenbeschwerden, dass sie oder er nur selten nachts aufstehen müsse, schließt dies eine Interstitielle Zystitis mit einer hohen Wahrscheinlichkeit aus. Sollten sich Betroffene nicht gut erinnern, ist ein Blasentagebuch sehr hilfreich.

| Tagebuch Drang- und Blasenschmerzen |
|---|

Datum:................ Uhrzeit Aufstehen:................ Uhrzeit Nachtruhe:.......................

| Uhrzeit | Trinkmenge (ml) | Urinmenge (ml) | Harndrang nicht (0) - stark (10) 0 — 5 — 10 | | Schmerzen Blase nicht (0) - stark(10) 0 — 5 — 10 | | Notizen Besonderheiten |
|---|---|---|---|---|---|---|---|
| | | Blasendoktor.de | 0 0 0 0 0 0 0 0 0 | | 0 0 0 0 0 0 0 0 0 | | |
| | | | 0 0 0 0 0 0 0 0 0 | | 0 0 0 0 0 0 0 0 0 | | |
| | | | 0 0 0 0 0 0 0 0 0 | | 0 0 0 0 0 0 0 0 0 | | |
| | | | 0 0 0 0 0 0 0 0 0 | | 0 0 0 0 0 0 0 0 0 | | |
| | | | 0 0 0 0 0 0 0 0 0 | | 0 0 0 0 0 0 0 0 0 | | |
| | | | 0 0 0 0 0 0 0 0 0 | | 0 0 0 0 0 0 0 0 0 | | |
| | | | 0 0 0 0 0 0 0 0 0 | | 0 0 0 0 0 0 0 0 0 | | |
| | | | 0 0 0 0 0 0 0 0 0 | | 0 0 0 0 0 0 0 0 0 | | |
| | | | 0 0 0 0 0 0 0 0 0 | | 0 0 0 0 0 0 0 0 0 | | |
| | | | 0 0 0 0 0 0 0 0 0 | | 0 0 0 0 0 0 0 0 0 | | |
| | | | 0 0 0 0 0 0 0 0 0 | | 0 0 0 0 0 0 0 0 0 | | |
| | | | 0 0 0 0 0 0 0 0 0 | | 0 0 0 0 0 0 0 0 0 | | |

Ein Protokoll mit Aufzeichnung sowohl der Blasenmengen als auch der Symptome ist ein einfaches Mittel, die Realität abzubilden. Es hilft auch, Entwicklungen im Verlauf oder nach Therapiemaßnahmen zu erfassen.

## Untersuchungen von Urin und Blase

Es gibt keinen Marker im Urin, der bei der Erkrankung ausgeschieden und in Zahlenwerten messbar ist. Trotzdem muss der Urin untersucht werden, allein um eine bakterielle Entzündung der Blase auszuschließen. Außerdem ist die mikroskopische Untersuchung des Urins hilfreich, um eine bösartige Erkrankung auszuschließen. Denn gerade bei aggressiv wachsenden Tumoren recht gut mit einer Untersuchung des Urins auf Tumorzellen ausschließen, da sie leicht abschilfern und dann im Mikroskop entdeckt werden können.

Alleine zur Sicherheit muss auch eine Blasenspiegelung erfolgen, um andere Ursache der Blasenschmerzen wie Steine oder Tumore auszuschließen. Dies betrifft auch ergänzende Ultraschall- und Röntgenuntersuchungen.

## Der Kaliumchlorid-Test (KCL-Test)

Der amerikanische Urologe C. Lowell Parsons, der sich schon seit vielen Jahren mit der Krankheit beschäftigt, hat einen Test entwickelt, der mit einer 80-prozentigen Genauigkeit aussagen kann, ob Betroffene eine Interstitielle Zystitis haben. Der Test beruht auf dem Phänomen, dass die innere Schleimhaut der Blase nicht mehr dicht abschließt und Reizstoffe, die in die Blase gegeben werden, in die tieferen Schichten der Blasenwand eindringen und einen Schmerz auslösen.

Für den Test gibt man den Betroffenen erst eine geringe Menge sterilen Wassers in die Blase und lässt sie auf einer Skala angeben, ob und wie unangenehm die Wassergabe empfunden wurde. Anschließend gibt man vierzig Milliliter einer stark verdünnten Kalium-Chlorid-Lösung und lässt die Betroffenen dies wieder bewerten. Ist der Schmerz mehr als zwei Skaleneffekte stärker als bei der Wasserspülung, wird der Test als positiv gewertet. In dem Fall kann man, um Gewissheit zu erlangen, eine Blasenspiegelung in Narkose mit der gezielten Überdehnung zur Provokation der »weinenden Blase« und einer Gewebeprobe durchführen.

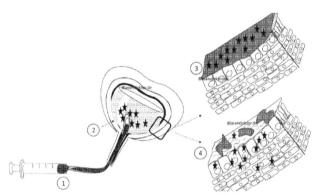

Gibt man als Reizstoff (1) stark verdünntes Kalium-Chlorid in die Blase (2), verursacht es bei einer intakten Schutzschicht keinen Reiz (3). Ist aber die Schutzschicht defekt, können die Reizstoffe durch die Lecks eintreten und lösen einen Reiz oder Schmerz der Blasenwand aus (4).

## „Rheuma der Blase": Was kann man tun?

*Reizstoffe der Ernährung meiden*

Betroffene berichten, dass sie durch Vermeidung bestimmter Reizstoffe eine Besserung verspüren. Deshalb sollten die Erkrankten ein Tagebuch führen, bei dem sowohl die

Beschwerden als auch die eingenommenen Lebensmittel notiert werden. Typische Auslöser« sind Zitrusfrüchte, Tomaten, Essig, Meerrettich, Kaffee, Tee oder kohlensäure- und alkoholhaltige Getränke. Wichtig ist, nicht vorschnell bestimmte Lebensmittel verantwortlich zu machen, denn sonst werden zu Unrecht wertvolle oder wohlschmeckende Speisen aus dem Speiseplan gestrichen.

Es wird empfohlen, dass man bei Besserung durch Weglassen eines Nahrungsmittels nach einiger Zeit das Nahrungsmittel erneut zuführen soll. Man will durch diese Provokation herausfinden, ob es sich um ein Zufallsereignis gehandelt hat. Treten die Blasenbeschwerden erneut auf, wird eine ursächliche Beteiligung der Inhaltsstoffe wahrscheinlich. Diese Suche nach reizenden Nahrungsstoffen ist zweifelsohne mühsam, wird aber von Betroffenen als lohnend beschrieben.

*Physiotherapie*

Die Physiotherapie hat zum Ziel, natürliche Funktionen wiederherzustellen. Dies kann durch Bewegungsübungen oder Muskelaufbau oder Massagen erfolgen. Aber kann eine Physiotherapie überhaupt ein innen liegendes Organ wie die Blase in seiner Reizsensation beeinflussen? Derjenige, der beispielsweise von Kopfschmerzen betroffen ist, kennt das. Man sucht sich den Punkt an den Schläfen oder im Nackenbereich, der gereizt ist. Wird dieser Punkt mit den Fingern massiert, ist der stechende Schmerz betäubt, er lässt nach. Es gibt viele dieser Verschaltungen von der Körperoberfläche nach innen oder umgekehrt. Genau deshalb gelingt es, durch Druck an bestimmten Punkten einen Gegenimpuls zu setzen, der zu einer Entspannung führen kann. Ähnlich ist es im Beckenboden.

Untersuchungen haben gezeigt, dass dies auch bei einer Interstitiellen Zystitis wirken soll. Es ist möglich, dass es durch diese Form der Gegenstimulation an *neuralgischen Punkten* zu einer Muskelentspannung kommt. Wichtig ist, einen in dieser Therapie erfahrenen Therapeuten aufzusuchen. Entsprechende Befundblätter zur Funktionsuntersuchung des Beckenbodens können über die im Netz abrufbare Leitlinie (www.awmf.org) abgefragt werden.

## Medikamentöse Therapie mit Tabletten

Ist die Ursache einer Erkrankung unbekannt, kann kein zielgerichtetes Medikament entwickelt werden. Eine klinische Testung neuer Substanzen ist kaum möglich, weil man einen Medikamentenvergleich nur dann von einer Ethikkommission erlaubt bekommt, wenn die Substanz für die Erkrankung zugelassen ist. Genau dieser Teufelskreislauf hat in der Medizin dazu geführt, dass neue Substanzen fast nur noch für häufige Erkrankungen zur Marktreife gebracht werden. Nur in diesem Bereich besteht für die entwickelnden Firmen eine realistische Perspektive, die Entwicklungskosten wieder einzuspielen. Bei der Interstitiellen Zystitis ist dies mit größter Wahrscheinlichkeit unmöglich.

Dennoch gibt es Medikamente für die Behandlung der Interstitiellen Zystitis. Meist sind sie immer nur in kleinen Gruppen untersucht worden, sodass eine zuverlässige Beurteilbarkeit der Wirksamkeit der Substanzen sehr schwierig ist. Viele gehören zu der Gruppe der reizdämpfenden Substanzen, haben aber deutlich *einschläfernde* Nebenwirkungen. Dies ist für den Alltag oft schwer erträglich. All dies müssen die Betroffenen wissen, um den echten Gewinn gegenüber den Nebenwirkungen abzugrenzen.

### Pentosanpolysulfat (PPS)

Eigentlich suchte Dr. Benend aus München nach dem Zweiten Weltkrieg nach einer Ersatzsubstanz für Heparin. Dieses Medikament zur Hemmung der Blutgerinnung war nicht nur schwer erhältlich, es hatte wegen der Herstellung aus tierischen Organen auch Verunreinigungen, die Nebenwirkungen verursachten. Ihm gelang schließlich die Entwicklung einer synthetischen Substanz, die ebenfalls die Gerinnung unterdrückte und damit zur Verhinderung von Embolien geeignet war, aber standardisiert und ohne Verunreinigungen produziert werden konnte. Es war das Pentosanpolysulfat (PPS). Es wurde 1949 in Deutschland zugelassen.

Ungefähr dreißig Jahre später forschten zwei amerikanische Urologen in Kalifornien über entzündete Blasen und entdeckten eine innere Schutzschichte der Blase.[127] Diese Schicht besteht aus Glykosaminoglykanen (GAGs), die eine besondere Eigenschaft haben: Aufgrund ihrer chemischen Struktur können sie Wasser binden. Dadurch erhöht sich nicht nur der Innendruck einer Zelle, sondern auch die Elastizität des Gewebes. Es zeigte sich, dass die Substanz auch das Durchwandern von Bakterien verhindert und entzündungshemmend wirkt.[128] Chemisch sind diese GAGs dem Heparin sehr ähnlich.

Einer der beiden Forscher, C. Lowell Parsons, kam dann auf die Idee, mit dem Heparin diese innere Schutzschicht der Blase wieder aufzubauen. Er verabreichte das Heparin in die Blase, aber wegen der Gerinnungshemmung kam es zu Blutungen. Auf der Suche nach einem Ersatz fand er das von Dr. Benend aus München hergestellte Pentosanpolysulfat (PPS). Es hatte den Vorteil, dass die Blutungsneigung deutlich geringer war und zudem als Tablette eingenommen werden konnte. 1983 veröffentliche er eine erste Untersuchung mit dieser Substanz, die bei Betroffenen zu helfen schien.

Inzwischen ist das Medikament zweifelsohne der meistuntersuchte Wirkstoff zur Behandlung der Interstitiellen Zystitis. Seit 2017 ist es in Europa als das einzige Arzneimittel in Tablettenform zur Behandlung der Interstitiellen Zystitis zugelassen. Es wird über die Nieren in die Blase ausgeschieden und hilft bei der Regeneration des inneren Schutzfilmes der Blase und soll genau die Lecks schließen, durch die die Reizstoffe in die Blasenwand gelangen und die Missempfindung auslösen.

Empfohlen wird die Einnahme von 300 Milligramm am Tag (dreimal eine Tablette). Eine Therapieeffekt zeigt sich frühestens nach vier Wochen, mitunter kann es aber auch länger dauern. Nach allem, was man herausgefunden hat, ist eine Steigerung der Dosis nicht effektiv. Ist nach sechs Monaten keine Besserung eingetreten, wird die Behandlung mit PPS eingestellt.

*Andere Substanzen in Tablettenform*

Es wurden viele andere Substanzen getestet, allerdings ist die Datenlage eingeschränkt. Man kann sie ausprobieren, sollte sich jedoch keinen falschen Erwartungen hingeben. Wichtig ist auch, dass man immer ein Protokoll führt, um Verbesserungen zu erfassen. Sich nur auf die Erinnerung zu verlassen ist genauso wenig hilfreich wie der Glaube an die Wunderpille.

Es gibt einige Medikamente, deren Wirkungen entweder als Antidepressivum oder immunmodulierendes Medikament ebenfalls einen Effekt auf die Interstitielle Zystitis hat. Zum Teil sind die Daten schwach, aber so gut, dass ein Therapieversuch gerechtfertigt erscheint:

| Medikament | Effekt | Ansprechrate | Dosierung | Nebenwirkungen |
|---|---|---|---|---|
| Amitriptylin | Antidepressivum, Hemmung der Mastzellen | 25–73 % | 50 mg zur Nacht (einschleichend dosieren!) | Müdigkeit, Gewichtszunahme |
| Cimetidin | Histamin-Blocker | 57–100 % | 2 x 300 – 400 mg/Tag | wenig |
| PDE-5-Hemmer | Entspannung der Muskelzellen | ? | 25 mg/Tag über 3 Monate | wenig |
| Nifedipin | Immunhemmung | ? | 30 mg / Tag (maximal auf 60 mg steigern) | wenig |

*Schmerzmittel*

In den USA gibt es seit einiger Zeit einen aufsehenerregenden Skandal um die vorschnelle Verschreibung suchterzeugender opioidhaltiger Schmerzmittel.[129] Selbst bei operativen

Eingriffen, die üblicherweise in Lokalanästhesie ohne nach-folgende Schmerzmittel erfolgen, wurden den Betroffenen opioidhaltige Schmerzmittel verschrieben. Viele wurden süchtig mit verheerenden Folgen für das private und gesell-schaftliche Umfeld. In den USA spricht man von einer Rausch-gift-Krise, die gerade durch das Verschreibungsverhalten von Ärzten ausgelöst wurde.

Unabhängig davon gibt es noch andere Besonderheiten, die man wissen sollte. Bestimmte Schmerzmittel setzen im Körper Histamin frei, einen Botenstoff, der im Körper für al-lergische Reaktionen verantwortlich ist. Beim Mückenstich setzt der Gestochene Histamin frei, und es kommt zur Rötung und zum Juckreiz. Etwas anderes passiert beim Berühren von Brennnesseln, diese haben in ihren Brennhaaren unter ande-rem Histamin, das bei Berührung freigesetzt wird. Auch bei der Interstitiellen Zystitis spielt das Histamin eine zentrale Rolle – wir kennen nur nicht den genauen Mechanismus der lokal überstarken Reaktion. Trotzdem sollten diese Medika-mente gemieden werden, denn sie können die Beschwerden in der Blase verstärken.

## Der alternativmedizinische Ansatz

Therapieansätze, die außerhalb der klassischen schulmedizi-nischen Verfahren liegen, werden auch als komplementär-medizinische Therapie bezeichnet. Viele Betroffene von chronischen Erkrankungen unternehmen einen Versuch, wenn sie von unzureichenden Erfolgen schulmedizinischer Therapien enttäuscht sind.

### Akupunktur

Bei der Akupunktur als traditionellem Verfahren werden Na-deln an bestimmten Körperpunkten in die Haut gestochen (siehe Kapitel 5). Dadurch greifen die Nadeln regulativ in die Körperfunktionen ein, aber der genaue Wirkmechanismus ist bis heute nicht geklärt.

Zur Therapie des »Rheumas der Blase« werden be-stimmte Punkte stimuliert, jedoch konnte bis heute nicht in vergleichenden Studien bewiesen werden, dass das Verfahren hilft.

*Die mikrobiologische Therapie*

Vertreter der mikrobiologischen Therapie gehen davon aus, dass die Gabe bestimmter Bakterien, der sogenannten Probiotika, das Immunsystem positiv beeinflusst (siehe Kapitel 6). Aber es ist wie so oft: Es gibt höchst selten nur einen Faktor, an dem man messen kann, ob sich eine Krankheit bessert, wie beispielsweise die im Röntgenbild messbare knöcherne Durchwachsung nach einem Knochenbruch.

Hat man es mit so vielen Einflussfaktoren zu tun wie bei der Interstitiellen Zystitis, ist der Effekt einer Maßnahme immer schwer einzuschätzen. So auch die Einnahme von Probiotika – ob diese zu einer Besserung des »Rheumas der Blase« führt, konnte bislang nicht bewiesen werden.

*Die Neuraltherapie*

Bei der Neuraltherapie geht man davon aus, dass es reizende Störfelder im Körper gibt, die wie eine Art Kurzschluss zu einer chronischen Entzündung führen. Diese Dauerreize können auch an weit entfernten Körperstellen zu Erkrankungen und Schmerzen führen. In diese Störfelder wird ein lokal wirkendes Betäubungsmittel gespritzt, das dann den Reizkreislauf unterbricht. Deshalb nennt man diese Form der Neuraltherapie auch »Störfeldtherapie«. Ob dies auch bei der Interstitiellen Zystitis wirkt, wurde nicht in Studien untersucht.

## Medikamentengabe direkt in die Blase

Gibt man ein Medikament direkt in die Blase, kann man lokal eine sehr hohe Konzentration erzielen. Das Mittel kann einige Stunden wirken und man vermeidet systemische Nebenwirkungen. Es muss zwar jedes Mal ein Katheter zur Verabreichung des Medikaments in die Blase eingeführt werden, was aber – von geübter Hand durchgeführt – nicht schmerzhaft ist.

Es gibt eine Vielzahl von Wirkstoffen, die angewendet wurden (siehe folgende Tabelle). Alle haben den Effekt, dass die oberflächliche Schutzschicht der Blase, das sogenannte GAG, wieder hergestellt wird. Die Erfolge mit verschiedenen Substanzen sind zum Teil sehr gut und auch durchaus über Monate anhaltend. Man macht das in aller Regel mit mehrfachen Gaben im Wochenabstand und anschließend einer monatlichen Erhaltungsgabe.

Man kann die Medikamente mit einem lokalen Betäubungsmittel, dem sogenannten Lidocain, versetzen. Dadurch hat man gleichzeitig einen akut schmerzstillenden oder betäubenden Effekt. Eine Aufnahme in den Blutkreislauf erfolgt nicht oder in so minimaler Menge, dass keine systemischen Nebenwirkungen auftreten.

Medikamente zur direkten Gabe in die Blase:

| Wirkstoff | Effekt | Ansprech-rate | Dosierung | Dauer Besserung |
|---|---|---|---|---|
| Heparin | Aufbau der Blasen-schutzschicht | 50–76 % | 1 x je Woche über 12 Wochen | Monate |
| Hyaluronsäure | Aufbau der Blasen-schutzschicht | bis 80 % | 1 x je Woche über 12 Wochen | Monate |
| Dimethylsul-foxid (DMSO) | entzündungshem-mend | bis 80 % | mehrmals wöchent-lich | individu-ell |
| Chondroitin-Sulfat (DMSO) | Aufbau der Blasen-schutzschicht | bis 90 % | 1 x je Woche über längere Zeit | individu-ell |
| Lidocain | betäubend | immer | nur akut wirksam | immer |

## Minimal invasive operative Verfahren

### Gezielte Überdehnung der Blase (Hydrodistension)

Die Überdehnung der Blase als *Provokationstest* ist auf der einen Seite wichtig zur Diagnose, aber gleichzeitig auch eine Form der Therapie. Es kommt durch die Überdehnung zum Aufreißen kleinster Nervenverbindungen, die ansonsten ständig irritierende Signale senden. Deshalb schildern Betroffene, dass sie nach der Behandlung eine deutliche Symptomlinderung haben. Mitunter hält die Besserung auch für einige Monate an.

Allerdings muss diese Überdehnung bei einer Erkrankten in einer Leitungsbetäubung oder einer kurzen Narkose erfolgen, da es andernfalls zu schmerzhaft wäre.

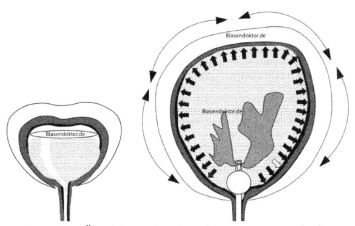

Bei der gezielten Überdehnung der Blase, der sogenannten Hydrodistension, wird die Blase mitunter auf ein Vielfaches ihres funktionellen Volumens überdehnt. Durch Vorsichtsmaßnahmen verhindert man, dass die Blase dabei platzt.

### Botox in den Blasenmuskel

Hat man krampfartige Überaktivitäten des Blasenmuskels, erscheint es einleuchtend, dass dieses lähmende Gift hilft – wenn man es hochverdünnt spritzt (siehe Kapitel 3). Aber bei der Interstitiellen Zystitis? Es gibt inzwischen ausreichend wissenschaftliche Studien, die die Wirkkraft dieser Substanz belegen. In bis zu zwei Dritteln geben die Betroffenen an, eine spürbare Besserung zu bemerken.

Es gibt verschiedene Theorien, die das Phänomen erklären. Wahrscheinlich wird die Botenübertragung im Nervensystem der Blase so blockiert, dass die überstarken Reize durch die erkrankte Blase unterdrückt werden. Ob dies direkt an den Verschaltungen zwischen den Nervenfasern und dem Muskel, den sogenannten Synapsen, oder auf anderer biochemischer Ebene erfolgt, ist noch ungeklärt.

Meist wird bei den Betroffenen erst einmal eine Anfangsdosis mit zehn Injektionen durchgeführt. Man möchte dadurch vermeiden, dass es bei der erstmaligen Gabe zu einer überstarken Wirkung kommt. Im Extremfall könnte das nämlich bedeuten, dass die muskuläre Pumpfunktion der Blase zu stark geschwächt wird und keine oder nur eine eingeschränkte Blasenentleerung möglich ist. Das sind die Betroffenen, denen man dann für einige Tage oder Wochen einen Katheter legen müsste, bis ein Teil der Substanz abgebaut ist und die überschießende Wirkung nachlässt. Sollte der Effekt jedoch zu schwach oder zu kurz andauern, wird meistens in der zweiten Sitzung die Dosis verdoppelt. Nach jahrelanger Erfahrung weiß man inzwischen, dass man die Gabe von Botox beliebig oft wiederholen kann. Weder kommt es zu einem Gewöhnungseffekt noch zu allergischen Reaktionen. Auch wenn Botox durch die Schönheitsindustrie in gewisser Weise in Verruf gekommen ist – bei der Therapie echter Erkrankungen wie dem »Rheuma der Blase« ist es ein extrem hilfreiches Medikament.

*Stromvermittelte Medikamentengabe*

Gibt man ein Medikament auf die Haut oder in ein Organ, gelingt es mit einem schwachen elektrischen Gleichstrom, das Medikament in tiefere Gewebeschichten zu transportieren. Dadurch wird die Chance erhöht, dass es nicht an der Oberfläche abprallt, sondern in der Tiefe wirken kann. Man nennt das Wirkprinzip eine Iontophorese.

Dieses Wirkprinzip funktioniert in der Blase ideal, weil die Blase ein flüssigkeitsgefüllter Hohlraum ist, der relativ leicht erreichbar ist und in dem die Flüssigkeit verbleibt ohne wegzuschwimmen, wie dies beispielsweise im Darm der Fall wäre. Für die Blasenanwendung bezeichnet man das Verfahren als EMDA (Electromotive Drug Administration).

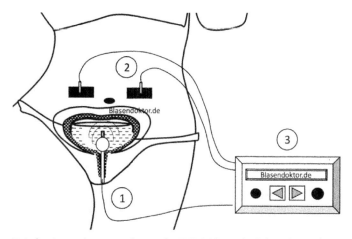

Bei der Iontophorese oder auch EMDA-Therapie folgt eine Substanz dem Strom und dringt in tiefere Gewebeschichten ein. Der für die Behandlung eingelegte Katheter (1) ist dabei die Anode, also der Pluspol und die auf der Haut aufgeklebten Platten (2) die Kathode, also der Minuspol. Gibt man jetzt die Medikamente in die Blase und aktiviert den schwachen Strom (3), folgen die Substanzen dem Stromfluss zu den Hautelektroden, dringen in tiefere Gewebeschichten der Blase ein und können dort wirken.

Die Medikamente, die gegeben werden, sind meist ein lokal wirkendes Betäubungsmittel und Cortison. Dadurch kann relativ schnell Schmerzfreiheit zusammen mit einer Entzündungshemmung erzielt werden. In mehreren Studien wurde gezeigt, dass bei bis zu zwei Dritteln der Betroffenen deutliche Besserungen erzielt werden. Der Vorteil des Verfahrens ist, dass es ohne Narkose angewendet werden kann. Leider sind die stromleitenden Katheter Einmalprodukte und kosten einen dreistelligen Eurobetrag. Die meisten Krankenkassen übernehmen die Kosten nicht automatisch, sodass die Betroffenen mit den Sachbearbeitern der Kassen verhandeln müssen. Bei einer nachvollziehbaren Begründung durch den behandelnden Arzt werden viele Kassen einem Therapieversuch zustimmen. Leider handelt es sich um keine ursächliche Therapie, bei der die Krankheitsursache beseitigt wird, sondern nur eine symptomlindernde Maßnahme. Deshalb muss es meistens wiederholend durchgeführt werden.

*Entfernung von Blasengeschwüren (Hunnersche Ulzera)*

Mitunter findet man beim »Rheuma der Blase« entzündete, geschwürartige Stellen innerhalb der Harnblase. Sie sind nach ihrem Erstbeschreiber Hunner benannt. Betroffene melden immer wieder zurück, dass es nach Abtragung dieser Geschwüre entweder mittels Laser oder einer elektrischen Schlinge zu einer Besserung der Beschwerden kommt.

*Elektromodulation der Blase*

Weil die »rheumatisch« erkrankte Blase ein irritierendes Reizfeld darstellt, kann man versuchen, diesen Herd mit einer Art Gegenstimulation auszuschalten oder zumindest abzuschwächen. Auch das ist keine Ursachenbekämpfung, aber im Erfolgsfall erzielt man wenigstens eine Linderung der Beschwerden.

Letztlich ähnelt diese Behandlung dem Ansatz der Therapie der überaktiven Blase. Man kann den permanenten Nervenreiz, der von der erkrankten Blase ausgeht, entweder durch eine Gegenstimulation von einem Nerv nahe dem Innenknöchel – dem sogenannten Nervus tibialis (siehe Kapitel 3) – oder am Rückenmark versuchen zu beeinflussen.

Über die Reizstrombehandlung vom Kreuzbein aus, der sogenannten sakralen Neuromodulation, gibt es zwar nicht viele, aber dennoch vielversprechende Untersuchungen. Man kann damit rechnen, dass es ungefähr bei der Hälfte der Betroffenen zu einer spürbaren Verbesserung kommt. Es ist wichtig zu wissen, dass die Testung im Stufenverfahren erfolgt. Erst wird den Betroffenen eine Elektrode eingeführt, die steril abgedeckt verklebt wird. Damit kann eine mehrwöchige Probephase durchgeführt werden. Nur wenn diese Probephase erfolgreich ist, wird man in einem nachfolgenden

Schritt dann den Zugang zu der Probeelektrode mit einem kleinen Eingriff unter die Haut legen und mit einem batteriegetriebenen Schrittmacher verbinden.

Dieser kann später von außen reguliert werden (mehr zur Anwendung eines Schrittmachers siehe Kapitel 3).

## Blasenentfernung und Bildung einer Ersatzblase

Leider kommt es bei einigen Betroffenen nach unterschiedlich langer Leidenszeit zu einer zunehmenden Elastizitätsabnahme der Blase. Dann hat die Blase ihre Speicherfunktion fast komplett verloren, und die Betroffenen rennen für kleinste Urinmengen zur Toilette. Spätestens wenn die Blase nur noch ein *Durchlauforgan* ist, muss man mit den Betroffenen darüber sprechen, eine andere Form der Urinableitung zu finden. Man sollte die funktionsgestörte und schmerzende Blase dann komplett entfernen.

Wie eine Ersatzblase aus dem patienteneigenen Darm gebildet wird, haben wir bereits gesehen (siehe Kapitel 2). Hierbei wird die Ersatzblase an die Harnröhre oberhalb des Schließmuskels angeschlossen.

So attraktiv diese Möglichkeit auch hier erscheint, weil sie ein fast normales Leben wie früher ermöglicht, darf man das Risiko nicht außer Acht lassen, dass dabei Teile der »rheumatisch« erkrankten Blase verbleiben. Wenn nach der Operation genau dieser Restteil der Blase weiter permanent reizt und schmerzt, haben die Betroffenen aber nichts gewonnen. Weil es kaum Möglichkeiten gibt, vorher auszuschließen, ob es dazu kommt, rät man heute den Betroffenen, besser die gesamte Blase samt Harnröhre zu entfernen.

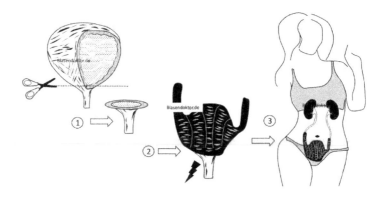

Die Idee, die erkrankte Blase zu entfernen (1) und eine Ersatzblase aus patienteneigenem Darm an die Harnröhre anzuschließen (2), ist verlockend. Aber das
Risiko, dass sich der verbliebene Blasenhals und die Harnröhre auch entzünden und die Schmerzen weiter bestehen, ist zu groß. Deshalb raten heutzutage
die erfahrenen Operateure beim »Rheuma der Blase« von dieser operativen
Variante (3) ab.

*Wenn man die Blase entfernt: wohin mit dem Urin?*

Es gibt mehrere Wege, den Urin abzuleiten. Ernsthaft kommen aber nur zwei Varianten infrage. Eine schnelle und sichere Ableitung ist das sogenannte Conduit, bei der die von
der Niere kommenden Harnleiter in ein kurzes Darmstück
eingenäht werden, das den Urin zur Haut transportiert (Illustration am Ende von Kapitel 7). Auf der Haut wird eine
Beutelsystem aufgeklebt, das dann den Urin sammelt. Dieser
kann ganz einfach über ein Drehventil mehrfach am Tag geleert werden. Der Nachteil ist der Beutel als künstlicher Ausgang, der insbesondere bei jungen Betroffenen als eine Art
Verstümmelung empfunden wird. Es ist trotzdem wichtig,
gerade bei Älteren, eine sichere und einfach zu versorgende
Harnableitung zu haben, die alle körperliche Aktivitäten erlaubt, beispielsweise auch Sport und Schwimmen.

Ist man bereit, sich selbst alle vier bis fünf Stunden selbst
zu katheterisieren, ist ein Nabelpouch eine gute Alternative
(siehe Illustration am Ende von Kapitel 7). Dabei führt man
sich vollkommen schmerzfrei einen Katheter im Bereich des
tiefen Bauchnabels ein, der über ein schlauchähnliches Stück

Darm zu der Ersatzblase führt. Das schlauchähnliche Zwischenstück ist so vernäht, dass es durch die gefüllte Ersatzblase gegen die Bauchwand gedrückt wird und sich dadurch selbst abdichtet. Wenn der Urin abgelassen wurde, wird der Minikatheter wieder entfernt, und man kann schlauch- und beutelfrei bleiben. Dieser Entleerungsvorgang der Nabelblase muss alle vier bis fünf Stunden wiederholt werden.[130]

# 9. Die undichte Blase

## Urinverlust beim Springen oder Husten

Es war eine kleine Sensation, als die weltberühmte Schauspielerin Whoopi Goldberg 2011 öffentlich bekannt machte, unter »Spritz-Attacken« (*spritz attack incontinence*) zu leiden. Sie bekannte sich öffentlich zu ihrer Inkontinenz, dem Urinverlust – und nutzte es zu einem Werbeauftritt für eine Firma mit Inkontinenzvorlagen.

Whoopi Goldberg wurde in verschiedenen Kostümen berühmter Frauen dargestellt, von der Mona Lisa und Kleopatra bis zur Freiheitsstatue, immer versehen mit dem Logo der Firma, die die Einlagen vertreibt. Die Sensation war weniger die originelle Werbung, sondern dass sich ein Weltstar öffentlich zu seiner Inkontinenz bekannte.

Die Deutsche Gesellschaft für Urologie e.V. und der Berufsverband der Deutschen Urologen hatten es einige Jahre früher geschafft, öffentlich bekannte Personen für eine Stellungnahme zur Inkontinenz zu gewinnen. In der Broschüre »Urologen brechen Tabus – ich helfe mit« wurde versucht, den Urinverlust nicht nur zu enttabuisieren, sondern auch klarzumachen, dass es sich um eine heilbare Erkrankung handelt.

Die beiden Autorinnen der Broschüre Frau Wahlers und Frau Glimm[131] hatten mehr als 260 bekannte Persönlichkeiten angesprochen, mehrere sagten ihre Unterstützung zu. Zu ihnen gehörte auch die heutige EU-Kommissionspräsidentin, Frau Dr. von der Leyen, die selbst Ärztin und Mutter von sieben Kindern ist. Zu den Unterstützern gehörten Christian Wulff, Hannelore Hoger, Nina Petri und Gotthilf Fischer.

### »Stress-incontinence« versus »Belastungsinkontinenz«

Diese Frage muss gestellt werden, denn sie beschäftigt auch viele Urologinnen und Urologen. Vor vielen Jahren saßen ein paar deutschsprachige Fachleute zusammen und haben den irritierenden Beschluss gefasst, den Begriff der Stressinkontinenz durch denjenigen der Belastungsinkontinenz zu ersetzen.

Das ist zumindest unglücklich, weil im Angelsächsischen und der internationalen Fachliteratur weiter von der *Stress incontinence* gesprochen wird. Natürlich meint Stress im Deutschen eher eine nervöse Unruhe. Doch Stress ist häufig auch mit körperlicher Belastung verbunden, bei der es zum Urinverlust kommen kann.

Auch wenn der Begriff der Belastung inhaltlich richtig ist – bei zunehmender Internationalisierung, auch in der Medizin, wäre es besser gewesen, den weltweit verbreiteten Begriff der Stressinkontinenz auch in Deutschland zu belassen. Man hätte nicht auf die selbst ernannten Sprachapostel hören sollen.

*Belastungsinkontinenz – was heißt das?*

Der Urinverlust tritt dann auf, wenn es zu einer vermehrten Druckbelastung der Blase kommt und der Verschlussmechanismus nicht mehr richtig oder nur unzureichend funktioniert. Der Druckanstieg kommt bei der Belastungsinkontinenz immer vom Bauchraum, wirkt also von außen auf die Blase, wenn man beispielsweise niest oder hustet. Dieser Druckanstieg hat nichts mit den Krampfattacken einer überaktiven Blase zu tun, bei dem der störende Druckanstieg der Blase vom *spastischen* Blasenmuskel selbst kommt (siehe Kapitel 3). Diese Unterscheidung ist sehr wichtig.

Auf Nachfrage sagen die Betroffenen, ob sie vor dem Urinverlust einen Drang zur Blasenentleerung empfunden haben. Wird dies bejaht, kann auch eine sogenannte Mischform vorliegen, also eine Belastungsinkontinenz in Kombination mit einer überaktiven Blase. Dies ist sehr wichtig zu wissen und zu beachten, weil es andere Konsequenzen für die Therapie hat.

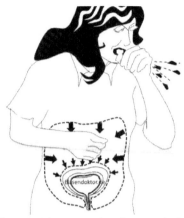

Typisch für die Belastungsinkontinenz ist, dass es als Folge einer Druckzu-nahme auf die Blase zu einem Urinverlust kommt. Dieser Druck kann durch einen Hustenstoß oder bei einem höhergradigen Urinverlust schon allein durch eine Lageänderung wie das Aufstehen auftreten.

## Warum haben Frauen oft eine Belastungsinkontinenz?

Das Phänomen der Belastungsinkontinenz gibt es bei nicht-operierten Männern nur selten. Ursache ist der anatomische Aufbau des Mannes, bei dem die Harnröhre nicht nur länger ist, sondern auch »um die Ecke läuft« und von der Vorsteher-drüse (Prostata), zusätzlich umklammert wird. Kommt es zu einer Druckerhöhung auf die Blase, wird die Harnröhre ge-staucht, ergänzend kippen die seitlichen Prostataanteile nach innen und fangen den Druck auf.

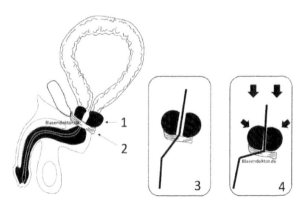

Anatomische Situation beim Mann: Bei einer plötzlichen Druckerhöhung auf die Blase wird nicht nur der Schließmuskel (2) aktiviert, sondern die Harnröhre gestaucht (4) und dadurch abgeklemmt. Außerdem werden auch die beiden Seitenanteile der Prostata (1, 3) zusammengedrückt und verschließen zusätzlich die Harnröhre (4).

Diese Stauchung der Harnröhre gibt es bei Frauen genauso wenig wie eine Prostata. Hier geht der Druck von oben gewissermaßen ungebremst auf den Beckenboden, sodass das Risiko einer Undichtigkeit bei Belastung größer ist.

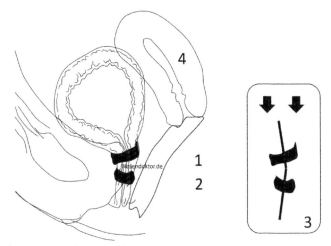

Bei der Frau geht die Harnröhre am tiefsten Punkt der Blase geradeaus weiter Richtung Beckenboden, es gibt keine stauchende Abknickung und auch keine *helfend-klemmende* Prostata. Der innere (1) und äußere Schließmuskel (2) müssen einen Großteil des Drucks auffangen (3). Deshalb ist das Risiko eines Urinverlustes bei Belastung (Stress) bei der Frau sehr viel störanfälliger als beim Mann (4 = Gebärmutter).

*Was passiert bei Frauen bei einer Belastungsinkontinenz?*

Es gibt vier Mechanismen, die trotz der *störanfälligen* anatomischen Voraussetzung dazu führen, dass die Blase dicht ist. Oder andersherum: Wenn einzelne oder mehrere dieser vier Mechanismen nachlassen, kann es zu einem Urinverlust bei Belastung (Stress) kommen. Es ist wichtig, diese Mechanismen einzeln zu betrachten, weil sie durch ein Einzeltraining oder Einzelmaßnahmen gebessert werden können. Damit kann es gerade bei einer geringen Belastungsinkontinenz gelingen, diese zu stoppen oder deutlich zu verbessern.

*Mechanismus 1: ein geschwächter Muskel*

Entscheidend für die Abdichtung der Blase sind zwei Schließmuskeln. Der innere Schließmuskel sitzt direkt unter dem Blasenausgang, der äußeren Schließmuskel umschließt den mittleren Bereich der Harnröhre.

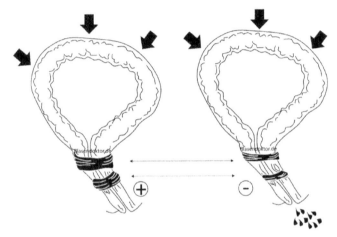

Wenn die beiden Schließmuskeln aufgrund des Alters oder durch mangelndes Training geschwächt sind, kann dies eine Inkontinenz nach sich ziehen. Andererseits kann durch gezieltes Training versucht werden, genau diese Muskeln und insbesondere den mittleren Muskel im Bereich der Harnröhre wieder zu stärken.

*Mechanismus 2: geschrumpfte Polsterung der Harnröhre*

Die Harnröhre als Verbindung von der Blase nach außen ist bei Frauen nur vier bis fünf Zentimeter lang und sehr komplex aufgebaut. Lässt im Alter die Östrogenproduktion nach, hat das auch Folgewirkungen an der Harnröhre. Denn Östrogene haben an der Schleimhaut der Harnröhre nicht nur einen schützenden Effekt gegen Entzündungen (siehe Kapitel 3 bis 5), sie beeinflussen auch die Gewebefestigkeit und die

Durchblutung der inneren Harnröhrenschleimhaut. Dieser Volumeneffekt auf die Harnröhre macht sie dichter.

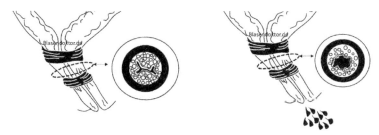

Insbesondere der Östrogenspiegel ist dafür verantwortlich, dass das Gewebe-volumen der Harnröhre ausreichend stark ist. Je kompakter das Gewebe und die Dichte der Blutgefäße ist, desto besser ist die Harnröhre gepolstert und mit desto weniger Kraftaufwand kann sie zugedrückt und die Blase abgedichtet werden. Im Querschnitt (Kreissegment) sieht man links eine gut gepolsterte, rechts eine stark gewebegeminderte Harnröhre.

*Mechanismus 3: Druckwellen bleiben hängen*

Bei normalem Sitz der Blase liegt diese so hoch im Körperin-neren, dass die Druckwellen, die beim Husten oder Niesen entstehen, quasi um die Blase herumlaufen und nicht nur auf die gefüllte Blase drücken, sondern auch auf die Harnröhre wirken und sie von der Seite zusammen drücken. In gewisser Weise werden dadurch die von oben auf die Blase wirkenden Kräfte deutlich abgeschwächt, sodass der Schließmuskel nicht dem gesamten Druckanstieg entgegenwirken muss.

Im Falle einer Blasensenkung – egal ob durch Überge-wicht oder Geburten oder das Altern – tritt die Blase so tief, dass die Druckwellen des Hustens oder Niesens nicht mehr nach unten Richtung Harnröhre fortgesetzt werden. Dadurch fehlt der nötige Gegendruck von außen, sodass der Schließ-muskel allein den notwendigen Gegendruck aufbringen muss.

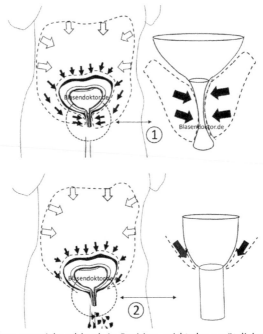

Ist die Blase ausreichend hoch in Position, wirkt der zusätzliche Druck beim Husten nicht nur auf die Blase, sondern auch von der Seite auf die Harnröhre und hilft beim Verschluss (1). Ist die Blase gesenkt, wirken die Druckwellen bei gesenkter Blase nicht mehr seitlich an der Harnröhre. Sie bleiben gewissermaßen an der Seite hängen und können nicht dem von oben kommenden Druck entgegen wirken (2). Bei einer zusätzlichen Schwäche des Schließmuskels kann es dann zum Urinverlust kommen.

*Mechanismus 4: ausgeleiertes Widerlager unter der Harnröhre*

Ein sehr wichtiger Faktor zur Erhaltung der Dichtigkeit der Blase auch bei starken Druckbelastungen ist eine Bandstruktur unterhalb der Harnröhre. Dieses Bindegewebe zwischen der Vorderwand der Scheide und der hinteren Harnröhre ist einerseits elastisch, aber andererseits so fest, dass es für die Harnröhre ein Widerlager (eine Gegenkraft) darstellt.

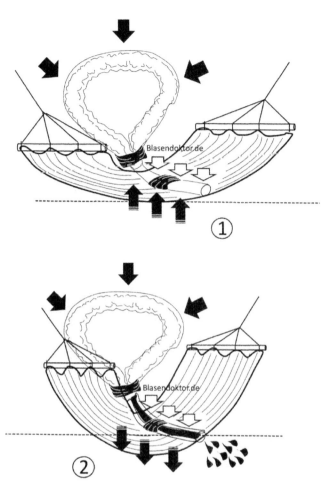

Ein sehr wichtiger Mechanismus zum Erhalt der Kontinenz bei der Frau ist der Bandapparat unterhalb der Harnröhre. Ist er straff, bildet er ein ausreichendes Widerlager, damit die Harnröhre zugedrückt wird (1). Folglich muss der Schließmuskel nur einen Teil des Druckes auffangen. Ist der Bandapparat wie oft nach mehrfachen Geburten überdehnt und eine Art überdehnte Hänge-matte, weicht sie mit dem Druck nach unten aus (2). Dann fehlt das Widerlager oder ist geschwächt und der Schließmuskel allein kann die Druckspitzen nicht abfangen. Dann kommt es bei einem plötzlichen Druckanstieg wie beim Hus-ten zum Urinverlust.

*Tritt die Belastungsinkontinenz in unterschiedlicher Stärke auf?*

Nichts ist einfach nur schwarz oder nur weiß. Auch die Funktionsstörungen der Blase unterscheiden sich in ihrer Ausprägung. So ist es auch bei der Belastungsinkontinenz. Das ist deshalb wichtig, weil sich je nach Ausprägung auch die Möglichkeiten der Therapie unterscheiden.

Bei leichten Ausprägungen können nichtoperative Verfahren wie das Beckenbodentraining gut helfen. Doch bei schweren Ausprägungen, bei denen bereits im Liegen oder bei geringsten Bewegungen der Urin wegläuft, muss man über eine Operation nachdenken.

| Schweregrad | Wann tritt der Urinverlust auf? | Mechanismus |
|---|---|---|
| Grad 1 | Husten, Niesen, Springen | starke und plötzliche Druckerhöhung auf die Blase |
| Grad 2 | abrupte Körperbewegungen, Hinsetzen, Aufstehen | mittlerer Anstieg der Druckbelastung der Blase |
| Grad 3 | im Liegen, bei Bewegungen ohne Kraftanstrengung, im Schlaf | selbst geringste Drücke der Blase überfordern den Blasenverschluss |

## Meist überflüssige Untersuchungen

*Patientenbefragungen und Fragebögen*

Fragebögen werden immer verbreiteter, sind aber meiner Meinung nach nicht immer aufschlussreich. Denn gerade bei der Belastungsinkontinenz sind die Beschwerden selbsterklärend. Die Betroffenen schildern eindrücklich, dass gleichzeitig mit dem Hustenstoß oder der Belastung der Urin läuft – ohne dass vorher ein Dranggefühl auftrat.

*Blasenprotokoll (Miktionstagebuch)*

So wichtig ein Protokoll der Blasenentleerung mit Dokumentation der Füllungsmengen bei Blasenfunktionsstörungen wie der überaktiven Drangblase oder dem vermehrten nächtlichen Aufstehen ist, so unbedeutend ist es bei der Belastungsinkontinenz. Hier bringt das Protokoll keine Zusatzinformation – denn das Problem für die Betroffenen ist der Urinverlust, der aber keiner schriftlichen Protokollerfassung bedarf.

*Pad-Test (Vorlagen-Wiegetest)*

Das Prinzip besteht darin, dass die Betroffenen eine neue Windelvorlage vor dem Gebrauch wiegen und dann eine Stunde tragen. Dabei werden bestimmte körperliche Belastungen wie Kniebeugen, Laufen auf der Stelle bis zum Spazierengehen durchgeführt. Laut Definition ist man ab einem Urinverlust von einem Gramm – ablesbar an der Gewichtszunahme der Vorlage – undicht.

Betroffene melden sich aber erst ab einem Urinverlust, der deutlich größer ist. Und da erscheint es unwichtig, ob es sich um 25 Gramm oder 15 Gramm handelt.

Hilfreich kann der Test sein, wenn er begleitend mit konservativen Übungen wie Beckenbodentraining – beispielsweise alle vier Wochen – erfolgt. Denn wenn es zu einer Abnahme der Verlustmenge kommt, ist das motivierend.

## Sinnvolle Untersuchungen

### Urinuntersuchung

Mit der Urinuntersuchung kann unter anderem eine Entzündung ausgeschlossen werden. Solche Entzündungen verursachen zwar meist Beschwerden (siehe Kapitel 4), aber nicht immer. Im Einzelfall kann dann eine Therapie der Blaseninfektion zu einer Besserung führen.

### Hustenprovokations-Test

Es klingt nicht nur verlockend einfach, das ist es auch. Wenn die Blase halb gefüllt ist und man die Betroffenen husten lässt, kommt es bei einer Belastungsinkontinenz im Moment des Hustenstoßes zu einem Urinverlust. Auch im Vergleich zu aufwendigen elektrischen Messmethoden der Schließmuskelfunktion hat dieser simple Test eine annähernd 90-prozentige Sicherheit der Vorhersage, ob jemand eine Belastungsinkontinenz hat.[132] Dabei spielt es keine Rolle, ob die Betroffenen dies liegend oder stehend machen.

Selten, aber wichtig zu unterscheiden ist ein Phänomen, dass man als »getriggerte Inkontinenz« bezeichnet. Es kommt dabei mit einer Verzögerung von einigen Sekunden nach dem Hustenstoß zu einer Blasenentleerung. Diese Funktionsstörung gehört zum Formenkreis der überaktiven Blase und bedarf einer anderen Behandlung. Die Blase wird durch den Hustenstoß gewissermaßen aufgeweckt, und es kommt dann zur Muskelkontraktion mit Urinverlust.

*Ultraschall zur Restharnbestimmung*

Bei Frauen ist es selten, dass eine unvollständig entleerte Blase zu einem Urinverlust führt. Typisch ist das eher bei Männern mit einer vergrößerten Prostata. Dann ist die Blase immer in einem Überdehnungszustand mit einer permanenten Belastung des Schließmuskelapparates. Dennoch ist eine Restharnbestimmung mittels Ultraschall sinnvoll und unkompliziert durchzuführen.

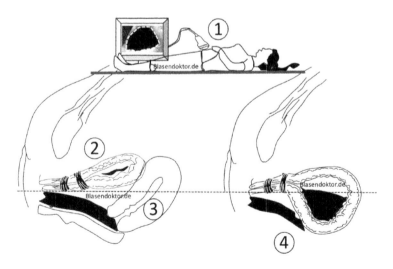

Eine Restharnbildung kann einfach mit einer Ultraschalluntersuchung von der Bauchdecke aus festgestellt werden (1). Normalerweise wird die Blase (2) außer den Bandstrukturen auch durch die Gebärmutter (3) von hinten gehalten. Ein mögliche Ursache der Restharnbildung ist eine Absenkung der Beckenorgane und auch der Blase (4), beispielsweise als Folge von mehreren Geburten oder einer Entfernung der Gebärmutter.

## Ultraschall im Mündungsbereich der Harnröhre

Noch vor zwanzig Jahren hat man in die Blase eine sterile Kette gelegt, um dann mit mehreren Röntgenbildern zu demonstrieren, dass die Blase bei einem Druck vom Bauchraum aus nach unten tritt. Das ist heute nicht mehr notwendig. Man kann mit einer dünnen Ultraschallsonde vom Mündungsbereich der Scheide aus die Strukturen gut erkennen und auch den Betroffenen auf einem Bildschirm demonstrieren.

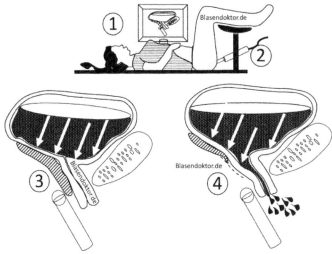

Bei der Ultraschalluntersuchung vom Scheidenausgang aus (1, 2) kann man den hinteren Bereich der Blase sehr gut und einfach beurteilen. Wenn man bei gefüllter Blase die Frauen bittet, zu pressen, sieht man bei einer gut gefestigten Bandstruktur (3), wie der Blasenhals geschlossen bleibt und kein Urin austritt. Ist diese Bandstruktur beispielsweise als Folge des Alters oder von Geburten wie eine zu weiche Hängematte geschwächt, erkennt man, wie der Blasenhals beim Pressen aufgedrückt wird und der Urin ausläuft (4).

Manchmal kann man auch sehen, dass am Blasenhals eine muldenförmige Öffnung beim Pressen entsteht, die einen Urinreiz auslöst. Solche Details sind wichtig bei der Suche nach geeigneten Therapieverfahren.

## Spezielle Untersuchungen für den Einzelfall

*Blasenspiegelung*

Eine Blasenspiegelung erfolgt, wenn man unklare Strukturen sieht oder ausschließen muss, das andere krankheitserregende Ursachen vorliegen könnten. Die Untersuchung ist wenig belastend (siehe Kapitel 7).

*Blasendruckmessung*

Eine sehr spezielle und relativ aufwendige Untersuchung ist die Blasendruckmessung (siehe Kapitel 3). Dabei werden ganz dünne Drucksonden an mehreren Stellen – und auch in der Blase – platziert. Man kann dann feststellen, ob unwillkürliche Krampfzustände der Blase auftreten und die Kraft des Schließmuskels überfordern.

Liegt solch eine Störung der Nervenversorgung der Blase oder des Blasenmuskels vor, dürften bestimmte operative Maßnahmen nicht erfolgen. Denn sie würden die Krampfneigung der Blase verstärken, und die Beschwerden wären hinterher schlimmer als vor der Operation.

## Was tun gegen eine Belastungsinkontinenz?

*Schritt 1: Gewichtsreduktion*

Wenn wir auf dem Boden hocken und jemand tritt auf unsere Hand, macht es einen schmerzhaften Unterschied, ob dies ein Kind oder eine 150 Kilogramm schwere Person ist. Genauso ist mit dem Beckenboden der Frau, der in der Mitte des Beckenknochens wegen der Geburtsvorgänge keine stabilisierenden Knochen enthalten darf. Dieses Zentrum wird nur durch eine komplizierte Konstruktion aus Muskeln und

Bändern gehalten. Je ausgeprägter der Gewichtsdruck von oben ist, desto größer ist die Band- und Muskelbelastung im kleinen Becken.

Wie hilfreich eine Gewichtsreduktion ist, ist eindrücklich in einer großen Studie mit stark übergewichtigen Personen in den USA gezeigt worden.[133] Von 184 Frauen, die sich einer Operation zur Gewichtsreduktion unterzogen, hatten vor der Operation 18 Prozent eine Belastungsinkontinenz, die sich mit der Gewichtsreduktion nach 6 Monaten mehr als halbierte. Dieser Effekt hielt auch drei Jahre nach der Operation an.[134]

*Schritt 2: lokale Östrogentherapie*

Bei allen Frauen in einem Alter mit nachlassender Östrogenproduktion hilft die Gabe von Östrogenen. Allerdings betrifft dies keine systemische Gabe in Form von Tabletten, sondern *nur* die lokale Gabe in Form von Salben.[135]

In einer großen Sammelauswertung von 43 Studien mit insgesamt fast 20 000 Frauen zeigte sich, dass die systemische Gabe von Östrogenen in Form von Tabletten sogar zu einer Verschlechterung der Inkontinenzbeschwerden führen kann. Für die lokale Gabe von Östrogenen in Form von Salben oder Tabletten im Scheideneingang gibt es verschiedene Empfehlungen in Bezug auf die Stärke und Dosierung.[136]

Der lokale Östrogenersatz in der Scheide ist bei Frauen in oder nach der Menopause bewiesenermaßen sinnvoll (mehr hierzu in Kapitel 4). Warum die lokale Östrogengabe hilft, wurde am Anfang dieses Kapitels bereits beschrieben. Zu den Nebenwirkungen vom Östrogenersatz siehe Kapitel 5.

*Schritt 3: Medikament gegen Belastungsinkontinenz*

Duloxetin ist eine Substanz, die den Gewebespiegel von Botenstoffen bei der Signalübertragung von Nerven erhöht. Deshalb wird es hauptsächlich zur Behandlung von Depressionen eingesetzt. In einer Dosierung von zweimal vierzig Milligramm am Tag verbessert es nachweislich eine

Belastungsinkontinenz[137], ist dafür allerdings nur in Europa, nicht aber den USA zugelassen.

Duloxetin kann eine Reihe von Nebenwirkungen wie Kopfschmerzen, Schläfrigkeit, Übelkeit und Mundtrockenheit haben. Meist sind die Nebenwirkungen aber auf die erste Woche der Einnahme des Medikaments beschränkt. Haben Betroffene längere Zeit das Medikament eingenommen, sollten sie es im Falle eines Absetzens langsam ausschleichend reduzieren.

### Schritt 4: Vitamin-D-Mangel ausgleichen

Gesichert ist es nicht, aber es könnte stimmen. Auch bei Blasenentzündungen gibt es Hinweise, dass es sinnvoll ist, einen Vitamin-D-Mangel auszugleichen (siehe Kapitel 6). Ähnliches könnte für Harninkontinenz bei älteren Personen Vitamin-D-Mangel gelten. Bei einer Untersuchung von 350 älteren Personen ergaben sich Hinweise, dass ein Vitamin-D-Mangel mit einem höheren Risiko einer Harninkontinenz einhergehen könnte.[138]

### Schritt 5: Beckenbodentraining

Bei den Ursachen der Belastungsinkontinenz[139] wurde bereits gezeigt, dass sowohl ein geschwächter Beckenboden als auch ein geschwächter oder gealterter Schließmuskelapparat einen Urinverlust verursachen können. Der Schließmuskel ist dabei für die Haltefunktion des Urins auf dem Niveau der Harnröhre unterhalb der Blase verantwortlich.

Der Beckenboden wiederum hat zwar auch eine Haltefunktion für den Urin, aber insbesondere eine Haltefunktion für den Beckenboden und die Blase. Tritt die Blase tiefer, kommt es zu dem unter Mechanismus 3 beschriebenen Effekt, nämlich dass die Druckwellen *hängen bleiben* und nicht beim synchronen äußeren Verschluss der Harnröhre helfen können.

*Muskelaufbau braucht Zeit*

Gerade bei leichteren Formen der Belastungsinkontinenz ist das Beckenbodentraining geeignet, eine Besserung zu erzielen. Dies wurde in sehr vielen Untersuchungen bestätigt, sodass Betroffene darauf hoffen dürfen, dass sich dieser Aufwand lohnt.[140] Aber so wie es mehrere Monate braucht, sich als Untrainierter auf einen Marathon oder Halbmarathon vorzubereiten, so ist es auch mit dem Beckenboden. In einer interessanten Untersuchung bei dreihundert Erstgebärenden zeigte sich, dass es durchschnittlich zweieinhalb Jahren braucht, bis sich die geburtsbedingte Absenkung des Beckenbodens erholt hatte.[141] Deshalb kann es für die Motivation sehr hilfreich sein, wenn man zwischendurch die Möglichkeit einer Erfolgskontrolle hat. Das kann ein Windel-Wiegetest (Pad-Test) oder Biofeedback-Test sein (mehr hierzu in Kapitel 3). Damit kann man den Erfolg einer Kraftzunahme im Beckenboden messbar machen.

*Schnelle und langsame Muskelfasern – unterschiedlich trainieren*

In den Skelettmuskeln, die im Wesentlichen für die aktiven Körperbewegungen zuständig sind, gibt es schnell und langsam arbeitende Muskelfasern. Beide sind biologisch notwendig, sowohl für eine schnelle reflexartige Muskelaktion zum Flüchten als auch fürs Urinhalten beim Husten genauso wie für eine ausdauernde Muskeltätigkeit. Die schnell arbeitenden Muskeln, auch Fast-Twitch-Fasern genannt, werden auch als weiße Muskelzellen bezeichnet, weil sie ohne Sauerstoff eine Zuckerart als Nährstoff nutzen können und die dadurch gewonnene Energie extrem schnell zur Verfügung steht. So schnell die Muskeln reagieren, so schnell sind sie allerdings auch erschöpft. Man könnte sie in gewisser-Weise auch als »Sprinter-Muskeln« bezeichnen.

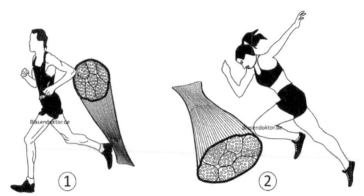

Im Beckenboden gibt es wie im gesamten Skelettsystem sowohl schnelle »Sprintermuskeln« (2) als auch langsame »Marathonmuskel«, die dafür extrem ausdauernd sind (1). Beide Muskeltypen werden unterschiedlich trainiert. Deshalb ist sehr hilfreich, wenn das Beckenbodentraining durch speziell geschulte Physiotherapeuten erfolgt.

Demgegenüber gibt es Ausdauermuskeln wie beim Marathonläufer. Diese Low-Twitch-Fasern, auch »rote Muskelzellen« genannt, sind stark durchblutet, da sie zur Bereitstellung der erforderlichen Energie viel Sauerstoff benötigen, das sich im roten Hämoglobin findet. Im Beckenboden gibt es in unterschiedlicher Anzahl sowohl die schnell als auch die langsam reagierenden Muskeln. Beide Muskeltypen müssen unterschiedlich trainiert werden, genauso wie eine Marathonläuferin und eine Sprinterin vollkommen unterschiedlich üben. Auch deshalb ist es sinnvoll, dass dieses Beckenbodentraining durch speziell geschulte Therapeutinnen oder Therapeuten erfolgt.

*Schritt 6: Elektrostimulation bzw. Biofeedback*

Heute gibt es in jeder Stadt Fitnessstudios, die ein elektrisch stimuliertes Muskeltraining als effektiven Ersatz eines körperlichen Trainings anbieten. Die geheimnisumwobene Kurzformel heißt EMS und steht für Elektro-Myo-Stimulation. Dabei werden über Reizstromelektroden, die in einem taucherartigen Ganzkörperanzug eingearbeitet sind, viele Muskeln simultan angeregt. Diese *wachsen* mit der

Stimulation. Die Grundidee geht auf die Elektrostimulation in der Medizin und Physiotherapie zurück.

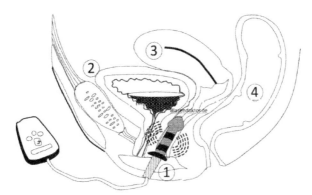

Man kann die sondenartigen Geräte zur Abgabe von Reizstrom sowohl in die Scheide (1) als auch – bei entsprechenden Beschwerden – im Enddarmbereich (4) einführen. Mit einem externen Reizstromgenerator werden Impulstärke und Impulsdauer eingestellt. Die lokale Anwendung im Beckenboden hat einen bewiesenen positiven Effekt sowohl bei der Reizblase (siehe Kapitel 3) als auch bei einer Schwäche des Schließmuskels (2 = Blase, 3 = Gebärmutter).

Auch bei Blasenfunktionsstörungen werden seit Langem verschiedene Verfahren der Elektrostimulationen eingesetzt. Es ist anerkannt, dass eine elektrische Reizstromtherapie ergänzend zu einem aktiven Beckenbodentraining einen positiven Effekt zeigt.[142]

*Schritt 7: Pessartherapie*

Die Harnröhre, also die Verbindung der Blase nach außen, verläuft fast parallel zur Vorderwand der Scheide. Deshalb ist es möglich, durch einen Druck von der Scheide aus den Verschlussmechanismus der Blase zu unterstützen. Genau das passiert bei der Pessartherapie (siehe Kapitel 3 unter der Überschrift »Ursache 4: eine übersensible Harnröhre«). Das Wirkprinzip ist mechanisch, da mit dem Pessar von der Scheide aus ein Widerlager für die Harnröhre und insbesondere den Blasenhals gebildet wird, sodass der muskuläre Verschluss unterstützt wird.

*Unterschiedliche Pessartypen*

Es gibt ganz unterschiedliche Typen von Pessaren, die je nach Größe der Scheide und je nach zugrunde liegender Erkrankung und dem Tragekomfort unterschiedlich angewendet werden. Die meist bei einer Belastungsinkontinenz verwendeten Pessare sind ein ringförmiger Urethra-Pessar (Harnröhren-Pessar) oder ein sogenannter Urethra-Schalen-Pessar. Sie haben auf einer Seite eine Verdickung, die sogenannte Kalotte, die idealerweise an der Vorderwand der Scheide auf Höhe des Blasenhalses sitzen soll, damit dort die Verschlussfunktion der Blase durch den Gegendruck unterstützt wird.[143]

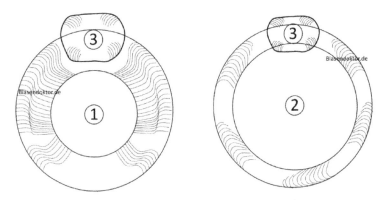

Bei einer Belastungsinkontinenz wird meistens ein Schalen- (1) oder Ringpessar (2) eingesetzt. Die Ausstülpung, auch Kalotte genannt (3), soll dabei nach vorne bauchwärts ausgerichtet werden, damit der Blasenhals und die obere Harnröhre wie ein Widerlager gestützt wird und es zu keinem Eintritt von Urin bei Belastung kommt.

*Praktisches Vorgehen*

Die Scheidenhaut muss intakt sein. Liegen Reizungen oder durch einen Östrogenmangel empfindliche Lokalverhältnisse vor, muss erst eine lokale Östrogen-Vorbehandlung über einige Wochen erfolgen.

Die Größe des Pessars muss bestimmt werden: Dies erfolgt durch Austasten der Scheide mit zwei Fingern. Der Abstand zwischen der vorderen Scheidenwand unterhalb des

Schambeines und dem tiefsten Punkt der hinteren Scheidenwand entspricht der Größe des Pessars. Die beiden Finger bilden dabei ein V, und die Breite der Spreizung entspricht der Größe des Pessars.

Das Pessar wird vor dem Einsetzen mit einem Gleitgel beschichtet und dann durch Druck zwischen Daumen und Zeigefinger schlankgedrückt. Mit der anderen Hand werden die kleinen Schamlippen gespreizt und dann das Pessar mit leichtem Druck eingeführt. Wichtig ist, dass die Kalotte in der Mittelachse nach vorne ausgerichtet wird, damit das Pessar wirklich Harnröhre und Blasenhals stützt. Anschließend tastet man noch einmal mit dem Zeigefinger, ob das Pessar passt. Der Abstand zwischen der Kalotte und der vorderen Scheidenwand sollte nicht mehr als 0,5 bis 1 cm betragen.[144] Das Pessar sollte kein Missempfinden, sondern allenfalls ein minimales Fremdkörpergefühl auslösen.

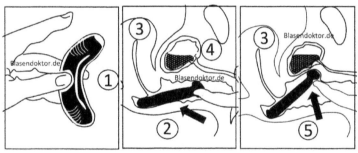

Das Ringpessar wird zwischen zwei Fingern zusammengedrückt, dann mit Gleitgel beschichtet und in die Scheide (2) eingeführt. Das der Kalotte gegenüberliegende Ringende kommt an die Hinterwand der Scheide. Anschließend wird die Gegenseite mit der Kalotte nach innen oben unter den Blasenhals (4) geschoben (5). Zur Entfernung greift man mit dem Zeigefinger in den mittigen Hohlraum des Pessars und kann ihn dann leicht herausziehen (3 = Gebärmutter[145]).

Grundsätzlich können die Pessare bis zu vier Wochen in der Scheide verbleiben und dann durch eine Fachkraft gewechselt werden. Besser ist es aber, wenn die Betroffenen es schaffen, das Pessar eigenständig zu wechseln oder nur dann einzusetzen, wenn es notwendig ist, wie beispielsweise bei sportlichen Aktivitäten. Bei der Erstanwendung sollte an den

Pessaren ein reißfester Rückholfaden angebracht werden, um den Frauen die Angst zu nehmen, das Pessar eventuell nicht wieder entfernen zu können. Die Pessare können dann regelmäßig gereinigt und erneut verwendet werden. Meist ist es auch nicht notwendig, dass das Pessar über Nacht verbleibt und kann dann am nächsten Morgen wieder eingesetzt werden.[146]

Eine Alternative zum Pessar sind spezielle Tampons in verschiedenen Größen. Sie bestehen aus einem Schaumstoff, der durch Eintauchen in lauwarmes Wasser weich wird. Dann kann der Tampon, mit einem zusätzlichen Gleitgel überzogen, in die Scheide eingeführt werden und wird dann mit dem Rückholfaden je nach Sitz eventuell wieder nach unten gezogen, damit die gesamte vordere Scheidenwand unterstützt wird.

Da die Pessare wiederverwendet werden können und keinen Rückholfaden haben, sind sie nicht nur kostengünstiger, sondern haben für die meisten auch einen höheren Tragekomfort.

*Schritt 8: Magnetfeldtherapie*

Es ist seit Langem bekannt, dass ein Magnetfeld zu Muskelkontraktionen führen kann, wenn es eine bestimmte Stärke und Impulsfrequenz hat. 1999 wurde das Verfahren erstmals zur Stärkung der Beckenbodenmuskulatur bei einer Belastungsinkontinenz eingesetzt.[147]

Doch erst vor wenigen Jahren konnte durch eine wissenschaftlich hochwertige Studie in Malaysia mit einer Behandlungs- und einer Placebogruppe der Effekt der Magnetfeldtherapie nachgewiesen werden.[148] Im Rahmen der Studie wurden 120 Frauen mit einer Belastungsinkontinenz zwei Mal pro Woche für 20 Minuten auf einem Magnetstuhl behandelt. Bei 60 Frauen erfolgte eine echte, bei 60 eine Scheinbehandlung. Nach einer viermonatigen Behandlung wurden ein Jahr nach Therapiebeginn alle Frauen befragt. Die Frauen mit der Magnetfeldtherapie hatten in über 70 Prozent eine Besserung, während dies nur bei 21 Prozent der Frauen mit einer Scheinbehandlung der Fall war. Sollten sich diese hervorragenden Ergebnisse aus Malaysia in anderen Studien bestätigen, kann das Verfahren als etablierte Standardbehandlung mit einer Kostenübernahme durch die Krankenkassen empfohlen werden.

*Schritt 9: Akupunktur*

Obwohl die Akupunktur in Europa und Amerika seit Jahrzehnten eingesetzt wird, sind der Effekt und auch die langfristige Wirkung schwer nachzuweisen. Dies betrifft insbesondere auch die Ergebnisse bei der Belastungsinkontinenz.

2017 wurde in einem bekannten amerikanischen Wissenschaftsjournal erstmals eine saubere und qualitativ hochwertige Studie veröffentlicht, die einen Effekt nachweisen konnte. In zwölf Kliniken in China wurden 504 Frauen über sechs Wochen mit insgesamt achtzehn Akupunktursitzungen behandelt.[149] Dabei wurde eine spezielle Form der Akupunktur angewendet, die sogenannte Elektroakupunktur. Dabei werden die an den klassischen Akupunkturpunkten gestochenen Nadeln zusätzlich mit schwachem Strom stimuliert.

Die Hälfte der Frauen erhielt eine echte Akupunktur, während bei der anderen Hälfte unwirksame Hautareale punktiert und stimuliert wurden. Durchschnittlich verloren die Frauen vor der Akupunktur im Windel-Wiegetest achtzehn bis neunzehn Gramm Urin. Nach sechs Wochen war der Urinverlust bei den Echtbehandelten halbiert, während sich bei den Scheinbehandelten nur eine Reduktion von neunzehn auf siebzehn Gramm fand. Die Akupunktur erzielte somit zwar keine Heilung, aber eine nachweisbare und messbare Besserung. Wie der langfristige Effekt ist, muss noch geklärt werden. Doch wir können nun sagen, dass Akupunktur gerade bei einer geringen Belastungsinkontinenz hilfreich sein kann. Es bleibt zu hoffen, dass diese Ergebnisse aus China noch durch andere Untersuchungen ergänzt werden.

Außerdem sei noch mal darauf hingewiesen, dass tatsächlich die richtigen Akupunkturpunkte gestochen und stimuliert werden müssen. Dies kann man nicht in einem Wochenendkurs erlernen, weshalb man sich nach der Expertise des Akupunkturkundigen erkundigen sollte.

*Schritt 10: Quellmaterialien in die Harnröhre (bulking agents)*

Die Idee ist einfach: Je geringer der abzudichtende Innendurchmesser eines Schlauches ist, desto einfacher ist er gegen Druckbelastungen abzudichten. Man hat im Laufe der Jahre verschiedenste Materialien genutzt, um dieses Ziel der Einengung des Innendurchmessers zu erreichen.

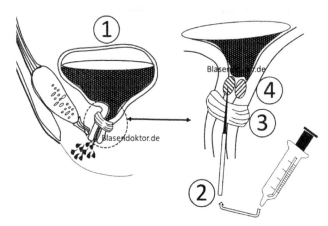

Bei den sogenannten *bulking agents* wird der Kontinenzmechanismus der Blase (1) unterstützt, indem man den Innendurchmesser der Harnröhre verschlankt. Mit einer extrem dünnen Nadel (2) werden unter endoskopischer Kontrolle Quellmaterialien (4) unter die Schleimhaut gespritzt werden. Diese Depots (4) werden oberhalb des willkürlichen Schließmuskels (3) platziert.

Diese Quellmaterialien werden heute insbesondere im ambulanten Bereich zur Behandlung der Belastungsinkontinenz angewendet.[150] Wegen aufgetretener Komplikationen haben aber beispielsweise die britische Fachgesellschaft[151] diese Therapieform abgelehnt, und eine andere große Sammelauswertung hat wegen fehlender Langzeitergebnisse vor der Anwendung dieses Verfahrens gewarnt.[152]

Meiner Erfahrung nach werden die Depots mit den Quellmaterialien schlecht im Gewebe gehalten. Entweder wandern sie wieder durch die Schleimhaut aus und gehen mit dem Urinstrahl ab, oder sie *versinken* in der Tiefe des Gewebes – und der Effekt der Verringerung des Innendurchmessers geht wieder verloren. Dies alles sollten die betroffenen

Patientinnen wissen, wenn sie sich insbesondere auch als Selbstzahler auf dieses Therapieangebot einlassen.

## Ungesicherte Therapieverfahren

*Lasertherapie*

Das Verfahren ist erst seit einigen Jahren verbreitet. Durch die Lasertherapie soll es durch eine Kombination von Licht- und Wärmeeffekten zu einer Stimulation der Kollagenneubildung und einer Schrumpfung und festeren Zellverbindung der Zellen der Vaginalschleimhaut und der darunterliegenden Faszie kommen (mehr zu dieser Faszie unter »Mechanismus 4« in diesem Kapitel). Die meisten Anwender empfehlen eine dreimalige Laserbehandlung von der Scheide aus. Die Laseranwendung erfordert keine Vollnarkose, sondern kann mit einer lokalen Betäubung erfolgen.

Ein eindeutiger Beweis für die Effektivität des Verfahrens fehlt jedoch. Deshalb werden die Kosten nach meinem Wissensstand nicht von den Krankenkassen übernommen und müssen von den Patientinnen übernommen werden.

Die amerikanische Zulassungsbehörde hat vor der Anwendung »energiebasierter Verfahren« – die Lasertherapie ausdrücklich eingeschlossen – zur »vaginalen Verjüngung« und zu »vaginalen kosmetischen Ansätzen« gewarnt.[153] Sie sieht immer noch keinen ausreichenden Nachweis einer Wirksamkeit.

*Zelltherapie*

Die Grundidee der Zelltherapie besteht bei der Belastungsinkontinenz darin, dass man bei den Betroffenen aus muskelstarken Körperpartien Muskelzellen entnimmt, sie in einer Kultur anzüchtet und dann in den zu schwachen oder defekten Schließmuskel einspritzt. Diese Therapieform wurde vor mehr als zehn Jahren euphorisch gefeiert. Es hat sich aber gezeigt, dass die Integration dieser ortsfremden Muskelzellen in den Zellverbund des Schließmuskels hochkomplex ist und nicht ausreichend funktioniert. Oft zeigte sich anfangs eine

Besserung, weil das Transportmedium mit den eingebrachten Muskeln den betroffenen Muskel wie *kosmetisch aufgespritzte Lippen* verdickte, was aber mit der Zeit wieder nachließ. Eine echte Integration der Muskelzellen in den zu schwachen Zellverbund bedeutet schließlich auch, dass sie in das Durchblutungssystem und die Nervenversorgung eingebunden werden müssen. Es bedarf noch weiterer Forschungsbemühungen und Studien, um hier Fortschritte zu erzielen.[154]

In einer Innsbrucker Klinik entstand wegen der Zelltherapie zur Behandlung von defekten Schließmuskeln einer der größten Forschungsskandale Österreichs. Die Forscher hatten nicht nur ihre Daten poliert, zudem hatten sie die Studienpatienten unzulässigerweise die Therapie bezahlen lassen. Ein betroffener Rechtsanwalt aus München klagte schließlich, und in einer medialen Schlammschlacht gingen die Forscher kläglich unter. Zu allem Überfluss ließ der mitangeklagte Klinikchef seinen Oberarzt allein. Er hätte von allem nichts gewusst – obwohl sein Name mit auf den hochrangigen Publikationen stand. Diese wurden zurückgenommen, und die berufliche Reputation der Forscher war zerstört.

### Eine Revolution: Kleines »Bändchen«, großer Effekt

Schon lange war akzeptiert, dass eine ausreichend feste Bandstruktur unter der Harnröhre notwendig ist, damit es bei Druckbelastungen der Blase zu keinem Urinverlust kommt. Lange Zeit hat man aus den Bindegewebshüllen von Muskeln, den sogenannten Faszien, Streifen gebildet und diese dann um die Harnröhre der Frau gelegt, um sie zu festigen. Das war auch einigermaßen erfolgreich, aber ein aufwendiger und das lokale Gewebe stark strapazierender operativer Eingriff.

1996 hat ein gewisser Ulf Ulmsten aus Schweden eine operative Technik präsentiert, die schon bald als das berühmte »Bändchen« bekannt wurde. Seine Idee konnte gut umgesetzt werden, weil es inzwischen ein extrem gewebeverträgliches Kunstgewebe gab, dass man als Zügel einsetzen konnte.

Bei dieser Operation wird mit einem kleinen Schnitt von der Scheide aus der gelockerte Bereich unter der Harnröhre freigelegt und dann ein Bändchen von etwa zwei Zentimetern Breite aus körperfreundlichem Kunststoff spannungsfrei unter die Harnröhre gelegt.

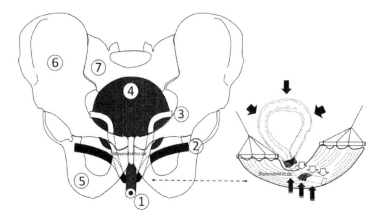

Ist der Bandapparat unter der Harnröhre überdehnt und bietet kein Widerlager mehr, kann man unter die mittlere Harnröhre (1) ein Band legen. Dieses Band wird spannungsfrei eingelegt und entweder zur Seite (2) oder nach oben (3) in das Gewebe gelegt. Dieses Band ersetzt die »Hängematte« als Widerlager, sodass sich die Harnröhre bei Druckbelastung selbst abdrückt (4 = Blase, 5 = Sitzbein, 6 = Darmbeinschaufel, 7 = Kreuzbein).

Dieses »Bändchen« darf keinesfalls die Harnröhre durch eine zu straffe Spannung zuschnüren, sondern muss spannungsfrei unter die Harnröhre gelegt werden. Da das Band im seitlichen Körpergewebe verankert ist, gibt es bei einer Druckerhöhung wie beim Husten oder Sport nicht nach, sondern wird zum stabilen Widerlager für die Harnröhre (siehe hierzu auch die Hängematten-Illustrationen). Die seitlichen Teile des Bandes müssen nicht eingenäht werden, sondern sie werden in das Gewebe gelegt. Wegen der klettartigen Oberflächenstruktur hält das Band sofort und von selbst, wenn der Überzug aus Plastik entfernt wird.

Bei dem Originalverfahren nach Ulmsten (TVT = Tension-free Vaginal Tape) wird das Bändchen nach oben in den Bereich neben der Blase gelegt. Man kann es auch zur Seite durch eine bindegewebige Öffnung im Bereich des Becken-knochens legen. Diese Variante, TOT-Verfahren genannt, wurde von dem Urologen Emmanuel Delorme aus Frank-reich erstmals beschrieben.

*Hilft diese Operation immer?*

Nein, wenn noch andere Störungen vorliegen, seien es ausge-prägte Senkungsbeschwerden oder andere Störungen im Sinne einer Reizblase, ist die alleinige Anlage eines »Bänd-chens« eventuell sogar schädlich. Dies muss vorher sorgsam abgeklärt werden. Aber bei einer reinen Belastungsinkonti-nenz ohne begleitende Schäden wie beispielsweise starke Senkungsbeschwerden vollbringt das »Bändchen« wahre Wunder.

*Wie aufwendig und belastend ist diese Operation?*

Die Operation ist nicht schwierig, sollte aber unbedingt von einem Experten durchgeführt werden. Mit einem kleinen Schnitt an der Vorderwand der Scheide unter der Harnröhre eröffnet man den Geweberaum, in den das Bändchen gelegt wird. Es ist sehr wichtig, dass das Bändchen richtig in der Mitte der Harnröhre gelegt und keinesfalls zu straff angezo-gen wird. Die Ausleitung des Bändchens zur Seite oder nach oben erfolgt mit Hilfsmitteln, es ist aber keine offene Präpa-ration wie bei einer Schnittoperation erforderlich. Als Opera-teur orientiert man sich tastend an eindeutig zu identifizie-renden Strukturen. Wenn das Band richtig platziert ist, werden die Plastikhüllen abgezogen – und das Band ist dann sofort klettartig im Gewebe fixiert.

*Wie erfolgreich ist das »Bändchen«, und wie lange hält es?*

Die Erfolgsraten liegen bei richtiger Operationstechnik bei weit über achtzig Prozent. Inzwischen sind seit der Erstbe-schreibung fast 25 Jahre vergangen. Und es gibt Langzeitda-ten von mehr als 15 Jahren, die eine dauerhafte Wirkung nachweisen. Das erscheint auch nachvollziehbar, da das

Band aus geflochtenem Material besteht, das im Laufe der Zeit nach der Operation von körpereigenem Gewebe durchwachsen und integriert wird.

*Gibt es denn gar keine Komplikationen?*

Wie bei jedem operativen Eingriff sollte dies immer als letzte Maßnahme erfolgen. Wenn aber die konservativen Versuche erfolglos bleiben, ist die Einlage eines solchen »Bändchens« auch bei älteren Patientinnen unbedingt zu erwägen. Die Operation geht schnell, ist sehr wenig belastend und könnte auch ambulant erfolgen. Zwar ist die Rate an Komplikationen gering, aber es kann durchaus zu einer gestörten Einheilung des »Bändchens« im Schleimhautgewebe der Scheide kommen. Gefürchtet sind auch »nervöse« Überreaktionen der Blase, wenn sich also nach der Bandanlage vermehrte Zeichen einer überaktiven Blase zeigen.

## Nach- und Dankeswort

Obwohl ich mich seit dreißig Jahren mit der Blase beschäftige, war es alles andere als einfach, dieses Buch zu schreiben. Ich habe mit arbeitsbedingten Unterbrechungen fast drei Jahre gebraucht, um für Sie die Geheimnisse und Rätsel unserer Blase in eine Buchform zu kleiden.

Es war eine besondere Herausforderung, eng an der wissenschaftlichen Realität zu bleiben, ohne unverständlich zu werden und trotzdem so konkret zu sein, dass Betroffene eigene Schritte wagen können. Ich freue mich, wenn ich es geschafft habe, Sie in manchen Dingen zur Selbstanwendung zu ermuntern – und in manchen Dingen zur gezielten Ansprache von Fachspezialisten.

Im Patientengespräch sind es die fragenden Augen, die einem signalisieren, dass irgendwo ein Miss- oder Unverständnis vorliegt. Die gibt es bei einem Buch nicht, deshalb schreiben Sie mir bitte, wenn Sie Rückfragen oder Anregungen haben. Sie finden mich auf www.blasendoktor.de.

Vielen Dank für Ihre Lektüre!

Die Liebe zum Beruf entwickelt sich und braucht Vorbilder. Deshalb liegt mir viel am Dank an meine früheren urologischen Lehrmeister: Prof. Dr. Peter Rathert aus Düren und Prof. Dr. Lothar Hertle aus Münster. Da jedoch keine Pflanze ohne Wasser wächst, möchte ich auch allen früheren und aktuellen Mitarbeitern der Urologischen Universitätsklinik Wuppertal danken. In dieser Klinik seit 23 Jahren arbeiten zu können, gemeinsam mit allen Mitarbeitern aus der Versorgung, den Sekretariaten, der Pflege und den ärztlichen Kollegen, war und ist ein wunderbares Geschenk.

Außerdem danke ich Herrn Dr. Peter Schäfer aus Gütersloh für sein gründliches, effektives und sehr hilfreiches Lektorat und Frau Dorothee Menden aus Berlin für das wunderbare und originelle Coverdesign.

## Zum Autor

Prof. Dr. Stephan Roth, Jahrgang 1957, ist seit 1997 Direktor der Urologischen Universitätsklinik Wuppertal am Helios Universitätsklinikum Wuppertal und Lehrstuhlinhaber für Urologie an der Universität Witten/Herdecke.

Nach dem Studium der Medizin an der Universität Aachen hat er zunächst sechs Jahre an der Städtischen Klinik in Düren an der renommierten Urologischen Klinik von Prof. Dr. Peter Rathert gearbeitet und das Handwerk der Urologie von der Pike auf gelernt. Nach anschließenden Stationen an den Universitäten in Paris, Rennes und der Harvard University in Boston kam er zwei Jahre später nach Deutschland zurück und war an der Urologischen Universitätsklinik in Münster bei Prof. Dr. Lothar Hertle sechs Jahre lang leitender Oberarzt, bevor er auf den Lehrstuhl nach Wuppertal berufen wurde.

Roth hat im renommierten Springer Verlag mehrere Bücher als Erstautor veröffentlicht. Viele seiner Mitarbeiter wurden Chefärzte in anderen Urologischen Kliniken. Seit vielen Jahren wird er als Urologe in der Focus-Liste der besten Ärzte Deutschlands aufgeführt. 2015 war er Präsident der Deutschen Gesellschaft für Urologie. Sein Kongressmotto »Urologie umfasst mehr« sollte unter anderem die Öffentlichkeit dafür sensibilisieren, dass Urologie mehr ist als nur Männermedizin – nämlich eine Spezialdisziplin, die alle Erkrankungen von Nieren, Harnleitern, der Blase und dem äußeren Genital geschlechter- und altersübergreifend behandelt. Dies vermittelt er auch auf www.blasendoktor.de.

# Register

## A

Acetylcholin  41, 73
Ackerschachtelhalm  184
Actin  29
Akupunktur  79, 80, 143, 144,
    224, 255
Allicin  186, 187, 188, 277
Alliin  186, 187
Ansäuerung  151, 152, 153
Antibiotika  76, 92, 93, 94, 95, 96,
    107, 110, 113, 123, 129, 132,
    133, 134, 135, 136, 138, 139,
    140, 141, 142, 147, 151, 152,
    154, 156, 157, 158, 159, 162,
    165, 166, 167, 169, 171, 172,
    173, 186, 190, 193, 194, 280
Anticholinergika  73
Arbutin  176
Aromatherapie  194, 195
Autonomes Nervensystem  33,
    34, 35, 36, 37, 39, 41, 55, 56,
    68, 75, 116

## B

Baerberry  176
bakterielle Vaginose  128, 129,
    131
Bakteriophagen  93, 162, 163,
    164, 165
Beckenbodentraining  69, 70,
    242, 243, 248, 249, 250, 251
Belastungsinkontinenz  51, 234,
    235, 236, 237, 238, 242, 243,
    244, 246, 247, 248, 249, 252,
    254, 255, 256, 257, 260, 282,
    283

Berberin  189, 190, 275, 278
Berberitze  189
Biofeedback  34, 37, 38, 69, 70,
    249, 250
Biofilme  174
Biogene Arzneistoffe  170
Blasendruckmessung  48, 62, 79,
    86, 111, 216, 246
Blasenentzündung  2, 5, 6, 9, 38,
    92, 94, 95, 96, 97, 99, 101,
    104, 106, 109, 110, 112, 113,
    114, 115, 116, 117, 118, 119,
    120, 121, 127, 128, 131, 133,
    135, 137, 138, 140, 141, 142,
    143, 145, 146, 147, 148, 150,
    151, 152, 154, 155, 156, 157,
    159, 161, 164, 168, 169,
    171,172, 174, 175, 177, 178,
    180, 182, 183, 186, 188, 190,
    192, 194, 195, 196, 199, 200,
    248, 273, 278
Blasenkrebs  61, 110, 198, 200,
    202, 206, 207, 209, 211, 216
Blasenprotokoll  56, 60, 242
Blasenschrittmacher  87, 88, 89
Blasensenkung  108, 239
Blasenspiegelung  83, 97, 110,
    111, 200, 203, 204, 213, 217,
    219, 246
Blasentagebuch  59, 60, 65, 217
Blasentraining  64, 65, 66, 80
Botox  63, 77, 82, 83, 84, 85, 227,
    228, 270, 271, 272
Bulking Agents  256

## C

Carcinoma in situ  61
Carvacrol  195

264

# Quellen

## Kapitel 1: Kleine Kulturgeschichte der Harnblase

Clasen, A.: »Urinuntersuchung (Urinanalyse): Historisches«, online unter https://www.onmeda.de/behandlung/urinuntersuchung-historisches-4450-6.html, zuletzt abgerufen am 27.10.2020.

Civitatis Brussels: »Manneken Pis«, online unter https://www.introducingbrussels.com/manneken-pis, zuletzt abgerufen am 17.9.2020.

Drotschmann, M.: »Verrückte Geschichte: Absurdes, Lustiges und Unglaubliches aus der Vergangenheit«, München: Riva 2017.

Groß, H.: »Die neue Pinkelplatte von Ricardo Villalobos«, Synapsenlimbo, 20.11.2014, online unter http://www.synapsenlimbo.de/die-neue-pinkelplatte-von-ricardo-villalobos/, zuletzt abgerufen am 17.9.2020.

Harth, G. et al.: »Perfektes Verhütungsmittel gesucht: Die bewegte Geschichte der Pille«, Pharmazeutische Zeitung 1997, online unter http://www.pharmazeutische-zeitung.de/index.php?id=19147/, zuletzt abgerufen am 17.9.2020.

Hein, W. / Trommer, F.: »... brennt wie Zunder! Steinzeitliche Feuererzeugung im Experiment«, Eiszeitwerkstatt, Experimentelle Archäologie, Museumsheft 2, Urgeschichtliches Museum Blaubeuren 1995, S. 73–77.

Heß, A.: »Der Hallo-hier-bin-ich Mann«, Brandteins 2007, Ausgabe 4, online unter https://www.brandeins.de/archiv/2007/entfremdung/der-hallo-hier-bin-ich-mann/, zuletzt abgerufen am 17.9.2020.

Hoberman, J.M. / Yesalis, C.E.: »Die Geschichte der androgen-anabolen Steroide«, Spektrum der Wissenschaft 1995, Ausgabe 4, S. 82, online unter http://www.springermedizin.at/artikel/21168-eine-kurze-geschichte-des-testosterons/, zuletzt abgerufen am 17.9.2020.

Hofrichter, A.: »Elektro-Mikroben«, Süddeutsche Zeitung, 30.9.2019.

Ieropoulos, I.A. et al.: »Waste to real energy: the first MFC powered mobile phone«, Physical Chemistry Chemical Physics 2013, Ausgabe 15, S. 15312–15316.

Ingenieur: »Bakterien bauen klimafreundliche Ziegelsteine aus Sand«, 9.3.2016, online unter https://www.ingenieur.de/technik/fachbereiche/werkstoffe/bakterien-bauen-klimafreundliche-ziegelsteine-sand/, zuletzt abgerufen am 17.9.2020.

Jonkers, H.: »Self-healing of concrete by bacterial mineral precipitation«, TUDelft, März 2016, online unter https://www.tudelft.nl/en/ceg/research/stories-of-science/self-healing-of-concrete-by-bacterial-mineral-precipitation/, zuletzt abgerufen am 17.9.2020.

Keller, M.: »Prof. Dr. med. Zufall«, Die Zeit, 18.7.2013, online unter http://www.zeit.de/2013/30/entdeckungen-medizin-geschichte-zufall/, zuletzt abgerufen am 17.9.2020.

Kevdes, J.: »Mitreißend trocken«, Süddeutsche Zeitung, 11./12.8.2018.

Lovely, D.R. et al.: »Anaerobic production of magnetite by a dissimilatory iron-reducing microorganism«, Nature 330, 1987, S. 252, online unter https://www.nature.com/articles/330252a0, zuletzt abgerufen am 17.9.2020.

Miley, J.: »Bricks made out of human urine could be the future of construction«, online unter https://interestingengineering.com/bricks-made-out-of-human-urine-could-be-the-future-of-construction, zuletzt abgerufen am 17.9.2020.

N.N. »Indischgelb«, online unter http://www.seilnacht.com/Lexikon/indischg.html, zuletzt abgerufen am 17.9.2020.

Pilehvar, S. et al.: »Utilization of urea as an accessible superplasticizer on the moon for lunar geopolymer mixtures«, Journal of Cleaner Production 2020, Ausgabe 247, 119177, online unter https://www.sciencedirect.com/science/article/pii/S0959652619340478?via%3Dihub, zuletzt abgerufen am 17.9.2020.

Rathert, P. / Roth, S.: »Urinzytologie Praxis und Atlas«, Berlin u.a.: Springer Verlag 2007.

Reichert, C.: »Was macht den Klang einer Amati, Stradivari oder Guaneri so unverwechselbar ?«, online unter http://www.spektrum.de/quiz/klangwunder-geheimnisse-der-amati-stradivari-und-guaneri/832274, zuletzt abgerufen am 17.9.2020.

Santoro, C. et al.: »Urine in bioelectrochemical systems: An overall review«, ChemElectroChem 2020, Ausgabe 7, S. 1312–1331.

Schultheiss, D.: »Eine kurze Geschichte des Testosteron«, Der Urologe 2010, Ausgabe 49, S. 51–55.

Souza Soares, P.A. de: »Es regiert die Toiletten-Mafia«, Chrismon, 9.2.2012.

Staib, J.: »Reibach an der Raststätte«, FAZ, 29.6.2012.

Thaler, R.H. / Sunstein, C.R.: »Nudge. Wie man kluge Entscheidungen anstößt«, Berlin: Ullstein eBooks 2009.

Vieser, M. / Schautz, I.: »Von Kaffeeriechern, Abtrittanbietern und Fischbeinreissern«, München: C. Bertelsmann 2010.

## Kapitel 2: Die Blase, das Herz im Unterleib

Ackerknecht, E.H.: »The history of the discovery of the vegetative (autonomic) nervous system«, Medical History 1974, Ausgabe 18 (1), S. 1–8.

John, H. et al.; »Micturition syncope as the presenting symptom in a patient with prostatic enlargement and obstruction«, Journal of Urology 1998, Ausgabe 160, S. 2156–2157.

Komatsu, K. et al.: »Clinical characteristics of defecation syncope compared with micturition syncope«, Circulation Journal 2010, Ausgabe 74 (2), S. 307–331.

Matthew, S.L. et al.: »The effect of acute increase in urge to void on cognitive function in healthy adults«, Neurology and Urodynamics 2011, Ausgabe 30 (1), S. 183–187.

Mirjam, A. et al.: »Inhibitory Spillover: Increased urination urgency facilitates impulse control in unrelated domains«, Psychological Science 2011, Ausgabe 22 (5), S. 627–633.

Sakakibara, R. et al.: »Urodynamic and cardiovascular measurements in patients with micturition syncope«, Clinical Autonomic Research 1997, Ausgabe 7 (5), S. 219–221.

## Kapitel 3: Die überaktive Blase

Amundsen, C.L. et al.: »OnabotulinumtaxinA vs sacral neuromodulation on refractory urgency urinary incontinence in women: a randomized clinical trial«, JAMA 2016, Ausgabe 316 (13), S. 1366–1374.

Arya, L.A. et al.: »Dietary caffeine intake and the risk for detrusor instability: a case-control study«, Obstetrics and Gynecology 2000, Ausgabe 96 (1), S. 85–89.

Ashenburg, K.: »The real story behind the birth of Botox«, Reader's Digest Canada, 4.10.2018, online unter https://www.readersdigest.ca/health/beauty/birth-botox/, zuletzt abgerufen am 17.9.2020.

Balzarro, M. et al.: »OnabotulinumtoxinA detrusor injection improves female sexual function in women with overactive bladder wet syndrome«, European Journal of Obstetrics and Gynecology and Reproductive Biology 2018, Ausgabe 225, S. 228–231.

Betschart, C. et al.: »Randomized, double-blind placebo-controlled trial with Bryophyl-
lum pinnatum versus placebo for the treatment of overactive bladder in postmenopausal women«, Phytomedicine 2013, Ausgabe 20 (3/4), S. 351–358.

Brendler, C.B. et al.: »Topical oxybutynin chloride for relaxation of dysfunctional bladders«, Journal of Urology 1989, Ausgabe 141, S. 1350–1352.

Chapple, C. et al.: »OnabotulinumtoxinA 100 U significantly improves all idiopathic
overactive bladder symptoms and qualitity of life in patients with overactive bladder
and urinary incontinence: a randomised, double-blind, placebo-controlled trial«, European Urology 2013, Ausgabe 64 (2), S. 249–256.

Chen, H. et al.: »Efficacy of daily low-dose tadalafil for treating overactive bladder: results of a randomized, double-blind, placebo-controlled trial«, Urology 2017, Ausgabe 100, S. 59–64.

Cheng, C.L. et al.: »Positive association of female overactive bladder symptoms and estrogen deprivation: A nationwide population-based cohort study in Taiwan«, Medicine (Baltimore) 2016, Ausgabe 95 (28), e4107, online unter
https://doi.org/10.1097/md.0000000000004107, zuletzt abgerufen am 18.9.2020.

Chughtai, B. et al.: »Use of herbal supplements for overactive bladder«, Reviews in
Urology 2013, Ausgabe 15 (3), S. 93–96

Crocoll, S.: »Botox – Übernahmeschlacht um einen Milliardenmarkt – und die Erfinder
gehen leer aus«, Bilanz – Das deutsche Wirtschaftsmagazin November 2014, S. 16–
22.

Dallosso, H.M. et al.: »The association of diet and other lifestyle factors with the onset
of overactive bladder: a longitudinal study in men«, Public Health Nutrition 2004,
Ausgabe 7 (7), S. 885–891.

Diehl, R.R.: »Posturales Tachykardiesyndrom: In Deutschland bislang zu selten diagnostiziert«, Deutsches Ärzteblatt 2003, Ausgabe 100 (43), A-2794 / B-2230 / C-2185.

Dong-dong, X. et al.: »The combination of herbal medicine Weng-li-tong with Tolterodine may be better than Tolterodine alone in the treatment of overactive bladder in
women: a randomized placebo-controlled prospective trial«, BMC Urology 2016, Ausgabe 16, S. 49.

Duthie, J.B. et al.: »Botulinum toxin injections for adults with overactive bladder syndrome«, Cochrane Database of Systematic Reviews 2011, Ausgabe (12), CD005493,
online unter https://doi.org/10.1002/14651858.cd005493.pub3, zuletzt abgerufen
am 21.9.2020.

Evans, R.J.: »Intravesical therapy for overactive bladder«, Current Urology Reports
2005, Ausgabe 6, S. 429–433.

Gauruder-Burmester, A. et al.: »Cucurbita pepo-Rhus aromatica-Humulus lupulus combination reduces overactive bladder symptoms in women – a noninterventional
study«, Planta Medica 2019, Ausgabe 85 (13), S. 1044–1053.

Gungor Ugurlucan, F. et al.: »Comparison of the effects of electrical stimulation and
posterior tibial nerve stimulation in the treatment of overactive bladder syndrome«,
Gynecologic and Obstetric Investigation 2013, Ausgabe 75 (1), Ausgabe 46–52.

Haider, K.S. et al.: »Long term testosterone therapy improves urinary and sexual function, and quality of life in men with hypogonadism: results from a propensity
matched subgroup of a controlled registry study«, Journal of Urology 2018, Ausgabe
199, S. 257–265.

Hanna-Mitchell, A.T. et al.: »Do we need to know more about the effects of hormones
on lower urinary tract dysfunction«, Neurourology and Urodynamics 2016, Ausgabe
35, S. 299–303.

Hassouna, M.M. et al.: »Sacral neuromodulation in the treatment of urgency-fre-
quency symptoms: a multicenter study on efficacy and safety«, Journal of Urology
2000, Ausgabe 163 (6), S. 1849–1854.

Hotta H. / Watanabe N.: »Gentle perineal skin stimulation for control of nocturia«, Anatomical Record 2019, Ausgabe 302 (10), S. 1824–1836, online unter
https://doi.org/10.1002/ar.24135, zuletzt abgerufen am 18.9.2020.

Huang, A.J. et al.: »A randomized controlled trial of device guided slow-paced respira-
tion in women with overactive bladder syndrome«, Journal of Urology 2019, online
unter https://doi.org/10.1097/ju.0000000000000328, zuletzt abgerufen am
18.9.2020.

Hubeaux, K. et al.: »Evidence for autonomic nervous system dysfunction in females
with idiopathic overactive bladder syndrome«, Neurourology and Urodynamics 2011,
Ausgabe 30, S. 1467–1472.

Junginger, B. et al.: »Bladder-neck effective, integrative pelvic floor rehabilitation pro-
gramm: follow-up investigation«, European Journal of Obstetrics and Gynecology and
Reproductive Biology 2014, Ausgabe 174, S. 150–153.

Kaufman, M.R. et al.: »Overactive bladder and autonomic dysfunction: Lower urinary
tract symptoms in females with postural tachycardia syndrome«, Neurourology and
Urodynamics 2017, Ausgabe 36 (3), S. 610–613.

Kegel, A.H.: »A nonsurgical method of genital relaxation; use of the perineometer as an
aid in restoring anatomical and functional structure«, Annals of Medicine and Surgery 1948, Ausgabe 2 (5), S. 213–216.

Malykhina, A.P. et al.: »Do the urinary bladder and large bowel interact, in sickness or
in health ?«, Neurourology and Urodynamics 2012, Ausgabe 31 (3), S. 352–358.

Matarazzo, M.G. et al.: »Does vaginal estriol make urodynamic changes in women with
overactive bladder syndrome and genitourinary syndrome of menopause ?«, European Journal of Obstetrics and Gynecology and Reproductive Biology 2018, Ausgabe
222, S. 75–79.

Nappi, R.E. et al.: »The use of hormone therapy for the maintenance of urogynecologi-
cal and sexual health post WHI«, Climacteric 2012, Ausgabe 15, S. 267–274.

Ophoven, A. van: »Sakrale Neuromodulation bei refraktärer überaktiver Blase«, Der
Urologe 2018, Ausgabe 57 (11), S. 1375–1388.

Opisso, E. et al.: »Subject-controlled stimulation of dorsal genital nerve to treat neuro-
genic detrusor overactivity at home«, Neurourology and Urodynamics 2013, Ausgabe
32, S. 1004–1009.

Parks, T.: »Die Kunst stillzusitzen«, München: Kunstmann 2010.

Persson, R. et al.: »The relationship between irritable bowel syndrome, functional dys-
pepsia, chronic fatigue and overactive bladdder syndrome: a controlled study 6 years
after acute gastrointestinal infection«, BMC Gastroenterol 2015, Ausgabe 15, S. 66.

Peyronnet, B. et al.: »A comprehensive review of overactive bladder pathophysiology:
On the way to tailored treatment«, European Urology 2019, Ausgabe 75 (6), S. 988–
1000.

Rizvi, R.M. et al.: »Effects of bladder training and pelvic floor muscle training in female
patients with overactive bladder syndrome: A randomized controlled trial«, Urologia
Internationalis 2018, Ausgabe 100 (4), S. 420–427.

Saleh, N.: »The remarkable history of Botox«, Verywell health 2019, Ausgabe 23, online
unter https://www.verywellhealth.com/how-botox-came-to-be-1124145, zuletzt
abgerufen am 18.9.2020.

Schoendorfer, N. et al.: »Urox containing concentrated extracts of Crataeva nurvala
stem bark, Equisetum arvense stem and Lindera aggregata root, in the treatment of
symptoms of overactive bladder and urinary incontinence: A phase 2, randomised,
double-blind placebo controlled trial«, BMC Complementary and Alternative Medicine 2018, Ausgabe 18, S. 42.

Schurch B. / Stöhrer M. et al.: »Botulinum-A toxin for treating detrusor hyperreflexia in spinal cord injured patients: A new alternative to anticholinergic drugs? Preliminary results«, Journal of Urology 2000, Ausgabe 164, S. 692–697.

Steers, W.D. et al.: »Duloxetine compared with placebo for treating women with symptoms of overactive bladder«, BJU International 2007, Ausgabe 100, S. 337–345.

Subak, L.L. et al.: »The effect of behavioral therapy on urinary incontinence: a randomized controlled trial«, Obstetrics and Gynecology 2002, Ausgabe 100 (1), S. 72–78.

Subak, L.L. et al.: »Weight loss to treat urinary incontinence in overweight and obese women«, The New England Journal of Medicine 2009, Ausgabe 360 (5), S. 481–490.

Tanagho, E.A. / Schmidt R.A.: »Bladder pacemaker: scientific basis and clinical future«, Urology 1982, Ausgabe 20 (6), S. 614–619.

Tanagho, E.A.: »Legends in Urology – Emil A. Tanagho«, The Canadian Journal of Urology 2010, Ausgabe 17 (2), S. 5058–5062.

Tellenbach, M. et al.: »Transcutaneous electrical nerve-stimulation: an effective treatment for refractory non-neurogenic overactive bladder syndrome?«, World Journal of Urology 2013, Ausgabe 31, S. 1205–1210.

Voorham, J.C. et al.: »The effect of EMG biofeedback assisted pelvic floor muscle therapy on symptoms of the overactive bladder syndrome in women: A randomized controlled trial«, Neurourology and Urodynamics 2017, Ausgabe 36 (7), S. 1796–1803.

Yune, J.J. et al.: »Intravesical electrical stimulation treatment for overactive bladder: An observational study«, Investigative and Clinical Urology 2018, Ausgabe 59 (4), S. 246–251.

## *Kapitel 4 bis 6: Blasenentzündungen überwinden 1 bis 3*

Afshar, K. et al.: »Reducing antibiotic use for uncomplicated urinary tract infection in general practice by treatment with uva-ursi (REGATTA) – a double-blind, randomized, controlled comparative effectiveness trial«, BMC Complementary and Alternative Medicine 2018, Ausgabe 18 (1), S. 203, online unter https://doi.org/10.1186/s12906-018-2266-x, zuletzt abgerufen am 18.9.2020.

Ahmed, H. et al.: »Long-term antibiotics for prevention of recurrent urinary tract infection in older adults: systematic review and metaanalysis of randomized trials«, BMJ Open 2017, Ausgabe 7, e015233.

Akihisa, T. et al.: »Anti-inflammatory and potential cancer chemo-preventive constituents of the fruits of Morinda citrifolia (Noni)«, Journal of Natural Products 2007, Ausgabe 70, S. 754–757.

Albert, X. et al.: »Antibiotics for prevention recurrent urinary tract infection in non-pregnant-women«, Cochrane Database of Systematic Reviews 2004, Ausgabe 3, online unter https://doi.org/10.1002/14651858.cd001209.pub2, zuletzt abgerufen am 18.9.2020.

Albrecht, U. et al.: »A randomized, double-blind, placebo-controlled trial of a herbal medicinal product containing Tropaeoli majoris herba (Nasturtium) and Armoraciae rusticanea radix (Horseradish) for the prophylactic treatment of patients with chronically recurrent lower urinary tract infections«, Current Medical Research and Opinion 2007, Ausgabe 23 (10), S. 2415–2422.

Alraek, T., Baerheim, A.: »The effect of prophylactic acupuncture treatment in women with recurrent cystitis: kidney patients fare better«, Journal Alternative Complementary Medicine 2003, Ausgabe 9 (5), S. 651–658.

Anderson, G. et al.: »Intracellular bacterial biofilm-like pods in urinary tract infections«, Science 2003, Ausgabe 301 (5629), S. 105–107.

Avorn, J. et al: »Reduction of Bacteriuria and Pyuria after ingestion of Cranberry Juice«, JAMA 1994, Ausgabe 271, S. 751–754.

Awortwe. C. et al.: »Echinacea purpurea up-regualates CYP1A2, CYP3A4 and MDR1 gene expression by activation of pregnane X receptor pathway«, Xenobiotica 2015, Ausgabe 45 (3), S. 218–229.

Baerheim A. / Laerum E.: »Symptomatic lower urinary tract infection induced by cooling of the feet«, Scandinavian Journal of Primary Health Care 1992, Ausgabe 10, S. 157–160.

Beerepoot, M.A.J. et al.: »Lactobacilli vs antibiotics to prevent urinary tract infections: a randomized, double-blind, noninferiority trial in postmenopausal women«, Archieves of Internal Medicine 2012, Ausgabe 172 (9), S. 704–712.

Bhatwalkar, S.B. et al.: »Anti-biofilm and antibacterial activity of Allium sativum against drug resistant Shiga-toxin producing Escherichia Coli (STEC) isolates from patient samples and food sources«, Indian Journal of Microbiology 2019, Ausgabe 59 (2), S. 171–179.

Bishop, B.L. et al.: »Cyclic AMP-regulated exocytosis of Escherichia coli from infected bladder epithelial cells«, Nature Medicine 2007, Ausgabe 13, S. 625–630.

Bleidorn, J. et al.: »Symptomatic treatment (ibuprofen) or antibiotics (ciprofloxacin) for uncomplicated urinary tract infection? – Results of a randomized controlled pilot trial«, BMC Medicine 2010, Ausgabe 8, S. 30.

Bloom, D.A.: »The retrograde idea of Jack Lapides: Clean Intermittent Catheterization«, Journal of Urology 2017, Ausgabe 197, S. 125-126

Brazilian amputee model dead at 20, CNN, 24.1.2009, online unter http://edition.cnn.com/2009/WORLD/americas/01/24/brazil.amputee.model/, zuletzt abgerufen am 21.9.2020.

Cai, T. et al.: »Solidago, orthosiphon, birch extract and cranberry extracts can decrease microbial colonization and biofilm development in indwelling urinary catheter: a microbiologic and ultrastructural pilot stud«, World Journal of Urology 2014, Ausgabe 32 (4), S. 1007–1014.

Carlsson, S. et al.: »In vitro evaluation of a new treatment for urinary tract infections caused by Nitrate-Reducing Bacteria«, Antimicrobial Agents and Chemotherapy 2003, Ausgabe 47 (12), S. 3713–3718.

Carneiro, D.M. et al.: »Randomized, double-blind clinical trial to assess the acute diuretic effect of Equisetum arvense (Field Horsetail) in healthy volonteers«, Evidence-Based Complementary Alternative Medicine 2014, 2014, online unter https://doi.org/10.1155/2014/760683, zuletzt abgerufen am 21.9.2020.

Carrión-Lopez, P. et al.: »Analysis of the efficacy of a sublingual bacterial vaccine in the prophylaxis of recurrent urinary tract infection«, Urologia Internationalis 2020, Ausgabe 104, S. 293–300.

Castello, T. et al.: »The possible value of ascorbic acid as a prophylactic agent for urinary tract infection«, Spinal Cord 1996, Ausgabe 34 (10), S. 592–593.

Chen, C.M. et al.: »Determination of berberine in plasma, urine and bile by high-performance liquid chromatography«, Journal of Chromatography B 1995, Ausgabe 665, S. 117–123.

Cheng, C.L. et al: »Positive association of female overactive bladder symptoms and estrogen deprivation: A nationwide population-based cohort study in Taiwan«, Medicine (Baltimore) 2016, Ausgabe 95 (28), e4107, online unter https://dx.doi.org/10.1097%2FMD.0000000000004107, zuletzt abgerufen am 21.9.2020.

Clemente, P.C.: »Acupuncture in the treatment of recurrent urinary tract infection: systematic review«, Revista Brasileira Ciencias Medicas e da Saude 2016, Ausgabe 4 (4), S. 1–6.

Czarapata, B.J.: »Super-strength, freeze-dried Aloe vera capsules for interstitial cystitis, painful bladder syndrome, chronic pelvic pain, and nonbacterial prostatitis«, Proceedings of the NIDDK Scientific Symposium 1995, online unter https://theal-oeverasite.com/articles/super-strength-freeze-dried-aloe-vera-capsules-for-intersti-tial-cystitis.pdf, zuletzt abgerufen am 21.9.2020.

Das, G. et al.: »Antibacterial Properties of Endophytic Bacteria Isolated from a Fern Species Equisetum arvense L. Against Foodborne Pathogenic Bacteria Staphylococcus aureus and Escherichia coli O157:H7«, Foodborne Pathogens and Disease, Ausgabe 14 (1), S. 50–58.

Deng, Q.F. et al.: »Vitamin D and urinary tract infection: A systematic review and Meta-Analysis«, Annals of Clinical and Laboratory Science 2019, Ausgabe 49 (1), S. 134–142.

Ding, J. / Perera, L.: »Polyuria and ›water wee‹ in a toddler«, BMJ Case Reports 2012, online unter http://dx.doi.org/10.1136/bcr-2012-007831, zuletzt abgerufen am 21.9.2020.

Donders, G. et al.: »Ultra-low-dose estriol and Lactobacillus acidophilus vaginal tablets (Gynoflor®) for vaginal atrophy in postmenopausal breast cancer patients on aroma-tase inhibitors: pharmacokinetic, safety, and efficacy phase 1 clinical study«, Breast Cancer Research and Treatment 2014, Ausgabe 145 (2), S. 371–379.

Duckett, S.: »Ernest Duchesne and the concept of fungal antibiotic therapy«, The Lancet 1999, Ausgabe 354, S. 2068–2071.

Duckworth, D.H.: »Who discovered bacteriophage?«, Bacteriological Reviews 1976, Ausgabe 40, S. 793–802.

Ebani, V.R. et al.: »Antimicrobial activity of five essential oils against bacteria and fungi responsible for urinary tract infections«, Molecules 2018, Ausgabe 23 (7), S. 1668.

Erman, A. et al.: »Repeated treatments with Chitosan in combination with antibiotics completely eradicate uropathogenic Escherichia coli from infected mouse urinary bladders«, Journal of Infectious Diseases 2017, Ausgabe 216 (3), S. 375–381.

Feng, X. et al.: »Berberine in cardiovaskular and metabolic diseases: From mechanisms to therapeutics«, Theranostics 2019, Ausgabe 9 (7), S. 1923–1951.

Forbes, R. et al.: »Alternatives to prophylactic Antibiotics for the treatment of Recurrent urinary tract infection in women (ALTAR): study protocol for a multicenter, pragmatic, patient-randomised, non-inferiority trial«, Trials 2018, Ausgabe 19, S. 616.

Frumenzio, E. et al.: »Role of phytotherapy associated with antibiotic prophylaxis in female patients with recurrent urinary tract infections«, Archivio Italiano Urologia e Andrologia 2013, Ausgabe 85 (4), S. 197–199.

Fünfstück, R. et al.: »Prevention of reinfection by L-methionin in patients with recurrent urinary tract infection«, Medizinische Klinik (München) 1997, Ausgabe 92 (10), S. 574–581.

Gágyor, I. et al.: »Ibuprofen versus fosfomycin for uncomplicated urinary tract infection in women: randomised controlled trial«, BMJ 2015, Ausgabe 351, h6544.

Gágyor, I. et al.: »Immediate versus conditional treatment of uncomplicated urinary tract infection - a randomized-controlled comparative effectiveness study in general practices«, BMC Infectious Diseases 2012, Ausgabe 12, online unter https://dx.doi.org/10.1186%2F1471-2334-12-146, zuletzt abgerufen am 21.9.2020.

Geetha, R. V. et al.: »Nature's weapon against urinary tract infections«, International Journal of Drug Development and Research 2011, Ausgabe 3, S. 85–100.

Graefe, E.U. et al.: »Urine metabolites of flavoinoids and hydroxycinnamic acids in humans after application of crude extract from Equisetum arvense«, Phytomedicine 1999, Ausgabe 6 (4), S. 239–246.

Grätzel von Grätz, P.: »Mastzellen: Dirigenten der Immunantwort«, ÄrzteZeitung 2011, online unter https://www.aerztezeitung.de/Medizin/Mastzellen-Dirigenten-der-Immunantwort-284824.html, zuletzt abgerufen am 21.9.2020.

Gründemann, C. et al.: »Equisetum arvense (common horsetail) modulates the function of inflammatory immunocompetent cells«, BMC Complementary and Alternative Medicine 2014, Ausgabe 14, online unter https://doi.org/10.1186/1472-6882-14-283, zuletzt abgerufen am 21.9.2020.

Harjai, K. et al.: »Garlic blocks quorum sensing and attenuates the virulence of Pseudomonas aeruginosa«, FEMS Immunology and Medical Microbiology 2010, Ausgabe 58 (2), S. 161–168.

Hensel, A. et al.: »Eibischwurzel. Inhaltsstoffe der Droge und ihre molekularen Targets«, Deutsche Apotheker Zeitung (DAZ) 2016, Ausgabe 43, online unter https://www.deutsche-apotheker-zeitung.de/daz-az/2016/daz-43-2016/eibischwurzel, zuletzt abgerufen am 21.9.2020.

Hertog, M.G.L. et al.: »Dietary antioxidant flavonoids and risk of coronary heart disease: the Zutphen Elderly Study«, Lancet 1993, Ausgabe 342, S. 1007–1011.

Hoffman, J.: »Misconception: Drinking buckets of cranberry juice can cure, and even prevent bladder infections«, The New York Times, 27.10.2016, online unter https://www.nytimes.com/2016/10/28/health/cranberry-juice-uti.html, zuletzt abgerufen am 21.9.2020.

Hollman, P.C. et al.: »Absorption, metabolism and health effects of dietary flavonoids in man«, Biomedicine and Pharmacotherapy 1997, Ausgabe 51 (8), S. 305–310.

Hollyer, I. et al.: »Safety and efficacy of Methenamine Hippurate for the prevention of recurrent urinary tract infections in adult renal transplant recipients: A single center, retrospective study«, Transplant Infectious Disease 2019, Ausgabe 21 (3), e13063, online unter https://doi.org/10.1111/tid.13063, zuletzt abgerufen am 21.9.2020.

Hooton, T.M. et al.: »Effect of increased daily water intake in premenopausal women with recurrent urinary tract infections: A randomized clinical trial«, JAMA Internal Medicine 2018, Ausgabe 178 (11), S. 1509–1515, online unter http://jamanetwork.com/article.aspx?doi=10.1001/jamainternmed.2018.4204, zuletzt abgerufen am 21.9.2020.

Huttner, A. et al.: »Effect of 5-Day Nitrofurantoin vs Single-Dose Fosfomycin on Clinical Resolution of Uncomplicated Lower Urinary Tract Infection in Women: A Randomized Clinical Trial«, JAMA 2018, Ausgabe 319, S. 1781–1789.

Ishii, K. et al.: »High-performance liquid chromatographic determination of quercetin in human plasma and urine utilizing solid-phase extraction and ultraviolet detection«, Journal of Chromatography B 2003, Ausgabe 794 (1), S. 49–56.

Kandhare, A.D. et al.: »Development and validation of HPLC method for vicenin-1 isolated from fenugreek seeds in rat plasma: application to pharmacokinetic, tissue distribution and excretion studies«, Pharmaceutic Biology 2016, Ausgabe 54 (11), S. 2575–2583.

Kohlert, C. et al.: »Systemic availability and pharmacokinetics of thymol in humans«, The Journal of Clinical Pharmacology 2002, Ausgabe 42 (7), S. 731–737.

Kranjcec, B. et al.: »D-mannose powder for prophylaxis of recurrent urinary tract infections in women: a randomized clinical trial«, World Journal of Urology 2014, Ausgabe 32 (1), S. 79–84.

Kronenberg, A. et al.: »Symptomatic treatment of uncomplicated lower urinary tract infections in the ambulatory setting: a randomised, double blind trial«, BMJ 2017, Ausgabe 359: j4784, online unter https://doi.org/10.1136/bmj.j4784, zuletzt abgerufen am 21.9.2020.

Lachmann, G. et al.: »The pharmacokinetics of the S35 labeled garlic constituents alliin, allicin and vinyldithiine«, Arzneimittelforschung 1994, Ausgabe 44 (6), S. 734–744.

Larsson, B. et al.: »Prophylactic effect of UVA-E in women with recurrent cystitis: A preliminary report«, Current Therapeutic Research – Clinical and Experimental 1993, Ausgabe 53, S. 441–443.

Lawson, L.D. et al.: »Allicin bioavailability and bioequivalence from Garlic supplements and Garlic foods«, Nutrients 2018, Ausgabe 10 (7), online unter https://doi.org/10.3390/nu10070812, zuletzt abgerufen am 21.9.2020.

Lee, B.S.B. et al.: »Methenamine hippurate for preventing urinary tract infections«, Cochrane Database of Systematic Reviews 2012, Ausgabe 10, online unter https://doi.org/10.1002/14651858.CD003265.pub3, zuletzt abgerufen am 21.9.2020.

Lee, J.K. et al.: »Suppression of the TRIF-dependent signaling pathway of Toll-like receptors by luteolin«, Biochemical Pharmacology 2009, Ausgabe 77 (8), S. 1391–1400.

Leitlinienprogramm DGU: Interdisziplinäre S3 Leitlinie: Epidemiologie, Diagnostik, Therapie, Prävention und Management unkomplizierter, bakterieller, ambulant erworbener Harnwegsinfektionen bei erwachsenen Patienten, Langversion 1.1-2, 2017, AWMF Registernummer: 043/044, online unter https://www.awmf.org/uploads/tx_szleitlinien/043-044l_S3_Harnwegsinfektionen_2017-05.pdf, zuletzt abgerufen am 21.9.2020.

Leitner, L. et al.: »Bacteriophages for treating urinary tract infections in patients undergoing transurethral resection of the prostate: a randomized, placebo-controlled, double-blind clinical trial«, BMC Urology 2017, Ausgabe 17, online unter https://doi.org/10.1186/s12894-017-0283-6, zuletzt abgerufen am 21.9.2020.

Levine, M. et al.: »A new recommended dietary allowance of vitamin C for healthy young women«, PNAS USA 2001, Ausgabe 98 (17), S .9842–9846.

Liu, F. et al.: »A combination of metabolomics and metallomics studies of urine and serum from hypercholesterolaemic rats after berberine injection«, Analytical and Bioanalytical Chemistry 2012, Ausgabe 403 (3): S. 847–856.

Liu, H. et al.: »Chitosan kills bacteria through cell membrane damage«, International Journal of Food Microbiology 2004, Ausgabe 95, S. 147–155.

Lo, T.S. et al.: »Methenamine: a forgotten drug for preventing recurrent urinary tract infection in a multidrug resistence era«, Expert Review Anti-infective Therapy 2014, Ausgabe 12 (5), S. 549–554.

Lu, N.T. et al.: »A phase 1 dose escalation study demonstrates Quercetin safety and explores potential for bioflavonoid antivirals in patients with chronic hepatitis C«, Phytotherapy Research 2015, Ausgabe 30 (1), S. 160–168.

Luis, A. et al.: »Can cranberries contribute to reduce the incidence of urinary tract infections? A systematic review with Meta-Analysis and trial sequential analysis of clinical trials«, The Journal of Urology 2017, Ausgabe 198 (3), S. 614–621.

Lüthje, P. et al.: »Estrogen supports urothelial defense mechanisms«, Science Translational Medicine 2013, Ausgabe 5 (190), S. 190, online unter https://doi.org/10.1126/scitranslmed.3005574, zuletzt abgerufen am 21.9.2020.

Lüthje, P. et al.: »Novel strategies in the prevention and treatment of urinary tract infections«, Pathogens 2016, Ausgabe 5 (1), online unter https://doi.org/10.3390/pathogens5010013, zuletzt abgerufen am 21.9.2020.

Lutters, M. et al.: »Antibiotic duration for treating uncomplicated, symptomatic lower urinary tract infections in elderly women«, Cochrane Database of Systematic Reviews 2008, Ausgabe 3, online unter https://doi.org/10.1002/14651858.cd001535, zuletzt abgerufen am 21.9.2020.

Malik, T.A. et al.: »Breaking the resistance of Escherichia coli: Antimicrobial activity of Berbera lycium Royle«, Microbial Pathogenesis 2017, Ausgabe 102, S. 12–20.

Marchiori, D. / Zanello, P.P.: »Efficacy of N-acetylcysteine, D-mannose and Morinda citrifolia to treat recurrent cystitis in breast cancer survivals«, In Vivo 2017, Ausgabe 31 (5), S. 931–936.

Matarazzo, M.G. et al.: »Does vaginal estriol make urodynamic changes in women with overactive bladder syndrome and genitourinary syndrome of menopause ?«, European Journal of Obstetrics & Gynecology and Reproductive Biology 2018, Ausgabe 222, S. 75–79.

Maumené, E.J.: »Sur un nouveau réactif pour distinguer la présence du sucre dans certains liquids«, J Pharm 1850, Ausgabe 17, S. 368–370.

McDonald, D. F. et al.: »Bacteriostatic and acidifying effects of methionine, hydrolyzed casein and AA on the urine«, New England Journal of Medicine 1959, Ausgabe 261, S. 803–805.

Mendling, W.: »Normal and abnormal vaginal microbiota«, Journal of Laboratory Medicine 2016, Ausgabe 40 (4), S. 239–246.

Mendling, W: [Persönliche Mitteilung 2019].

Miao, Y. et al.: »Ubiquitination of Innate regular TRAF3 orchestrates expulsion of intracellular bacteria by exocyst complex«, Immunity 2016, Ausgabe 45 (1), S. 94–105.

Mirondo, R. et al.: »Deodorization of Garlic breath by foods, and the role of Polyphenol oxidase and phenolic compounds«, Journal of Food Science 2016, Ausgabe 81 (10), C2425–C2430, online unter https://doi.org/10.1111/1750-3841.13439, zuletzt abgerufen am 21.9.2020.

More, N.V. et al.: »Berberine from Argemone mexicana L exhibits a broadspectrum antibacterial acitvity«, Acta Biochimica Polonica 2017, Ausgabe 64 (4), S. 653–660.

Mulvey, M.A. et al.: »Establishment of a persistent Escherichia coli reservoir during the acute phase of a bladder infection«, Infection and Immunity 2001, Ausgabe 69 (7), S. 4572–4579.

Naves, P. et al.: »Effects of human serum albumin, ibuprofen and n-acetyl-L-cysteine against biofilm formation by pathogenic Escherichia coli strains«, Journal of Hospital Infection 2010, Ausgabe 76, S. 165–170.

Niedermeier, T.: »Alles was Du wissen musst um Deine wiederkehrende Blasenentzündung für immer los zu werden«, Hilpoltstein: 2018

Noureldin, Y. A. et al.: »Is it safe to prescribe ascorbic acid for urinary acidification in stone-forming patients with alkaline urine?«, Turkish Journal of Urology 2017, Ausgabe 43 (2), S. 183–188.

Nseir, W. et al.: »The association between serum levels of vitamin D and recurrent urinary tract infections in premenopausal women«, International Journal of Infectious Diseases 2013, Ausgabe 17 (12), e1121–e1124, online unter https://doi.org/10.1016/j.ijid.2013.06.007, zuletzt abgerufen am 21.9.2020.

Nurmi, A. et al.: »Ingestion of Oregano extract increases excretion of urinary phenolic metabolites in humans«, Journal of Agricultural and Food Chemistry 2006, Ausgabe 54 (18), S. 6916–6923.

Pagonas, N. et al.: »Prophylaxis of recurrent urinary tract infection after renal transplantation by cranberry juice and L-methionine«, Transplantation Proceedings 2012, Ausgabe 44 (10), S. 3017–3021.

Panche, A.N. et al.: »Flavonoide: an overview«, Journal of Nutritional Science 2016, Ausgabe 5, e47, online unter https://doi.org/10.1017/jns.2016.41, zuletzt abgerufen am 21.9.2020.

Passaro, M. et al.: »Effect of a food supplement containing L-methionine on urinary tract infections in pregnancy: A prospective, multicenter observational study«, Journal of Alternative and Complementary Medicine 2017, Ausgabe 23 (6), S. 471–478.

Pietropaolo, A. et al.: »Use and effectiveness of antimicrobial intravesical treatment for prophylaxis and treatment of recurrent urinary tract infections (UTIs): a systematic review«, Current Urology Report 2018, Ausgabe 19 (10), online unter https://doi.org/10.1007/s11934-018-0834-8, zuletzt abgerufen am 21.9.2020.

Pinggera, G. M. et al.: »Effects of local estrogen therapy on recurrent urinary tract infections in young females under oral contraceptives«, European Urology 2005, Ausgabe 47 (2), S. 243–249.

Porru, E. et al.: »Combined analytical approaches to define biodistribution and biological activity of semi-synthetic berberrubine, the active metabolite of natural berberine«, Analytical and Bioanalytical Chemistry 2018, Ausgabe 410 (15), S. 3533–3545.

Roche Diagnostics Deutschland GmbH: Kompendium der Urinanalyse, Urinteststreifen und Mikroskopie (November 2014), online unter http://doczz.net/doc/6171164/kompendium-der-urinanalyse, zuletzt abgerufen am 21.9.2020.

Rodriguez-Mateos, A. et al.: »Bioavailability, bioactivity and impact on health of dietary flavonoidsand related compounds: an update«, Archieves of Toxicology 2014, Ausgabe 88 (10), S. 1803–1853.

Sakkas, H. et al.: »In vitro antimicrobial activity of five essential oils on multidrug resistant Gram-negative clinical isolates«, Journal of Intercultural Ethnopharmacology 2016, Ausgabe 5 (3), S. 212–218.

Scheffler, L. et al.: »Quantification of volatile metabolites derived from Garlic (Alliatum sativum) in human urine«, Frontiers in Nutrition 2019, Ausgabe 6, online unter https://dx.doi.org/10.3389%2Ffnut.2019.00043, zuletzt abgerufen am 21.9.2020.

Schmidhammer, S. et al.: »An Escherichia coli-based oral vaccine against urinary tract infections potentially activates human dendritic cells«, Urology 2002, Ausgabe 60 (3), S. 521–526.

Schoendorfer, N. et al.: »Urox containing concentrated extracts of Crataeva nurvala stem bark, Equisetum arvense stem and Lindera aggregata root in the treatment of symptoms of overactive bladder and urinary incontinence: A phase 2, randomized, double-blind placebo controlled trial«, BMC Complementary and Alternative Medicine 2018, Ausgabe 18 (1), S. 42, online unter https://doi.org/10.1186/s12906-018-2101-4, zuletzt abgerufen am 21.9.2020.

Schwenger, E.M. et al.: »Probiotics for preventing urinary tract infections in adults and children«, Cochrane Database Systematic Reviews 2015, Ausgabe 12, CD008772, online unter https://doi.org/10.1002/14651858.cd008772.pub2, zuletzt abgerufen am 21.9.2020.

Shen, X.F. et al.: »Dietary flavonoid luteolin attenuates uropathogenic Escherichia Coli invasion of the bladder«, Biofactors 2016, Ausgabe 42 (6), S. 674–685.

Sibbritt, D.W. et al.: »The self-prescribed use of aromatherapy oils by pregnant women«, Women Birth 2014, Ausgabe 27 (1), S. 41–45.

Siener, R. et al.: »Effect of L-Methionine on the risk of Phosphate Stone Formation«; Urology 2016, Ausgabe 98, S. 39–43.

Sihra, N. et al.: »Nonantibiotic prevention and management of recurrent urinary tract infection«, Nature Reviews Urology 2018, Ausgabe 15, S. 750–776.

Snowden, R. et al.: »A comparison of the anti-Staphylococcus aureus activity of extracts from commonly used medical plants«, Journal of Alternative and Complementary Medicine 2014, Ausgabe 20 (5), S. 375–382.

Speck, P. et al.: »Safety and efficacy of phage therapy via the intravenous route«, FEMS Microbiology Letters 2016, Ausgabe 363 (3), fnv242, online unter https://doi.org/10.1093/femsle/fnv242, zuletzt abgerufen am 21.9.2020.

Stahl, T. et al.: »Chemopräventiv wirksame Isothiocyanate (ITC) in Senf«, Ernährungs Umschau 2009, Ausgabe 56, S. 74–79.

Stange, R. et al.: »Results of a randomized, prospective, double-dummy, double-blind trial to compare efficacy and safety of a herbal combination containing Tropaeoli majoris herba and Armoraciae rusticanae radix with co-trimoxazole in patients with acute and uncomplicated cystitis«, Research und Reports in Urology 2017; Ausgabe 9, S. 43–50.

Stapleton, A.E. et al.: »Randomized, placebo-controlled phase 2 trial of a *Lactobacillus crispatus* probiotic given intravaginally for prevention of recurrent urinary tract infection«, Clinical Infectious Diseases 2011, Ausgabe 52, S. 1212–1217.

Starks, C.M. et al.: »Antibacterial clerodane diterpenes from Goldenrod (Solidagovirgaurea)«, Phytochemistry 2010, Ausgabe 71 (1), S. 104–109.

Stöckle, M.: »Ciprobayismus – Kollateralschäden des gedankenlosen Antibiotika-Einsatzes«, Kompakt Urologie 2018, Ausgabe 4–5.

Taliou, A. et al.: »An open-label pilot study of a formulation containing the anti-inflammatory flavonoid luteolin and its effects on behavior in children with autism spectrum disorders«, Clinical Therapeutics 2013, Ausgabe 35 (5), S. 592–602.

Tekin, M. et al.: »The association between Vitamin D levels and urinary tract infection in children«, Horm Res Paediatr 2015, Ausgabe 83 (3), S. 198–2013.

Tenner, C. et al.: »Significance of ›intracellular parasitism‹ in experimental salmonella cystitis«, Acta microbiologica Academiae Scientiarum Hungaricae 1971, Ausgabe 18 (4), S. 219–229.

Theoharides, T.C. et al.: »Treatment of refractory interstitial cystitis / painful bladder syndrome with CystoProtek – an oral multi-agent natural supplement«, Canadian Journal of Urology 2008, Ausgabe 15, S. 4410–4414.

Todd, D.A. et al.: »Ethanolic Echinacea purpurea extracts contain a mixture of cytokine-suppressive and cytokine-inducing compounds, including some that originate from endophytic bacteria«, Plos One 2015, Ausgabe 10 (5), online unter https://doi.org/10.1371/journal.pone.0124276, zuletzt abgerufen am 21.9.2020.

Veranič, P. et al.: »Rapid differentiation of superficial urothelial cells after chitosan-induced desquamation«, Histochemistry and Cell Biology 2009, Ausgabe 131, S. 129–139.

Visotsky, A.: »Why Vitamin C for UTI Doesn't Work«, 26.9.2018, online unter https://www.stoputiforever.com/prevention/vitamin-c-for-uti, zuletzt abgerufen am 21.9.2020.

Wagenlehner, F. et al.: »Non-antibiotic herbal therapy (BNO 1045) versus antibiotic therapy (Fosfomycin Trometamol) for the treatment of acute lower uncomplicated urinary tract infections in women: A double-blind, parallel-group, randomized, multi-centre, non-inferiority phase III trial«, Urologia Internationalis 2018, Ausgabe 101 (3), S. 327–336.

Wall, I. et al.: »Long-term acidification of urine in patients treated for infected renal stones«, Urologia Internationalis 1990, Ausgabe 45 (6), S. 336–341.

Wang, B.L. et al.: »Treating acute cystitis with biodegradable micelle-encapsulated quercetin«, International Journal of Nanomedicine 2012, Ausgabe 7, S. 2239–2247.

Wang, K. et al.: »The metabolism of berberine and its contribution to the pharmacological effects«, Drug Metabolism Reviews 2017, Ausgabe 49 (2), S. 139–157.

Wang, X. et al.: »Nitric Oxide in Plants: The Role of Ascorbate and Hemoglobin«, Plos One 2013, Ausgabe 8 (12), e82611.

Wassenaar, T.M.: »Insights from 100 years of research with Probiotic E. Coli«, European Journal of Microbiology and Immunology 2016; Ausgabe 6 (3), S. 147–161.

Wei, Y. et al.: »Activation of endogenous anti-inflammatory mediator cyclic AMP attenuates acute pyelonephritis in mice induced by uropathogenic Escherichia Coli«, American Journal of Pathology 2015, Ausgabe 185 (2), S. 472–484.

Witte, F.: »Wechseljahre nach Mammakarzinom: Hormone sind kontraindiziert – doch es gibt Alternativen«, Deutsches Ärzteblatt 2018, Ausgabe 115 (51–52), B-1974.

Woinicz, D. et al.: »Medicinal plants extracts affect virulence factors expression and biofilm formation by the uropathogenic Escherichia coli«, Urological Research 2012, Ausgabe 40 (6), S. 683–697.

Xu, X. et al.: »Protective effect of berberine on cyclophosphamid-induced haemorrhagic cystitis in rats«, Pharmacology and Toxicology 2001, Ausgabe 88 (5), A. 232–237.

Yang, B. et al.: »Urinary tract infections: Current and new options«, SM Journal of Clinical Medicine 2016, Ausgabe 2, S. 1018.

Zhu, M. et al.: »Identification of palmatine and its metabolites in rat urine by liquid chromatography / tandem mass spectrometry«, Rapid Communications in Mass Spectrometry 2007, Ausgabe 21 (13), S. 2019–2022.

Zinkant, K.: »Begraben in Spitzbergen«, Süddeutsche Zeitung, 22.2.2019, S. 2, online unter https://www.sueddeutsche.de/politik/bakterien-begraben-in-spitzbergen-1.4341596, zuletzt abgerufen am 21.9.2020.

## Kapitel 7: Roter Urin

Morales A.: »Legends in Urology – Alvaro Morales«, The Canadian Journal of Urology 2008, Ausgabe 15 (2), S. 3951–3953.

Roth, S. et al.: »Continent cutaneous urinary diversion using the full-thickness bowel flap tube as continence mechanism: A simplified tunneling technique«, Journal of Urology 1996, Ausgabe 156, S. 1922–1925.

Roth, S. et al.: »Simplified uretero-intestinal implantation in continent cutaneous urinary diversion using ileovalvular segment as afferent loop and appendix as continent outlet«, Journal of Urology 1996, Ausgabe 155, S. 1200–1205.

## Kapitel 8: Das »Rheuma der Blase«: Interstitielle Zystitis

»Das Interstitium«, 29.3.2018, online unter www.zeit.de/news/2018-03/29/mediziner-entdecken-unbekannte-struktur-im-koerper-180329-99-690535, zuletzt abgerufen am 21.9.2020.

Hanno, P.M. et al.: »The protective effect of heparin in experimental bladder infection«, Journal of Surgical Research 1978, Ausgabe 25 (4), S. 324–329.

Leitlinie zur »Diagnostik und Therapie der Interstitiellen Cystitis«, online unter www.awmf.org/uploads/tx_szleitlinien/043-050l_S2k_Diagnostik_Therapie_Interstitielle_Cystitis_2018-10.pdf, zuletzt abgerufen am 21.9.2020.

Messing, E. / Stamey, T.A.: »Interstitial cystitis early diagnosis, pathology, and treatment«, Urology 1978, Ausgabe 12, S. 381–392.

Parsons, C.L. et al.: »Bladder-surface glycosaminoglycans: an efficient mechanism of environmental adaptation«, Science 1980, Ausgabe 208 (4444), S. 605–607.

Parsons, C.L. et al.: »Successful treatment of interstitial cystitis with sodium pentosanpolysulfate«, Journal of Urology 1983, Ausgabe 130 (1), S. 51–53.

Petersdorff, W. von: »Wenn Ärzte süchtig machen«, FAZ, 8.5.2019, online unter https://www.faz.net/aktuell/finanzen/opioid-krise-in-den-usa-wenn-aerzte-suechtig-machen-16176287.html, zuletzt abgerufen am 21.9.2020.

Ratner, V.: »The Interstitial Cystitis Association of America: Lessons learned over the past 30 years«, Translational Andrology and Urology 2015, Ausgabe 4 (5), S. 491–498.

Roth, S. et al.: »Continent cutaneous urinary diversion using the full-thickness bowel flap tube as continence mechanism: A simplified tunneling technique«, Journal of Urology 1996, Ausgabe 156, S. 1922–1925.

Roth, S. et al.: »Simplified uretero-intestinal implantation in continent cutaneous urinary diversion using ileovalvular segment as afferent loop and appendix as continent outlet«, Journal of Urology 1996, Ausgabe 155, S. 1200–1205.

## Kapitel 9: Die undichte Blase

Aragon, I.M. et al.: »Cell therapy clinical trials for stress urinary incontinence: Current status and perspectives«, International Journal of Medical Sciences, 2018, Ausgabe 15 (3), S. 195–204.
Berman, M.: Whoopi Goldberg and Kris Jenner find their ›Poise‹, Celebrity Diagnosis, 1.4.2011, onlineunter https://www.celebritydiagnosis.com/2011/04/whoopi-goldberg-and-kris-jenner-find-their-poise/, zuletzt abgerufen am 21.9.2020.
Cody, J.D. et al.: »Oestrogen therapy for urinary incontinence in post-menopausal women«, Cochrane Database of Systematic Reviews 2012, Ausgabe 10 (10), CD001405, online unter https://www.cochranelibrary.com/cdsr/doi/10.1002/14651858.CD001405.pub3/full, zuletzt abgerufen am 21.9.2020.
DeFoor, W.R. Jr. et al.: »Prospective evaluation of urinary incontinence in severly obese adolescents presenting for weight loss surgery«, Surgery for Obesity and Related Diseases 2018, Ausgabe 14 (2), S. 214–218.
Dmochowski, R. et al.: »External electrical stimulation compared with intravaginal electrical stimulation for the treatment of stress urinary incontinence in women: A randomized controlled noninferiority trial«, Neurourology and Urodynamics 2019, Ausgabe 38 (7), S. 1834–1843.
Dumoulin, C. et al.: »Pelvic floor muscle training versus no treatment, or inactive control treatments, for urinary incontinence in women«, Cochrane Database of Systematic Reviews 2010, Ausgabe 1, CD005654, online unter https://doi.org/10.1002/14651858.cd005654.pub2, zuletzt abgerufen am 21.9.2020.
European Association of Urology: Urinary Incontinence, online unter https://uroweb.org/guideline/urinary-incontinence/, zuletzt abgerufen am 21.9.2020.
FDA: »FDA warns against use of energy-based devices to perform vaginal ›rejuvenation‹ or vaginal cosmetic procedures: FDA Safety Communications«, Tech. Rep., August 2018.
Ferreira, C.W.S. et al: »Pelvic organ support several years after a first birth«, International Urogynecology Journal 2017, Ausgabe 28 (10), S. 1499–1505.
Galloway, N.T. et al.: »Extracorporeal magnetic innervation therapy for stress urinary incontinence«, Urology 1999, Ausgabe 53 (6), S. 1108–1111.
Greulich R., «Scheideneinlagen bei Belastungsinkontinenz«; Urologen. Info, Juni 2020, S. 88-92
Henderson, J.W. et al.: »A randomized comparative study evaluating various cough stress tests and 24-hour pad test with urodynamics in the diagnosis of stress urinary incontinence«, Journal of Urology 2018, Ausgabe 199 (6), S. 1557–1564.
Kirchin, V. et al.: »Urethral injection therapy for urinary incontinence in women«; Cochrane Database of Systematic Reviews 2012, Ausgabe 2, CD003881, online unter https://doi.org/10.1002/14651858.cd003881.pub3, zuletzt abgerufen am 21.9.2020.
Lim, J. et al.: »Pulsed magnetic stimulation for stress urinary incontinence: 1-year followup results«, Journal of Urology 2017, Ausgabe 197 (5), S. 1302–1308.
Liu, Z. et al.: »Effect of elektroacupuncture on urinary leakage among women with stress urinary incontinence: A randomized clinical trial«, JAMA 2017, Ausgabe 317 (24), S. 2493–2501.

Lucas, M.G. et al.: »EAU guidelines on assessment and nonsurgical managementof urinary incontinence«, European Urology 2012, Ausgabe 62, S. 1130–1142.

Marcelissen, T. et al.: »Exploring the relation between obesity and urinary incontinence: Pathophysiology, clinical implications, and the effect of weight reduction, ICI-RS 2018«, Neurourology and Urodynamics 2019, Ausgabe 38 (5), S. 18–24.

NICE [National Institute for Health and Clinical Excellence]: »Urinary incontinence: the management of urinary incontinence in women«, NICE Clinical guideline 40, 25. Oktober 2006, online unter www.nice.org.uk/nicemedia/pdf/CG40NICEguideline.pdf, zuletzt abgerufen am 21.9.2020.

Reisenauer, C. et al.: »Interdisziplinäre S2e-Leitlinie für die Diagnostik und Therapie der Belastungsinkontinenz der Frau«, online unter https://www.awmf.org/uploads/tx_szleitlinien/015_005l_S2e_Belastungsinkontinenz_2013-07-abgelaufen.pdf, zuletzt abgerufen am 21.9.2020.

Richmond, C.F. et al..: »Effect of supervised pelvic floor biofeedback and electrical stimulation in women with mixed and stress urinary incontinence«, Female Pelvic Medicine Reconstructive Surgery 2016, Ausgabe 22 (5), S. 324–327.

Robert, M. et al.: »Technical update on pessary use«, Journal of Obstetrics and Gynaecology Canada 2013, Ausgabe 35 (7), S. 664–674.

Syan, R. et al.: »Guideline of guidelines: urinary incontinence«, BJU International 2016, Ausgabe 117, S. 20–33.

Vaughan, C.P. et al.: »Vitamin D and incident urinary incontinence in older adults«, European Journal of Clinical Nutrition 2016, Ausgabe 70 (9), S. 987–989.

Wahlers, B.C. / Glimm, A.M.: »Urologen brechen Tabus – ich helfe mit«, Deutsche Gesellschaft für Urologie e.V., Berufsverband der Deutschen Urologen e.V., Ausgabe 2/2008,online unter https://www.urologenportal.de/fileadmin/MDB/PDF/promisInkontinenz.pdf, zuletzt abgerufen am 21.9.2020.

# Anmerkungen

[1] Siehe Clasen, A. 2020.
[2] Siehe Lovley, D.R. 1987.
[3] Siehe Hofrichter, A. 2019.
[4] Siehe Miley, J. 2018.
[5] Siehe Jonkers, H. 2016.
[6] Siehe Pilehvar, S. 2010.
[7] Siehe Kevdes, J. 2018.
[8] Siehe Peyronnet, B. et al. 2019.
[9] Siehe Steers, W.D. 2007.
[10] Siehe Subak, L.L. et al. 2009.
[11] Siehe Parks, T. 2010.
[12] Siehe Nappi, R.E. 2012, siehe auch Hanna-Mitchell, A.T. 2016.
[13] Siehe Haider, K.S. et al. 2018.
[14] Siehe Persson, R. 2015.
[15] Scheidet man beispielsweise mehr als ein Drittel der Tagesmenge in der Nacht aus, ist das auffällig. Dann kann eine Herzschwäche oder nächtliches Schnarchen mit Atemaussetzern zugrunde liegen.
[16] Siehe Huang, A.J. 2019.
[17] Siehe Arya, L.A. et al. 2000.
[18] Siehe Dallosso, H.M. 2004.
[19] Siehe Opisso, E. 2013.
[20] Siehe Hotta, H. 2019.
[21] Siehe Kegel, A.H. 1948.
[22] Siehe Junginger, B. 2014.
[23] Beispielhaft sei hier die *Anticholinergic Cognitive Burden Scale* aus Indianapolis (USA) aufgeführt. Online unter https://americandeliriumsociety.org/files/ACB_Handout_Version_03-09-10.pdf.
[24] Siehe Brendler, C.B. 1989.
[25] Siehe Evans, R.J. 2005.
[26] Gemeint ist das Präparat Vesoxx®.
[27] Siehe Schoendorfer, N. 2018.
[28] Das Heilpflanzengemisch enthält unter anderem das Liliengewächs Kaiserkronenzwiebel und Hiobstränensamen.
[29] Siehe Dong-dong, X. 2018.
[30] Siehe Tellenbach, M. 2013.
[31] Siehe Opisso, E. 2013.
[32] Siehe Gungor, Ugurlucan, F. 2013.
[33] Siehe Gungor, Ugurlucan, F. 2013.
[34] Siehe Tanagho, E. 2010.
[35] Siehe Hassouna, M.M. 2000.
[36] Siehe Baerheim, 1992.
[37] Siehe Pinggera, G. M. et al. 2005.
[38] Siehe Witte, F. 2018.
[39] Siehe Donders, G. et al. 2014.
[40] Siehe Cheng, C.L. et al. 2018.
[41] Siehe Matarazzo, M.G. et al. 2018.

[42] Präparate zur Regeneration und Stabilisierung der Vaginalflora nach Prof. Dr. Werner Mendling, Deutsches Zentrum für Infektionen in Gynäkologie und Geburtshilfe.

[43] Siehe Schwenger, E.M. 2015.

[44] Siehe Stapleton, 2011.

[45] Siehe Gagyor, I. 2015. Eine Studie in der Schweiz hat ähnliche Ergebnisse gezeigt. 253 Frauen wurden entweder mit einem Antibiotikum oder »nur« einem Schmerzmittel behandelt wurde. Nach drei Tagen waren 54 Prozent der Frauen mit Schmerzmitteln geheilt, während dies bei 80 Prozent der Frauen mit einem Antibiotikum der Fall war, siehe hierzu Kronenberg A., 2017. Zwar war in dieser Studie die antibiotische Therapie der rein symptomatischen Schmerztherapie deutlich überlegen, aber dennoch: Wenn man die Betroffenen darüber aufklärt, wie die Erfolgschancen sind und dass es länger dauern kann, erscheint der Versuch durchaus gerechtfertigt.

[46] Siehe Gagyor, I. 2015.

[47] Huttner, A.; 2018.

[48] Gemeint ist das Präparat Canephron®.

[49] Wagenlehner, F. 2018.

[50] Gagyor, I. 2015.

[51] Siehe Leitfaden für die alltägl. Praxis, Medizin Report aktuell Nr. 474885 in Uro-News 4/2020.

[52] Siehe Beerepoot 2012.

[53] Gemeint ist das Präparat OM-89 (Uro-Vaxom®).

[54] Siehe Carrión-Lopez, P. et al. 2020.

[55] Siehe Yang, B. 2016.

[56] Gemeint ist das Mittel StroVac®.

[57] Alraek, T. / Baerheim, A. 2003.

[58] Kranjcec, 2014.

[59] Gemeint ist eine Kombination von Hyaluronsäure und Chondroitinsulfat (Instillamed®).

[60] Gemeint ist der Wirkstoff Acimethin®.

[61] Siehe Pagonas 2012.

[62] Siehe Passaro 2017.

[63] Siehe Castello, 1996 und Wall, 1990.

[64] Siehe McDonald, D. 1959.

[65] Siehe Levine, 2001.

[66] Siehe McDonald, D. 1959.

[67] Siehe Lo, T.S. 2014.

[68] Siehe Lee et al., 2012.

[69] Siehe Hollyer, I. et al 2019.

[70] Beispielsweise von den von der deutschen Gesellschaft für Urologie ausgebildeten »Assistenten zur urologische Kontinenztherapie«.

[71] Siehe Tekin, M. et al 2015.

[72] Siehe Nseir, W. et al 2013.

[73] Siehe Deng, Q.F. 2019.

[74] Siehe Speck, 2016.

[75] Siehe Leitner, 2017.

[76] Gemeint ist das Präparat Canephron®.

[77] Siehe Wagenlehner, F. 2018.

[78] Gemeint ist das aktive Benzylisothiocyanat.

[79] Gemeint ist das Präparat Angocin®.

[80] Siehe Albrecht, U. 2007.

[81] Siehe Afshar, K. 2018.

[82] Siehe Panche, A.N. 2016, siehe Hertog, M.G.L. 1993.

[83] So Prof. Maurer vom Allergie-Centrum der Charité in Berlin, siehe Grätzel von Grätz, P. 2011.
[84] Siehe Ishii, K. 2003.
[85] Siehe Lu, N.T. et al 2015.
[86] Siehe Theoharides, T.C. 2008.
[87] Siehe Wang, B.L. et al. 2012.
[88] Siehe Hollman, P.C. 1997.
[89] Siehe Starks, C.M. 2010.
[90] Siehe Rodriguez-Mateos, A. et al. 2014, siehe auch Shen, X.F. 2016.
[91] Siehe Kandhare, A.D. et al. 2016.
[92] Siehe Graefe, E.U. 1999.
[93] Siehe Schoendorfer, N. et al. 2018.
[94] Gemeint ist das Präparat Urox®.
[95] Siehe Carneiro, D.M. et al. 2014.
[96] Siehe Woinicz, D. 2012, siehe auch Das, G. 2017 und Gründemann, C. 2014.
[97] Siehe Todd, D.A. 2015 und Awortwe, C. 2015.
[98] Siehe Snowden, R. 2014.
[99] Siehe Bhatwalker, S.B. et al 2019, siehe Harjai, K. et al. 2009.
[100] Nach Lawson, L.D. 2018.
[101] Siehe Lachmann, G. 1994.
[102] Siehe Scheffler, L. et al. 2019.
[103] Siehe Mirondo, R. 2016.
[104] Siehe Feng, X. 2019.
[105] Siehe Geetha, R.V. 2011.
[106] Siehe Malik, T.A. 2017 und More, N.V. 2017.
[107] Siehe Chen, C.M. et al. 1995.
[108] Siehe Liu, F. 2012 und Porru, E. 2018 wie auch Wang, K. 2017 und auch Zhu, M. 2007.
[109] Siehe Xu, X. 2001.
[110] Siehe Tenner, C. et al. 1971.
[111] Siehe Mulvey, M.A. et al. 2001.
[112] Siehe Anderson et al. 2003.
[113] Siehe Lüthje, P. et al. 2016.
[114] Siehe Bishop, B.L. et al. 2007.
[115] Siehe Wei, Y. 2015.
[116] Liu, H. et al. 2004.
[117] Veranič, P. et al. 2009.
[118] Erman, A. et al. 2017.
[119] Siehe Sakkas et al. 2016.
[120] Siehe Sibbritt, D.W. et al. 2014.
[121] Siehe Ebani, V.R. 2018.
[122] Um die Zellen der Blase für die Bestrahlung empfindlicher zu machen, kombiniert man heute die Bestrahlung mit einer Chemotherapie, wenn es das Alter und insbesondere die Nierenfunktion zulassen. Man bezeichnet diese Therapie als trimodale Therapie.
[123] Ratner, V. 2015.
[124] Siehe Messing, E. 1978.
[125] Siehe Ratner, V. 2015.
[126] Siehe Ratner, V. 2015.
[127] Siehe Hanno, P.M. 1978 und Parsons, C.L. 1980.
[128] Siehe Hanno, P.M. 1978.
[129] Siehe Petersdorff, W. von 2019.

[130] Leider haben nur noch sehr wenige operativ spezialisierte Urologen genügend Erfahrung, diese komplexe operative Maßnahme mit einer akzeptablen Komplikationsrate durchzuführen.
[131] Siehe Wahlers, B.C. / Glimm, A.M. 2008.
[132] Siehe Henderson, J.W. et al. 2018.
[133] Siehe DeFoor, W.R. 2018.
[134] Siehe Marcelissen, T. et al. 2019.
[135] Siehe Lucas, M.G. et al. 2012.
[136] Siehe Cody, J.D. et al. 2012.
[137] Siehe EAU Guidelines 2020.
[138] Siehe Vaughan, C.P. 2016.
[139] Siehe Syan, R. et al. 2016.
[140] Siehe Dumoulin, C. 2014.
[141] Siehe Ferreira, C.W.S. 2017.
[142] Siehe Richmond C.F. 2016, siehe auch Dmochowski, R. 2019.
[143] Siehe Robert, M. 2013.
[144] Siehe Greulich, R. 2010.
[145] Modifiziert nach Robert, M. 2013.
[146] Siehe Greulich, R. 2010.
[147] Siehe Galloway, N.T. 1999.
[148] Siehe Lim, J. 2017.
[149] Siehe Liu, Z. 2017.
[150] Siehe Reisenauer, C. 2013.
[151] Siehe NICE 2006.
[152] Siehe Kirchin, V. 2012.
[153] Siehe FDA 2018.
[154] Siehe Aragon, I.M. 2018.